BEST HOT

SEX

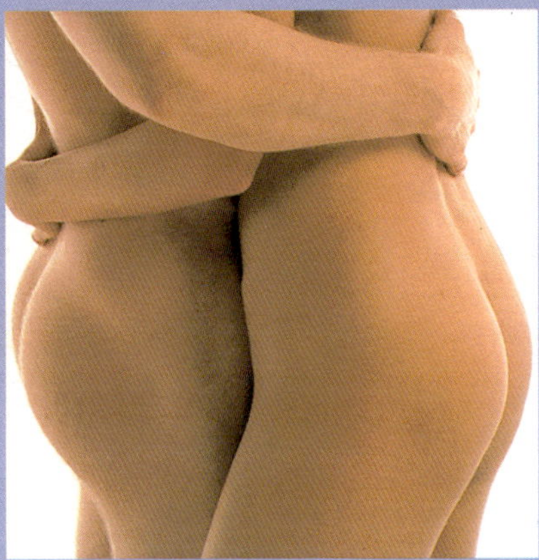

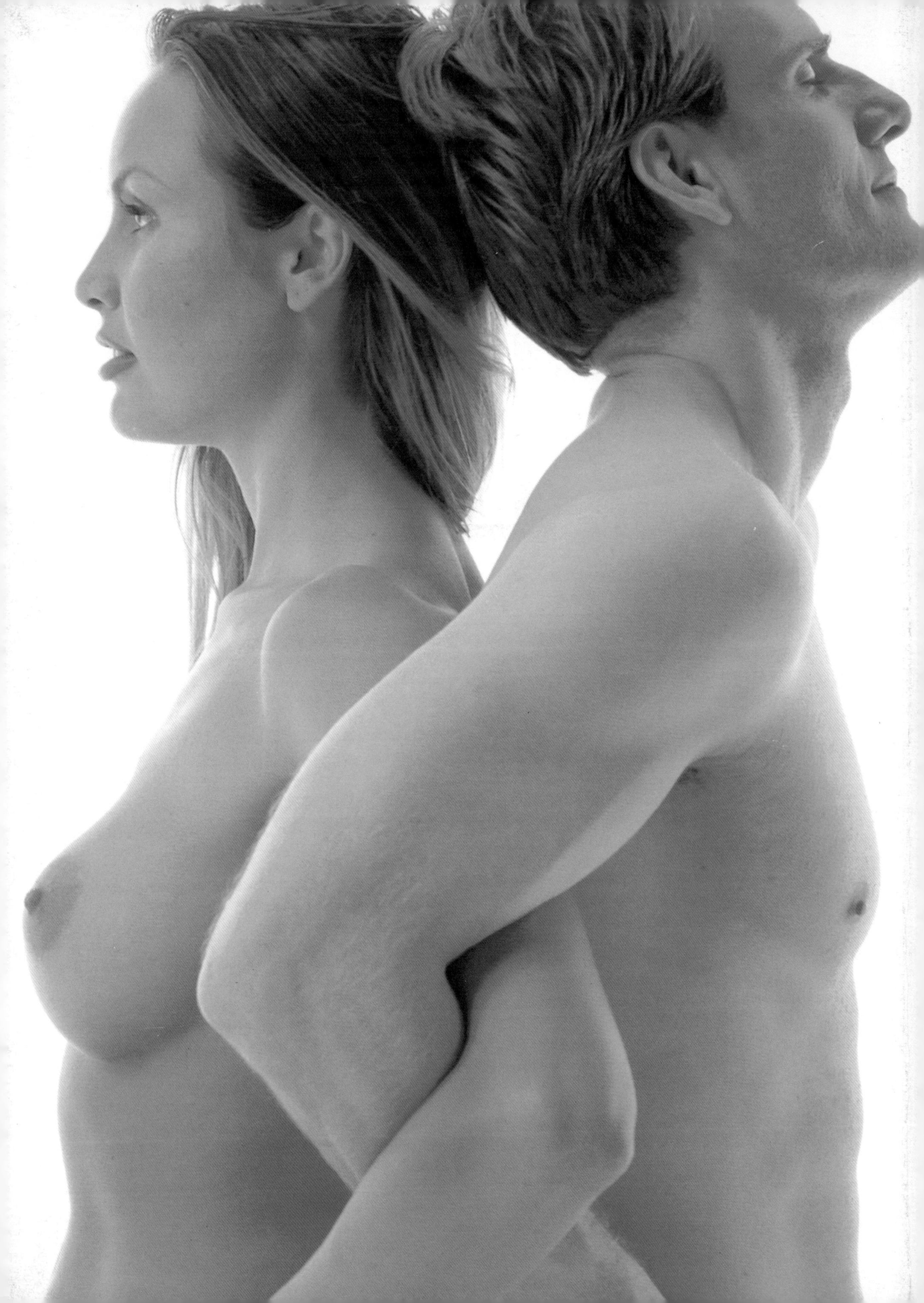

BEST HOT SEX

DIE AUFREGENDSTEN STELLUNGEN

Richard Emerson

Mosaik

Originaltitel: The best sex you'll ever have!

einem Unternehmen der Verlagsgruppe Random House GmbH,
81673 München 5 4 3 2 1

Lektorat, Satz und dtp: Redaktionsbüro Kramer, Weißenfeld/München
Übersetzung aus dem Englischen: Suzanne Bürger, München
Projektkoordination: Vera Baschlakow
Umschlaggestaltung: Heinz Kraxenberger, München
Umschlagfoto: Carlton Books Ltd./Peter Pugh-Cook
Druck und Bindung: DeAgostini
Printed in Italy
ISBN 3-576-11647-8

Dieses Buch will lediglich informieren; alle Empfehlungen und Ratschläge im Hinblick auf Empfängnisverhütung sowie andere Aspekte der Sexualhygiene können und sollen eine professionelle Beratung durch einen Facharzt nicht ersetzen. Bei sexuellen Problemen oder möglichen organischen Störungen sollte in jedem Fall unbedingt ein Arzt aufgesucht werden. Falls eine Schwangerschaft vorliegt oder Sie unter einer Hauterkrankung oder anderen Beschwerden leiden, lassen Sie sich von einem qualifizierten Aromatherapeuten geeignete Massageöle empfehlen.

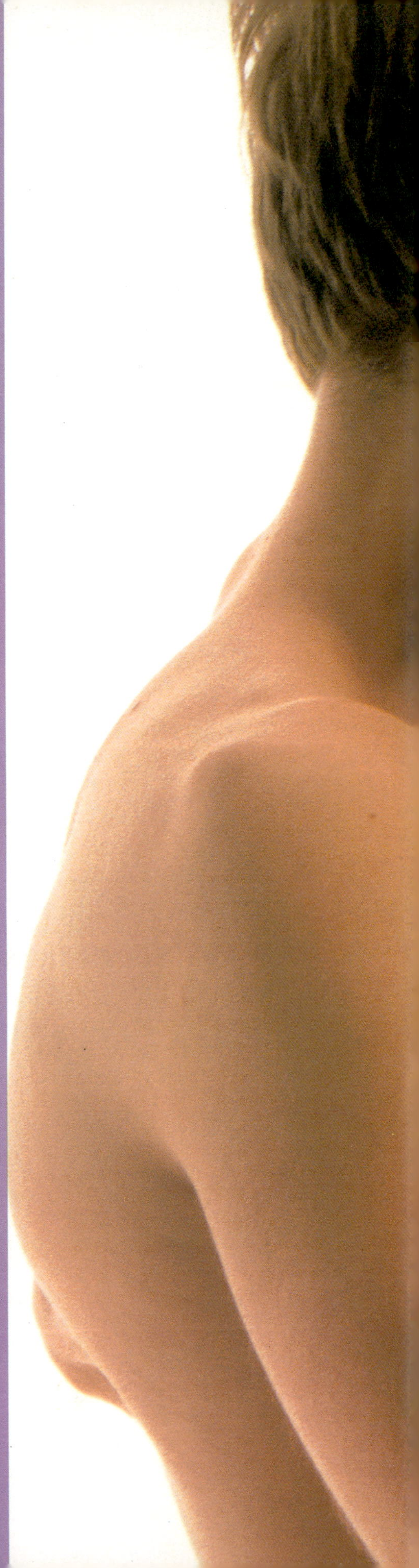

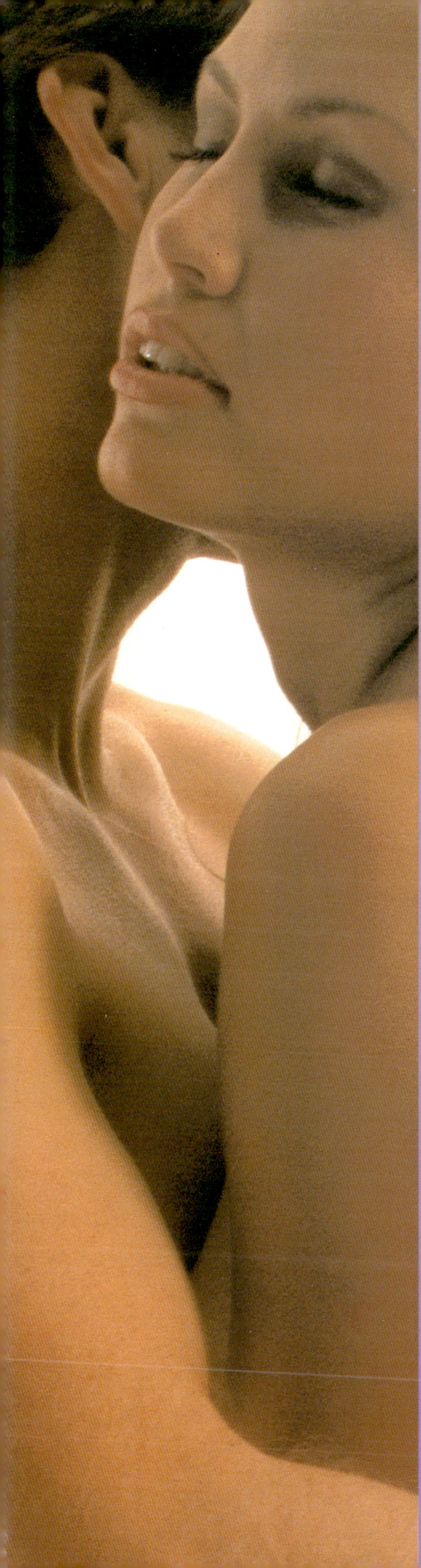

INHALT

EINLEITUNG

DER MENSCHLICHE KÖRPER ist ein sexueller Abenteuerspielplatz, voller Wunder und Vergnügungen, die Sie und Ihren Partner auf den Gipfel der sinnlichen Erfüllung versetzen können. In unserer Haut befinden sich hoch empfindliche Nervenenden, die bei entsprechender Stimulierung starke sexuelle Erregung auslösen können. Die sensibelsten Bereiche sind die Geschlechtsorgane – beim Mann Penis und Hoden, bei der Frau Vulva und Vagina – gefolgt von den etwas weniger erregbaren sekundären erogenen Zonen Brüste, Brustwarzen, Oberschenkel und Gesäß.

Viele Menschen finden es aber auch sehr erregend, wenn andere Körperstellen stimuliert werden – etwa die Ohrläppchen, der Nacken, die Kniekehlen oder die Zehen, um nur wenige zu nennen. Wenn Sie Ihre sensibelsten Stellen und die Ihres Partners entdecken und lernen, wie man sie sexuell stimulieren kann, werden Sie Lustgefühle empfinden, die Sie nie für möglich gehalten hätten.

Das wichtigste Geschlechtsorgan ist jedoch nach wie vor das Gehirn. Auch dieses will stimuliert werden – mit viel Abwechslung und immer wieder neuen Ideen, um Ihren Partner stets aufs Neue zu erregen und Ihr Liebesleben in Schwung zu halten. Und dabei kann Ihnen dieses Buch helfen. Auf den folgenden Seiten finden Sie zahlreiche Tipps und Techniken, die Sie nach Lust und Laune ausprobieren können – und jede Menge erotische Stellungen.

Die im Westen vorherrschende Position beim Geschlechtsakt, wobei der Mann auf seiner Partnerin liegt, wird als „Missionarsstellung" bezeichnet. Für viele ist dies die einzig „normale" Liebesstellung. In Wirklichkeit gibt es jedoch Hunderte von Stellungen mit unzähligen Abweichungen. Und sie machen alle Spaß! Der Begriff „Missionarsstellung" wurde von den Eingeborenen der südpazifischen Inseln geprägt, nachdem sie europäischen Missionaren beim Liebesspiel zugesehen hatten. Die neugierigen Insulaner mutete diese westliche Stellung ziemlich merkwürdig und amüsant, aber irgendwie eintönig an. Bei ihrer Lieblingsstellung hockte die Frau über ihrem Partner, sodass sie den Winkel, die Tiefe und den Rhythmus des eindringenden Gliedes steuern konnte.

Die vielen Seefahrer, die diese sonnenüberfluteten Inseln besuchten, beobachteten ebenso überrascht wie begeistert, wie die Eingeborenen frei von jeglichen Hemmungen und mit viel Eifer immer wieder neue Liebesstellungen ausprobierten. Im Sitzen, im Stehen oder sich von einer Palme zur anderen schwingend – die Fantasie der geschmeidigen Polynesier war offenbar grenzenlos und ihr Verlangen nach den ultimativen erotischen Sinnenerlebnis unerschöpflich. Kein Wunder, dass sich die Mannschaft der Bounty dem Befehl, dieses tropische Paradies zu verlassen, mit Meuterei widersetzte!

Niemand steht hier mit einer Peitsche über ihnen (es sei denn, Sie wollen das!) – also lassen Sie sich fallen und genießen Sie die Liebe. Viele Experimente und viel Übung sind die besten Wege, um herauszufinden, was Ihnen am besten gefällt. Keiner verlangt, dass Sie sämtliche Stellungen durchprobieren! Aber wir sind sicher, dass Sie auf das eine oder andere stoßen, das Ihre Augen zum Glänzen bringt. Wie sagte doch ein weiser Mann: „Wenn der Sex gut ist, ist er sehr gut, aber wenn er schlecht ist – ist er immer noch ziemlich gut!"

GEHEN SIE AUF EROTISCHE ENTDECKUNGSREISE

Sie stehen am Beginn einer der spannendsten Reisen, die Sie je unternehmen werden. Halten Sie sich fest, denn die Wellen der Leidenschaft schlagen hoch!

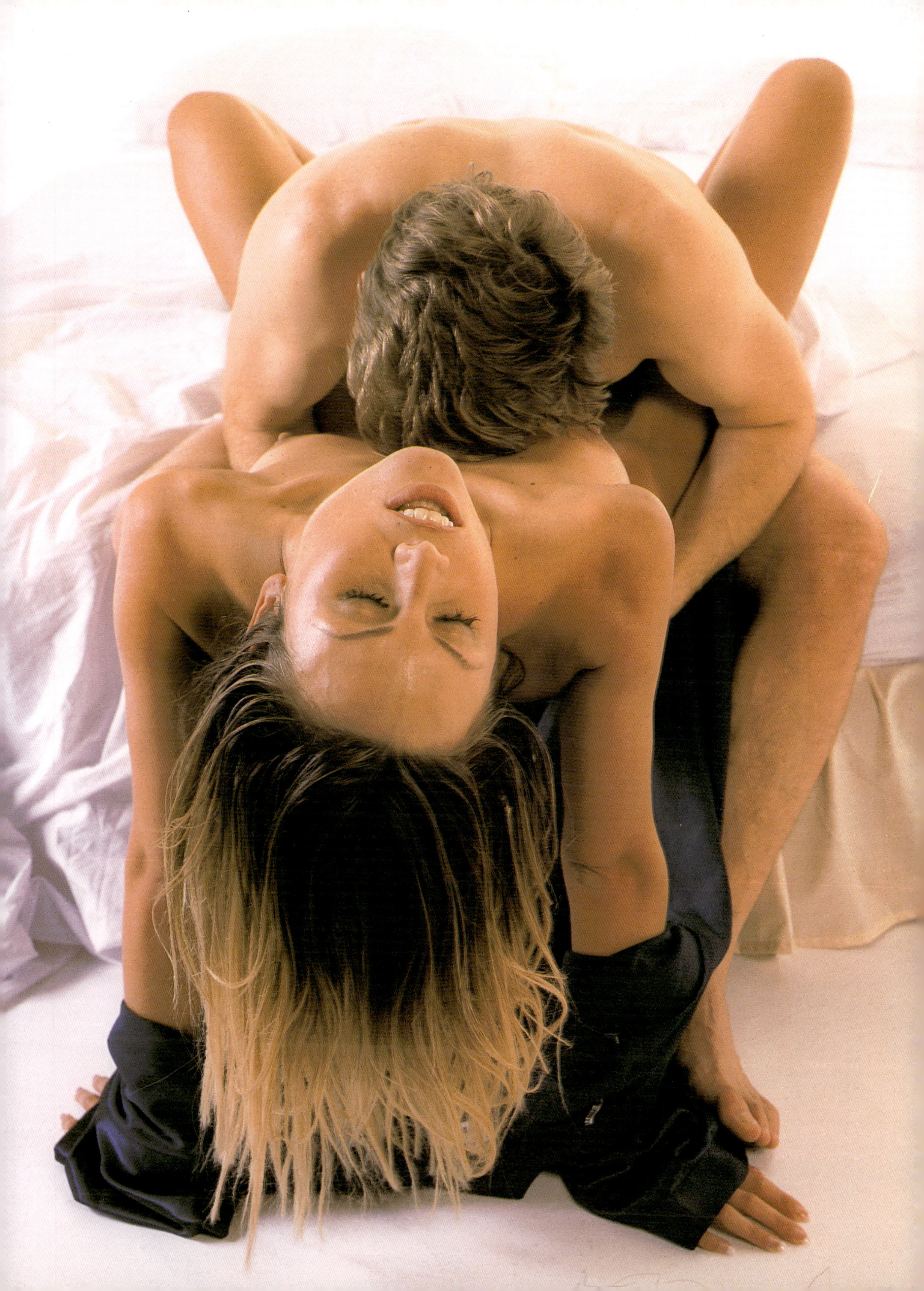

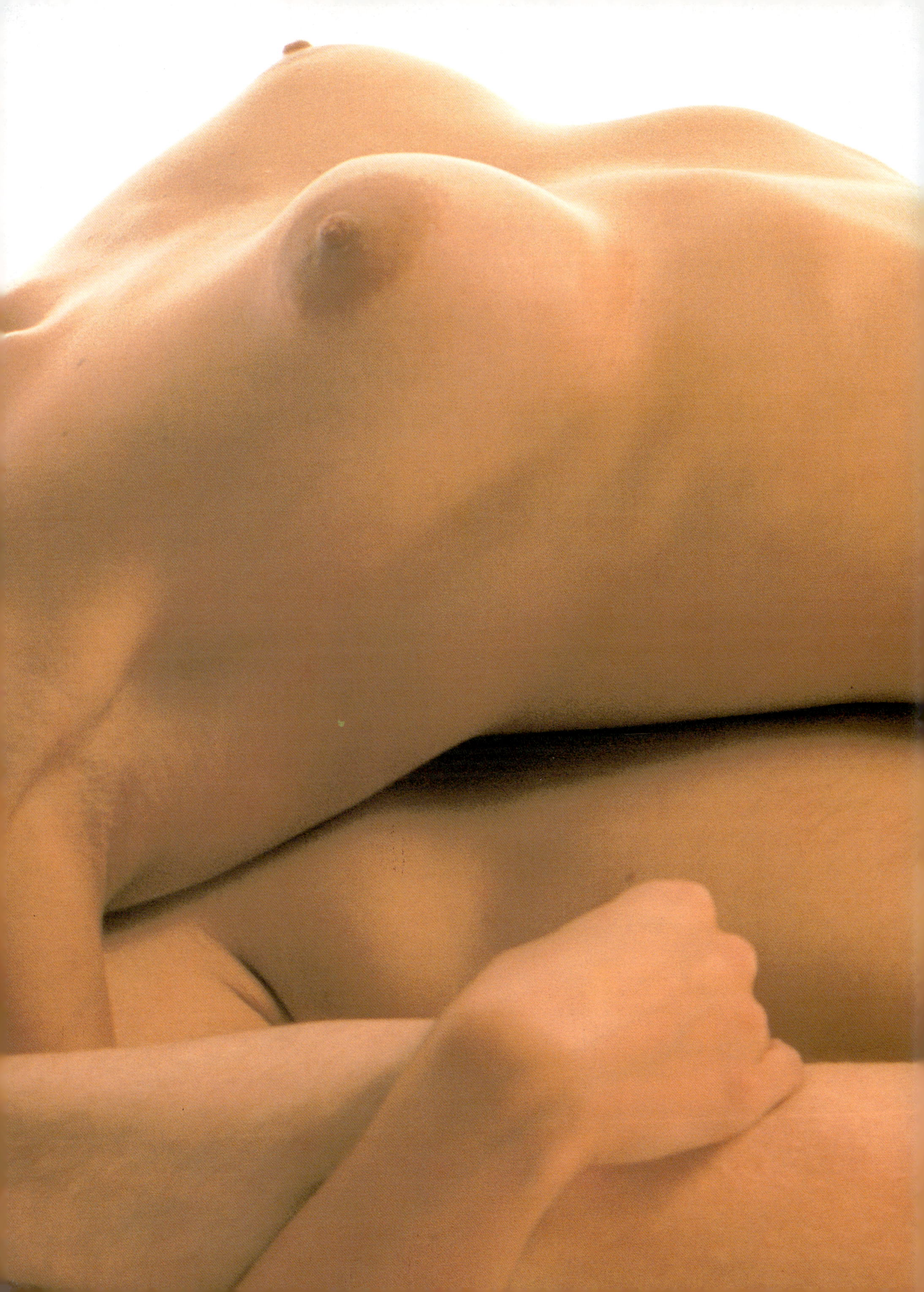

„Bei einem Rendezvous fragt sich der Mann insgeheim, ob er sie wohl herumkriegt. Die Frau weiß es bereits …“

MONICA PIPER

1 DIE FRAU ALS SEXUELLES WESEN

DER GESCHLECHTSTRIEB DER FRAU, AUCH LIBIDO GENANNT, HÄNGT VON DEM ZUSAMMENSPIEL KÖRPERLICHER, EMOTIONALER UND PSYCHISCHER FAKTOREN AB. UM DIE KÖRPERLICHE LIEBE VOLL UND GANZ GENIESSEN ZU KÖNNEN, MUSS DIE FRAU IHR WAHRES SEXUELLES WESEN ENTDECKEN.

AUF DIESER REISE ZU SICH SELBST KANN EIN LIEBEVOLLER, EINFÜHLSAMER PARTNER EINE GROSSE HILFE SEIN.

SEXUELLER RHYTHMUS

Um sexuelle Erregung zu verspüren, genügt es nicht, dass sich eine Frau stark zu ihrem Partner hingezogen fühlt – sie muss auch ein positives Bild von sich selbst haben, entspannt und unverkrampft sein und sich in einer Umgebung befinden, in der sie sich wohl fühlt. Sobald sie in Stimmung ist, hängt die Zeitdauer, bis sie erregt ist, von ihrem eigenen sexuellen Rhythmus ab. Dieser ist von Frau zu Frau unterschiedlich und wird u.a. durch Alter, Tageszeit, Wochentag oder Monatsablauf bestimmt. Bei manchen Frauen ist das sexuelle Begehren kurz vor, bei anderen hingegen kurz nach der Menstruation am höchsten.

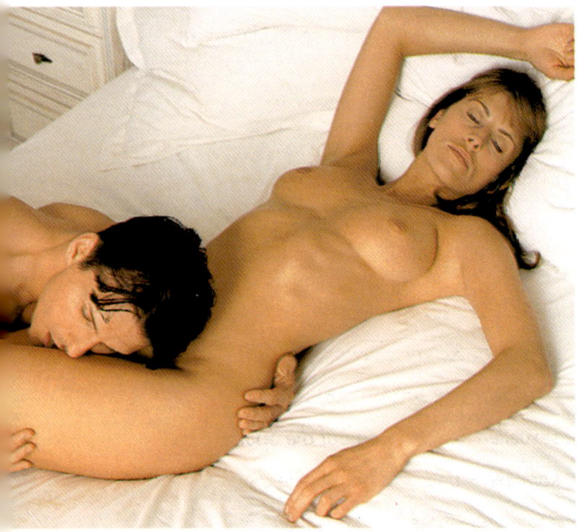

Liebe und Sex

Für eine Frau ist Liebe ein starkes sexuelles Stimulans, sodass ihre Libido oft dann am ausgeprägtesten ist, wenn sie zum ersten Mal mit ihrem Liebespartner zusammen ist. In der Regel wird ihr Geschlechtstrieb durch regelmäßige sexuelle Betätigung aufrechterhalten. Die Libido kann jedoch nachlassen, wenn sie eine Zeit lang keinen Partner hatte, unter Beziehungsproblemen, Stress, Müdigkeit, Überarbeitung oder einer Krankheit leidet, sich einer Operation unterziehen musste, aus irgendwelchen Gründen ihr Selbstvertrauen verloren hat oder sich in ihrer Mutterrolle überfordert fühlt. Auch kulturelle und gesellschaftliche Faktoren spielen hierbei eine Rolle. Eine Frau kann sich auch aufgrund ihrer Erziehung sexuell gehemmt fühlen – vielleicht weil man ihr als kleines Mädchen vermittelt hatte, dass Sex etwas Schmutziges sei oder es für eine Frau unmoralisch wäre, am Geschlechtsverkehr Spaß zu empfinden.

SAGEN SIE'S EINFACH!

Lassen Sie Ihren Partner wissen, was Sie mögen und ermuntern Sie ihn, sich viel Zeit zu nehmen, um ihre erogenen Zonen zu liebkosen.

EROGENE ZONEN

Das sind jene Körperteile einer Frau, die auf eine sexuelle Stimulation besonders empfindlich reagieren. So kann sie zum Beispiel erregt werden, wenn ihr Liebespartner sie küsst oder streichelt. Neben den Geschlechtsteilen sind die Brüste einer Frau die am stärksten erregbaren Körperteile, insbesondere die Brustwarzen und die dunkel pigmentierten Warzenhöfe darum herum (Areolae). Ebenfalls zu den erogenen Zonen gehören die Innenseiten der Oberschenkel, der untere Rückenbereich, das Gesäß, der untere Bauchbereich – insbesondere der mit Fett gepolsterte Schamhügel (Mons pubis) direkt vor den Genitalien – sowie der Bereich zwischen Schamlippen und After (Damm oder Perineum genannt). Eigentlich kann aber jeder weibliche Körperteil eine erogene Zone sein – viele Frauen geraten regelrecht in Ekstase, wenn ein Mann zum Beispiel ihre Ohrläppchen oder den Nacken küsst.

Tatsache

Mithilfe der neuesten Bildverfahren der Medizin (Kernspintomographie) haben Wissenschaftler festgestellt, dass sich die Scheidenwand während des Geschlechtsaktes bis zu 75 % verlängert.

Die Vagina (Scheide)

Die äußeren Geschlechtsorgane der Frau, die sich zwischen dem Schamhügel und dem Perineum befinden, werden mit dem Sammelbegriff Vulva bezeichnet. Für die sexuelle Erregung am wichtigsten ist die Vagina – ein dehnbarer Muskelschlauch, der sich nach außen öffnet und beim Geschlechtsverkehr den männlichen Penis aufnimmt – sowie die hoch sensible Klitoris. An der vorderen Wand der Vagina befindet sich etwa 5 cm im Körperinneren der G-Punkt, der bei Stimulierung als bohnengroße Anschwellung erspürbar ist.

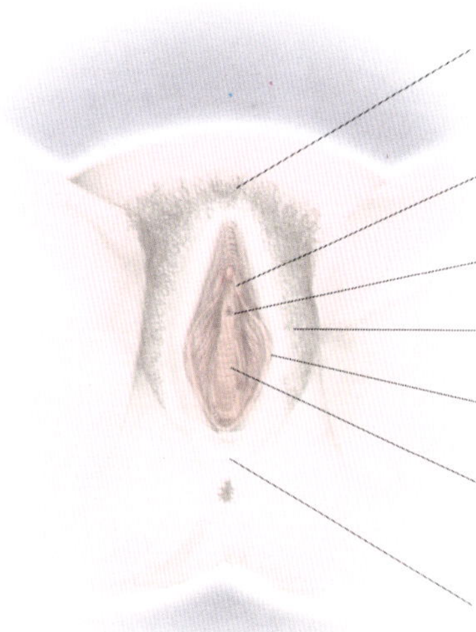

Die Klitoris (Kitzler)

Sie befindet sich am oberen Ende der Vulva und wird von einer weichen Hautfalte bedeckt. Nur die Spitze (Klitoriseichel, Glans clitoris) ist sichtbar; sie ist aber nur ein kleiner Teil dieses Organs und besteht aus schwellfähigem Gewebe, das sich bei sexueller Erregung mit Blut füllt und mit besonders vielen Nervenenden durchzogen ist. Bei einigen Frauen ist die Klitoris für eine unmittelbare Stimulation zu empfindlich, sodass die Reibung indirekt auf die Klitorishaut oder in dem sie umgebenden Bereich erfolgen sollte.

Die Schamlippen

Die Klitorishaut ist mit zwei Hautfalten verbunden, den großen Schamlippen (Labia majora), die die zarten kleinen Schamlippen (Labia minora) umschließen. Diese umgeben den feuchten Scheidenvorhof (Vestibulum), in den die Harnröhre und die Scheide münden. Größe und Beschaffenheit der kleinen Schamlippen sind von Frau zu Frau unterschiedlich, wobei auch das Alter eine Rolle spielt. Sie können von den großen Schamlippen ganz verdeckt sein oder unter diesen hervorschauen – solche Unterschiede sind ganz normal. Am unteren Ende der Vulva vereinigen sich die kleinen Schamlippen zum Scheidenhäutchen.

DEN EIGENEN KÖRPER ERFORSCHEN

Probieren Sie verschiedene Stimulationstechniken an sich aus, um Ihren sexuellen Bedürfnissen auf die Spur zu kommen – und beobachten Sie die Reaktionen Ihres Körpers mit einem Spiegel. Auf diese Weise können Sie sich mit Ihren Geschlechtsorganen vertraut machen und herausfinden, wie Sie sexuell am besten erregt werden.

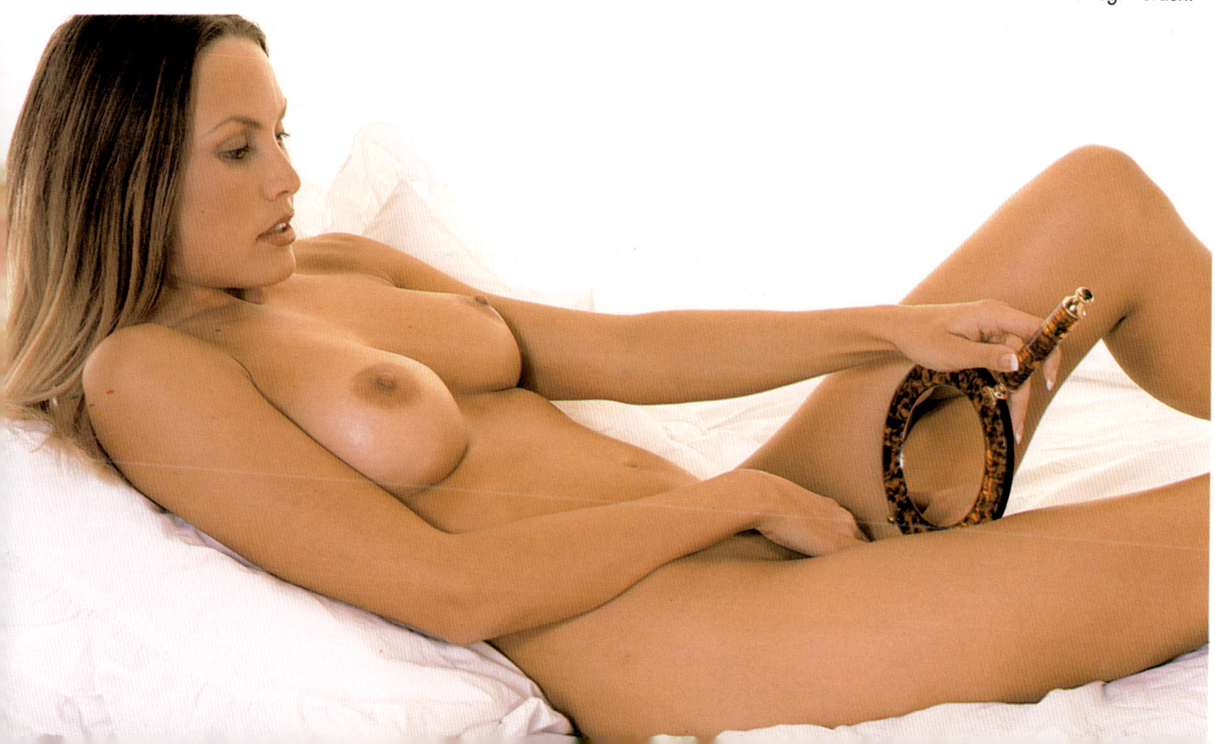

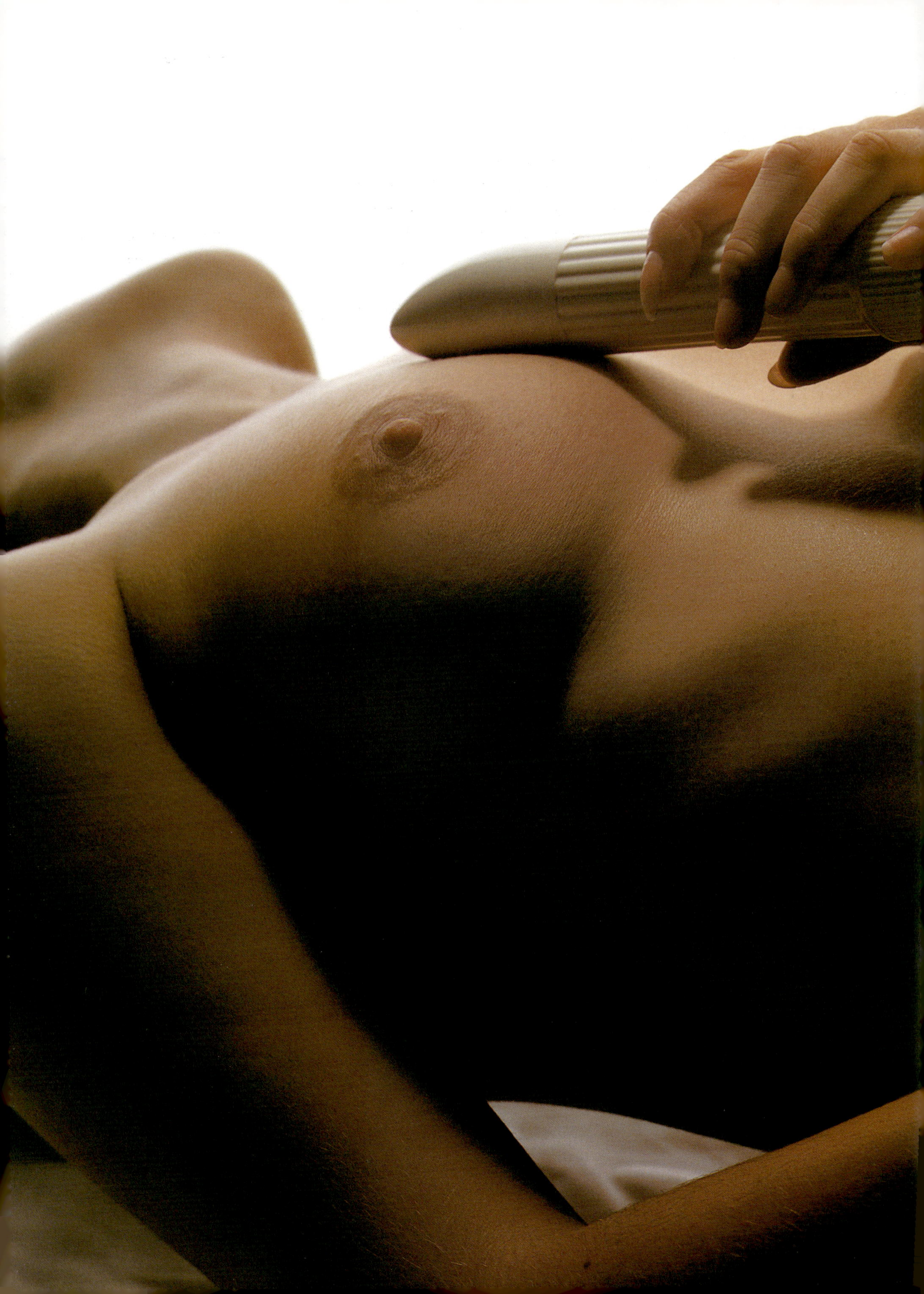

ERREGUNGSPHASE

Die physiologischen Anzeichen bei einer sexuell erregten Frau sind weniger sichtbar als beim Mann, dessen erigierter Penis ein sicherer Anhaltspunkt für sein sexuelles Verlangen ist. Trotzdem muss auch eine Frau sexuell ausreichend erregt sein, damit sich die Scheide erweitert und befeuchtet wird. Während des Liebesaktes durchläuft die Frau vier Phasen. In der Erregungsphase erhöhen sich zunächst Herzschlag und Atemfrequenz, die Brüste vergrößern sich etwas, die Brustwarzen richten sich auf, die Höfe werden dunkler, Vagina und Klitoris werden stärker durchblutet und die Klitoris schwillt an. Die Vagina sondert eine gleitfähige Flüssigkeit ab, die dem Penis das Eindringen erleichtert. Auf dem Brustkorb erscheint manchmal eine Rötung, der „Sex Flush".

Tipp

Viele Frauen sondern nicht genügend natürliche Gleitflüssigkeit ab, was den Liebesakt schmerzhaft machen kann – insbesondere in höherem Alter. Gleitgels aus der Apotheke können hier Abhilfe schaffen.

PLATEAUPHASE

Bei fortlaufender Stimulierung erreicht die Frau die Plateauphase, in der sie eine Weile im Zustand sexueller Erregung verbleibt. Der untere Teil der Vagina zieht sich zusammen, während sich der obere Teil vergrößert. Die kleinen Schamlippen werden dunkler und die Klitoris verkürzt sich und schlüpft wieder unter die Hautfalte.

DER WEIBLICHE ORGASMUS

Die sexuelle Erregung der Frau steigert sich nun bis zum sexuellen Höhepunkt oder Orgasmus. Im Durchschnitt dauert es bei einer Frau 13 Minuten, um durch sexuelle Stimulation zum Orgasmus zu gelangen (zehn Minuten länger als der Mann); bei manchen auch noch länger. Der weibliche Orgasmus dauert durchschnittlich fünf bis zehn Sekunden, kann sich jedoch bis zu einer Minute erstrecken. Er beginnt mit rhythmischen Kontraktionen im unteren Teil der Vagina, die sich dann über ihre weiteren Fortpflanzungsorgane ausbreiten. Ihr Körper wird steif, ihre unteren Bauchmuskeln werden angespannt, ihr Rücken wölbt sich und die Zehen rollen sich ein. Die Haut rötet sich etwas und sie empfindet ein intensives Lust- und Wohlgefühl. Manche Frauen stöhnen, schreien oder lachen beim Orgasmus, andere genießen ihn ganz still – die Reaktionen sind sehr individuell. Einige Frauen sondern dabei eine Flüssigkeit ab, deren Funktion bisher unbekannt ist.

Tatsache

Bereits 20 Sekunden nach dem Orgasmus kehrt die Klitoris wieder in den Normalzustand zurück. Oft kann sie neu stimuliert werden und multiple Orgasmen ermöglichen.

MULTIPLE ORGASMEN

Nach dem Abklingen des Orgasmus setzt die so genannte Auflösungsphase ein, in der die Organe wieder den Zustand annehmen, den sie vor der Erregungsphase hatten. Die Frau empfindet ein Gefühl tiefer Befriedigung und Entspannung. Wird sie gleich nach dem Orgasmus weiter stimuliert, kann sie sehr rasch einen weiteren Höhepunkt erreichen. Da dies viele Male wieder-

IN VOLLEN ZÜGEN GENIESSEN ...

GEGENÜBERLIEGENDE SEITE: *Probieren Sie verschiedene Stimulationstechniken aus. Ein Vibrator, an unterschiedlichen Körperstellen angewandt, kann Sie in wahre Sinnestaumel versetzen.*

holt werden kann (wobei über zehnmal nicht ungewöhnlich ist), spricht man hierbei von „multiplem" Orgasmus. Bei manchen Frauen sind die Geschlechtsorgane jedoch zu empfindlich, sodass vor einer erneuten Erregungsphase bis zu 30 Minuten verstreichen müssen. Trotzdem dauert die Auflösungsphase bei Frauen sehr viel kürzer als bei Männern, sodass die meisten Frauen während des Liebesspiels zu mehreren Höhepunkten fähig sind.

Tatsache

Frauen, die als Teenager masturbierten, sind mit ihren sexuellen Reaktionen meistens besser vertraut und gelangen mit späteren Liebespartnern problemloser zum Orgasmus.

STIMULATIONSTECHNIKEN

Normalerweise erreichen Frauen den Orgasmus durch Stimulierung des Bereiches um Klitoris und Scheidenöffnung, aber auch der Scheidenwand selbst – ob durch Reibung des Penis beim Eindringen, durch manuelle Stimulierung oder durch Zunge oder Lippen des Partners beim Oralverkehr. Durch Ausprobieren kann jede Frau selbst entdecken, wie sie am meisten Befriedigung empfindet – durch vaginalen Orgasmus, durch manuelle Stimulierung der Klitoris oder eine Kombination aus beiden. Viele Frauen empfinden einen klitoralen Orgasmus als intensiver, einen vaginalen hingegen als emotional erfüllender – vom Lustgewinn her werden aber beide als gleichwertig empfunden.

Selbstbewusstsein im Schlafzimmer

Es ist wichtig, dass Sie Ihre eigenen sexuellen Vorlieben und Abneigungen kennen und Ihrem Partner mitteilen. Dadurch stellen Sie klar, dass Ihre sexuellen Bedürfnisse ebenso wichtig sind wie seine. Um jedoch die Harmonie Ihrer Beziehung nicht zu gefährden, sollten Sie dabei den richtigen Ton treffen und ihm nicht das Gefühl vermitteln, er hätte keine Ahnung. Zum Beispiel:

- **Seien Sie empfänglich für neue Ideen und Einfälle Ihres Partners und bringen Sie auch Ihre eigenen ein.**
- **Sagen Sie ihm, wenn Sie Lust auf Sex haben. Die Libido einer Frau ist genauso stark wie die des Mannes und es ist nichts Unweibliches daran, die Initiative zu ergreifen. Lassen Sie sich nicht zum Sex drängen, wenn Ihnen nicht danach ist – und haben Sie andererseits auch Verständnis, wenn auch er mal nicht in Stimmung sein sollte.**
- **Wenn Sie Ihre Tage haben, reden Sie mit Ihrem Partner offen darüber. Vielleicht ist es Ihnen unangenehm, an diesen Tagen Sex zu haben – und auch viele Männer könnten sich dabei etwas unbehaglich fühlen und würden vielleicht lieber darauf verzichten, ob aus religiösen, kulturellen oder persönlichen Gründen.**
- **Wehren Sie sich, wenn Sie etwas, was Ihr Partner mit Ihnen tut, nicht mögen – aber seien Sie dabei nicht herabsetzend. Anstatt eines genervten „Hör auf damit!" können Sie es auch positiver sagen „Ich fände es ganz toll, wenn du ..."**

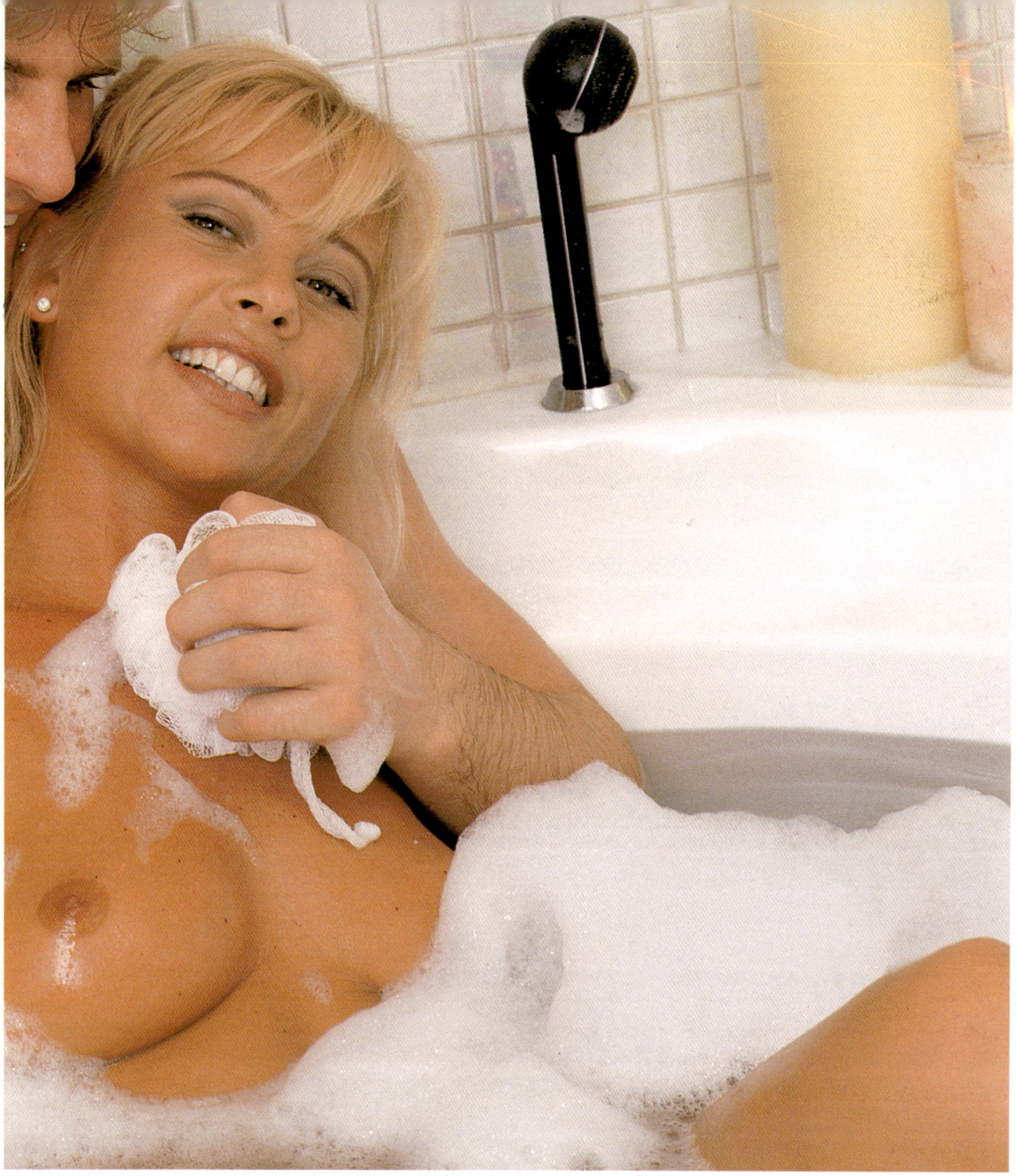

SEX UND ALTER

Im Allgemeinen braucht die Frau länger als der Mann, um zum Orgasmus zu gelangen, aber dafür kann sie mehrere Höhepunkte erleben. Dieser Unterschied kann Probleme aufwerfen, die sich jedoch umgehen lassen, wenn der Mann dafür sorgt, dass seine Partnerin sexuell ausreichend erregt ist und kurz vor dem Höhepunkt steht, bevor er sich um seine eigene sexuelle Befriedigung kümmert. Viele Frauen stellen mit zunehmendem Alter fest, dass sich ihr sexuelles Verlangen steigert und sie häufiger zu mehr Orgasmen fähig sind. Manche empfinden sich zwischen Ende 30 und 50 sexuell am attraktivsten und am schnellsten erregbar. Das kann daran liegen, dass eine Frau einige Zeit braucht, um ihre sexuellen Reaktionen und Vorlieben zu erkunden. Mit zunehmendem Alter wird der Unterschied zwischen der Dauer der Erregungsphase zwischen Mann und Frau immer geringer.

SPASS IN DER BADEWANNE

Ein gemeinsames Bad ist eine wunderbare Gelegenheit für Ihren Partner, Ihren Körper auf verspielte und unbefangene Weise zu entdecken.

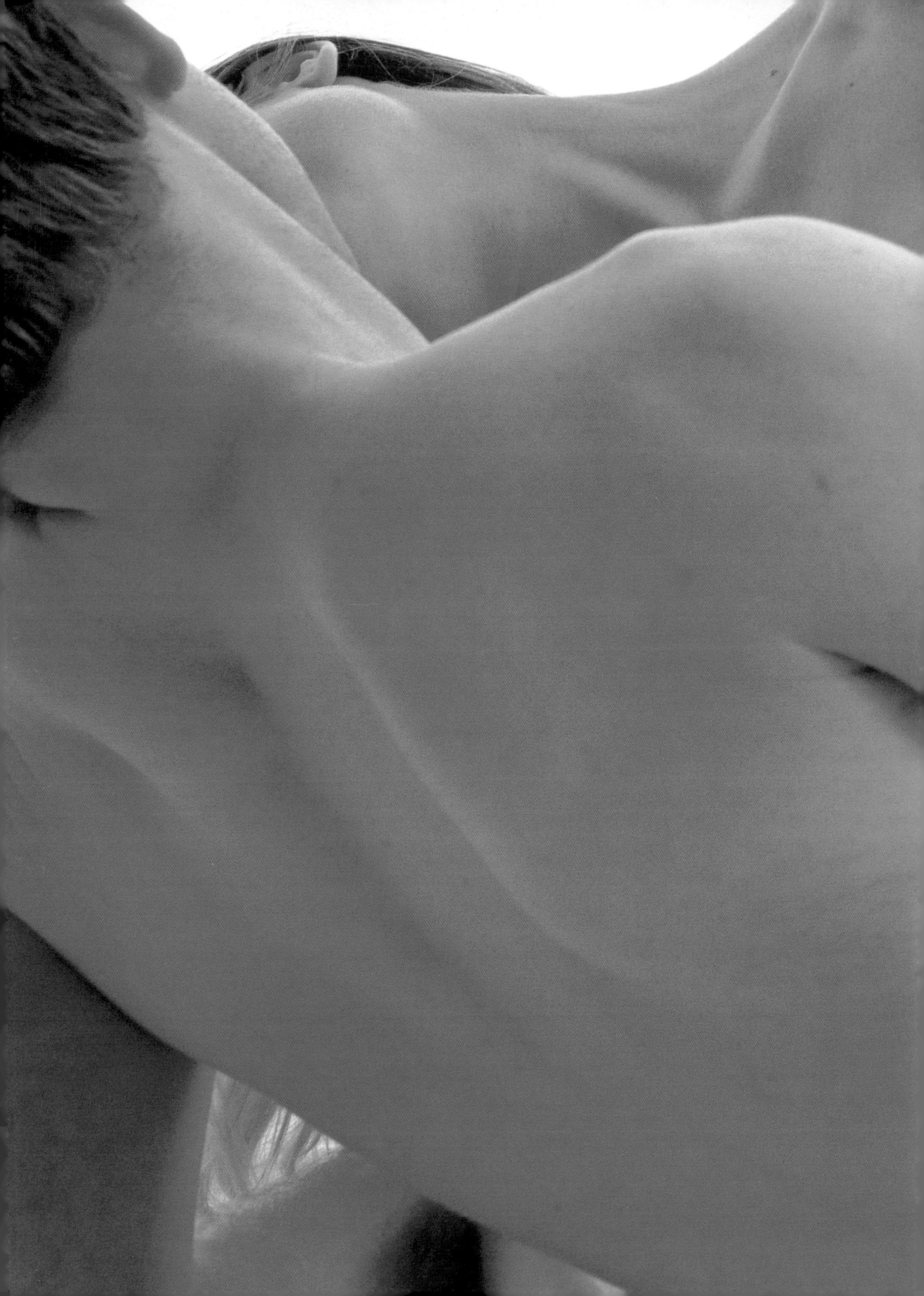

„Bitte keine Verunglimpfung, was Masturbation betrifft. Das ist Sex mit jemand, den ich liebe."

WOODY ALLEN

2

DER MANN ALS SEXUELLES WESEN

VIELE KÖRPERTEILE DES MANNES REAGIEREN AUF SEXUELLE STIMULATION, NICHT NUR DER GENITALBEREICH – ABER MANCHMAL MUSS MAN IHN ERST DAZU ERMUTIGEN, SICH SELBST ZU ERKUNDEN.

WENN EIN MANN ENTDECKT, WELCHE LUST AUCH ANDERE BEREICHE SEINES KÖRPERS BIETEN, KANN ER DAS LIEBESSPIEL VIEL LÄNGER GENIESSEN UND AUS SEINEN SEXUELLEN ERFAHRUNGEN NOCH MEHR GENUSS UND BEFRIEDIGUNG SCHÖPFEN.

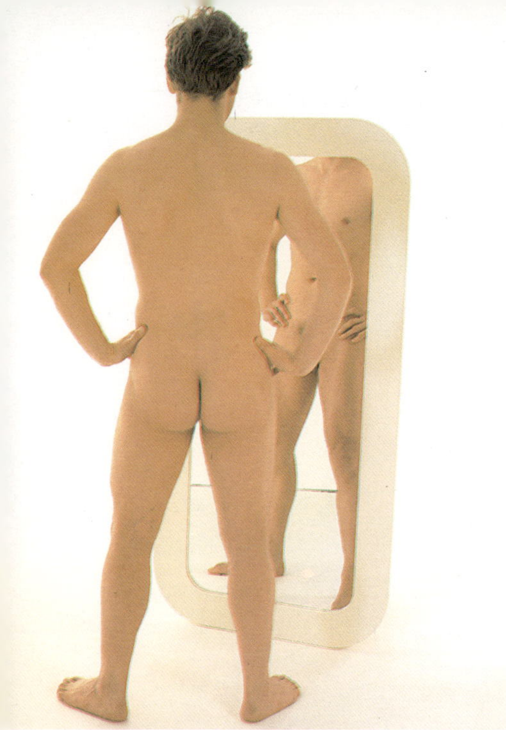

NUR MAL GUCKEN ...

Dass sich Männer Gedanken über die Größe ihres Penis machen, ist weit verbreitet, aber völlig unbegründet. Die Fähigkeit, eine Frau zu befriedigen, hängt nicht von der Größe des Gliedes ab. Außerdem betrachtet ein Mann seinen Penis meistens von oben, was ihn perspektivisch verkürzt. Realistischer ist es, sich seitlich in einem großen Spiegel zu betrachten.

Tatsache

Wenn sich der Mann dem Höhepunkt nähert, erlebt er die so genannte „Unvermeidbarkeit der Ejakulation", d.h. er vermag den Samenausstoß nicht mehr willentlich zurückzuhalten. Eine Frau dagegen kann bis zum allerletzten Moment vom Orgasmus abgelenkt werden.

DER MÄNNLICHE SEXUALTRIEB

Das sexuelle Verlangen des Mannes wird hauptsächlich durch sinnliche Signale ausgelöst – Schlüsselreize sind hier das Aussehen, die Berührung, der Duft und die Stimme einer Frau. Auch erotische Darstellungen in Zeitschriften oder Filmen können einen Mann spontan sexuell stimulieren. Im Gegensatz zur Frau spielen beim Mann emotionale Nähe und eine romantische Atmosphäre eine untergeordnete Rolle. Trotzdem sind psychologische Faktoren auch für die männliche Libido von Bedeutung. Erschöpfung, Stress, Depression und Angst können den Sexualtrieb des Mannes vermindern und seine Fähigkeit beeinträchtigen, eine Erektion zu bekommen oder aufrechtzuerhalten (Impotenz).

ABWECHSLUNG BEIM SEX

Während bei Frauen das Gefühl der gegenseitigen Liebe und Zuneigung ein besonders starkes sexuelles Stimulans darstellt, stehen bei Männern der Reiz des Neuen und die Abwechslung im Vordergrund. Um sich zu ihrer Partnerin sexuell dauerhaft hingezogen zu fühlen, brauchen viele Männer gelegentlich neue Lustreize – etwa durch Ausprobieren ungewohnter Liebespraktiken, Stellungen und Orte, durch Fantasie-Rollenspiele oder Sexspielzeug oder durch sexy Wäsche der Partnerin.

EROGENE ZONEN

Anders als bei Frauen, bei denen der ganze Körper eine einzige erogene Zone darstellen kann, beschränken sich die sexuellen Empfindungen beim Mann im Wesentlichen auf die Genitalien. Zu den anderen Körperstellen, die stark auf weibliche Berührung reagieren, zählen zum Beispiel Nacken, Ohrläppchen, Nabelbereich, Rücken, Brust, Brustwarzen, Gesäß und Füße.

Anale Stimulation

Die berührungsempfindlichsten Stellen des männlichen Körpers befinden sich nahe der Genitalien – etwa am Unterbauch und an den Innenseiten der Oberschenkel. Eine oft vernachlässigte erogene Zone ist der Damm (Perineum) zwischen Hodensack und After. Neben den Genitalien gehört der After selbst wohl zu den sexuell erregbarsten Stellen des männlichen Körpers. Ein leichtes Streicheln des Gesäßes und Umrunden des Afters wird von vielen Männern als enorm lustvoll empfunden.

DIE MÄNNLICHEN GESCHLECHTSORGANE

Die Genitalien des Mannes befinden sich hauptsächlich außerhalb des Körpers. Für die sexuelle Erregung spielen der Penis – ein zylinderförmiges

Organ au schwellfähigem Gewebe – und die Hoden (Testes), zwei eiförmige Keimdrüsen, die sich im so genannten Hodensack (Scrotum) befinden, die größte Rolle. Bei unbeschnittenen Männern wird der obere Teil des Penis teilweise von der Vorhaut bedeckt. Diese gibt beim Zurückschieben die etwas verdickte Eichel frei (bei beschnittenen Männern wurde die Vorhaut entfernt). An der Unterseite des Penis, wo die Eichel in den Penisschaft übergeht, befindet sich das dünne Vorhautbändchen (Frenulum). Bei sexueller Erregung wird der Penis steif und verlängert sich. In der Regel nimmt die Größe eines Penis bei einer Erektion um so weniger zu, je größer er bereits im schlaffen Zustand ist. Ein kleiner Penis kann sich dagegen bei sexueller Erregung um das Vielfache vergrößern.

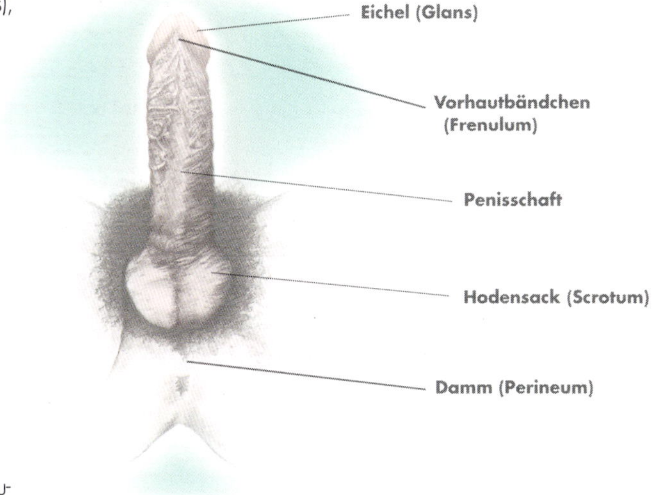

Alle Genitalbereiche sind berührungsempfindlich, wobei der Grad der Sensibilität von Mann zu Mann unterschiedlich ist. Manche wünschen sich von ihrer Partnerin vor allem die Stimulation des Penisschaftes, andere genießen es besonders, wenn sie die Hoden liebkost. Bei der Berührung des Penis gehen viele Frauen zu behutsam vor – aus Angst, ihrem Partner möglicherweise Schmerzen zuzufügen. Oft wünscht sich ein Mann jedoch mehr und stärkere Reibung, als der Frau bewusst ist. Wo und wie ihr Partner stimuliert werden möchte, findet eine Frau am besten durch spielerisches Ausprobieren heraus – oder sie schaut ihm einfach dabei zu, wie er sich selbst befriedigt (Seite 55).

EINFACH GENIESSEN!

Sie haben mehr vom Sex, wenn Sie auch Ihre nicht-genitalen Stellen erkunden und Ihre Partnerin ermuntern, Sie dort während des Liebesspiels zu stimulieren.

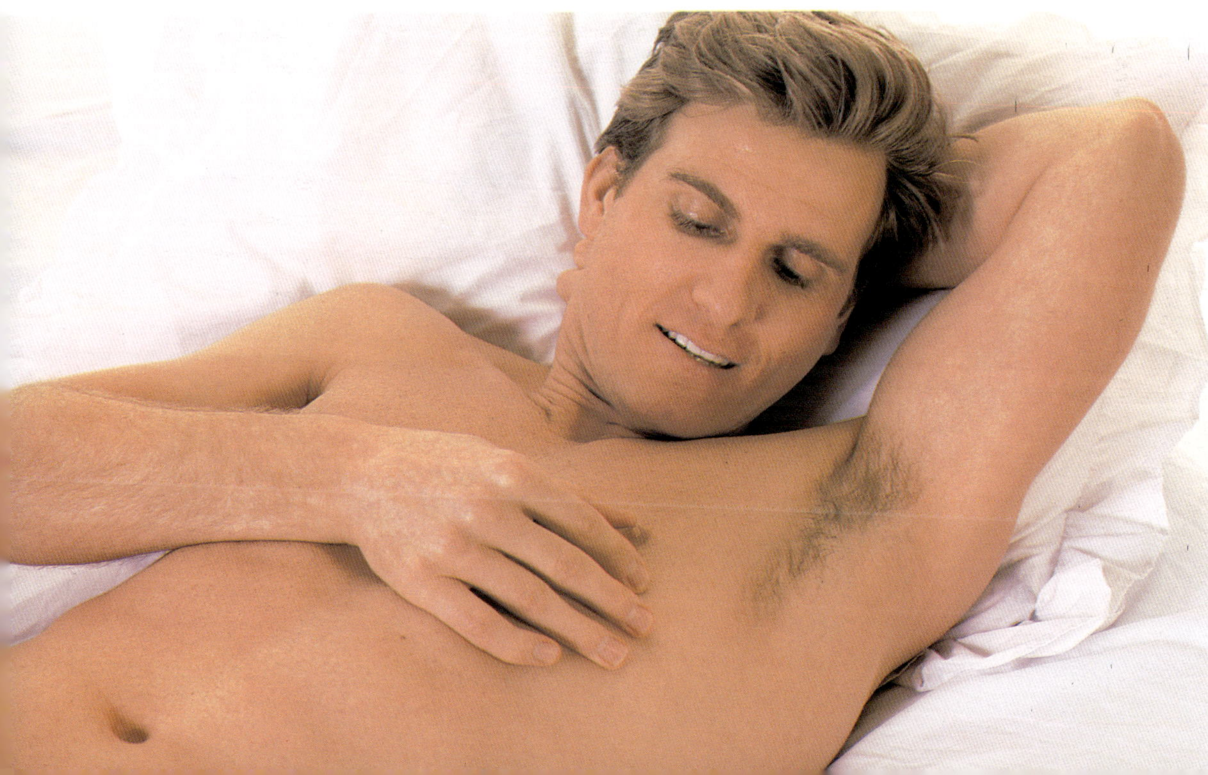

Gleichzeitiger Orgasmus

Solange beide Partner Befriedigung empfinden, ist es eigentlich gleichgültig, wann wer zum Orgasmus kommt. Sollte ein gleichzeitiger Orgasmus für Sie jedoch sehr wichtig sein, können vielleicht folgende Tipps helfen:

- **Der Mann kann seine Partnerin mit Händen, Lippen und viel Fantasie so weit stimulieren, bis sie kurz vor dem Höhepunkt steht und erst dann in sie eindringen.**
- **Er kann dafür sorgen, dass seine Partnerin schon mindestens einen Orgasmus hatte. Eine Frau ist nach dem Höhepunkt wieder rascher erregbar als der Mann, sodass ihre nachfolgenden Höhepunkte mit seinem zusammenfallen können.**
- **Er oder sie kann auf den Penis knapp unterhalb der Eichel oder auf die Peniswurzel etwas Druck ausüben, um die Erektion kurzzeitig zu vermindern und auf diese Weise die Ejakulation hinauszuzögern (siehe S. 114).**

ERREGUNGSPHASE

Auch der Mann durchläuft beim Liebesakt vier unterschiedliche Phasen. Zunächst steigen Herzschlag und Atemfrequenz heftig an, besonders bei kräftigen Stoßbewegungen des Beckens. Der Penis erlangt seine volle Größe und wird so hart, dass es fast schmerzt; die Eichel verfärbt sich dunkel und die Haut des Hodensacks strafft sich. Noch vor dem Orgasmus können jederzeit aus der Öffnung oben an der Eichel einige Tropfen Samenflüssigkeit austreten. Falls Sie also ein mechanisches Verhütungsmittel anwenden, etwa ein Kondom, muss dieses bereits vor dem Einführen des Penis platziert werden.

PLATEAUPHASE

Wenn die sexuelle Stimulation anhält, gelangt der Mann sehr rasch zum Höhepunkt, sofern es ihm nicht gelingt, seinen Orgasmus hinauszuzögern (siehe „Gleichzeitiger Orgasmus", links). Eine Möglichkeit für den Mann besteht darin, die Stimulation des Penis zu verlangsamen oder zu unterbrechen, indem er ihn aus der Scheide herauszieht und seine Partnerin manuell stimuliert, bis sie kurz vor dem Orgasmus steht. Alternativ kann der Mann auch seine Schambeinmuskeln anspannen (z.B. Musculus pubococcygeus), mit denen er sonst den Harndrang unterdrückt. Oder er lenkt sich ab, indem er an etwas Nichtsexuelles denkt oder seine Erregung mithilfe der „Squeeze-Technik" – siehe S. 114 – dämpft.

DER MÄNNLICHE ORGASMUS

Wenn der Mann sich dem sexuellen Höhepunkt nähert, spannen sich seine Muskeln an und sein Gesicht verzieht sich zu einer Grimasse. Das intensive Lustgefühl beim Orgasmus wird meist von der Ejakulation begleitet. Das Sperma wird durch mehrere rhythmische Kontraktionen der Muskeln der Harnröhre und der Peniswurzel herausgeschleudert. Die Muskeln im Bereich des Unterbauches ziehen sich wellenartig zusammen und die Oberschenkelmuskeln spannen sich an. Wie bei seiner Partnerin rötet sich auch beim Mann der Körper. Manche Männer stoßen beim Orgasmus Laute aus, während andere unfähig sind, einen Ton von sich zu geben. Der männliche Orgasmus dauert zwischen vier und zehn Sekunden, selten länger als 15 Sekunden.

AUFLÖSUNGSPHASE

Nach dem Orgasmus setzt die Auflösungsphase ein und die Genitalien erreichen wieder ihren Normalzustand. Anders als bei der Plateauphase dauert die Auflösungsphase beim Mann wesentlich länger als bei der Frau. Selbst ein junger Mann benötigt unter Umständen 20 Minuten, bis er zu einer weiteren Erektion fähig ist; bei einem älteren Mann kann es mehrere Stunden dauern. Nach dem Orgasmus empfinden viele Männer eine große Müdigkeit. Das ist zwar für den Mann eine natürliche Reaktion, aber auch häufig Anlass für Konflikte zwischen den Partnern, da die Frau nach dem Liebesakt gerne noch kuschelt und liebevolle Worte hört – für sie ein Zeichen, nicht nur begehrt, sondern auch geliebt zu werden. Um der Beziehung willen sollte der Mann also versuchen, seine Müdigkeit zu unterdrücken oder seine Partnerin zumindest in den Arm zu nehmen, bis ihn der Schlaf übermannt.

SEX UND ALTER

Im Pubertätsalter ist der Sexualtrieb des Mannes am stärksten, sein sexuelles Verlangen am größten und die Zeit zwischen Orgasmus und einer erneuten Erektion am kürzesten. Ausgerechnet in dieser Phase ergeben sich für einen jungen Mann die wenigsten Gelegenheiten, mit einer Frau zu schlafen, sodass er seine ersten sexuellen Höhepunkte wahrscheinlich durch Masturbation erreicht. Wenn er dabei erfährt, wie leicht und rasch er sich dadurch – oft mehrmals am Tag – sexuelle Lustgefühle verschaffen kann, verspürt er naturgemäß kaum einen Anreiz, seinen Höhepunkt hinauszuzögern. Geht er dann eine Beziehung mit einer Frau ein, fällt es ihm oft schwer, sich auf die langsamere Erregungskurve seiner Partnerin einzustellen.

Mit Beginn der zwanziger Jahre benötigt ein Mann langsam, aber stetig immer mehr Zeit, um sexuell erregt zu werden. Diese Verringerung der Triebintensität bringt die erhöhte Bereitschaft mit sich, das Liebesspiel auszudehnen, was emotionell erfüllender sein kann, auf jeden Fall für die Partnerin.

Vorsicht!

Ein steifer Penis mag fest und elastisch erscheinen, aber seine Blutgefäße und Gewebestrukturen sind dennoch verletzlich. Nehmen Sie also keine abrupten oder extremen Stellungswechsel vor, bei denen der Penis übermäßig abgeknickt würde – besonders nicht, wenn er sich tief in der Scheide befindet.

Tatsache

Ein Mann kann auch ohne Ejakulation zum Orgasmus kommen – besonders, wenn er während des Liebesspiels bereits einen Samenerguss hatte.

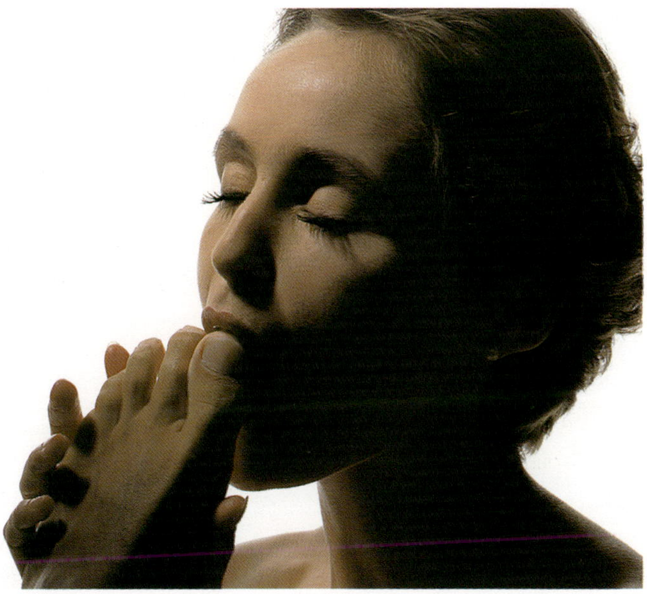

ZEHENKITZEL

Obwohl Füße extrem berührungsempfindlich sind, gehören sie zu den eher vernachlässigten Körperstellen. Das Saugen am großen Zeh wird von vielen Männern als hoch erotisch empfunden.

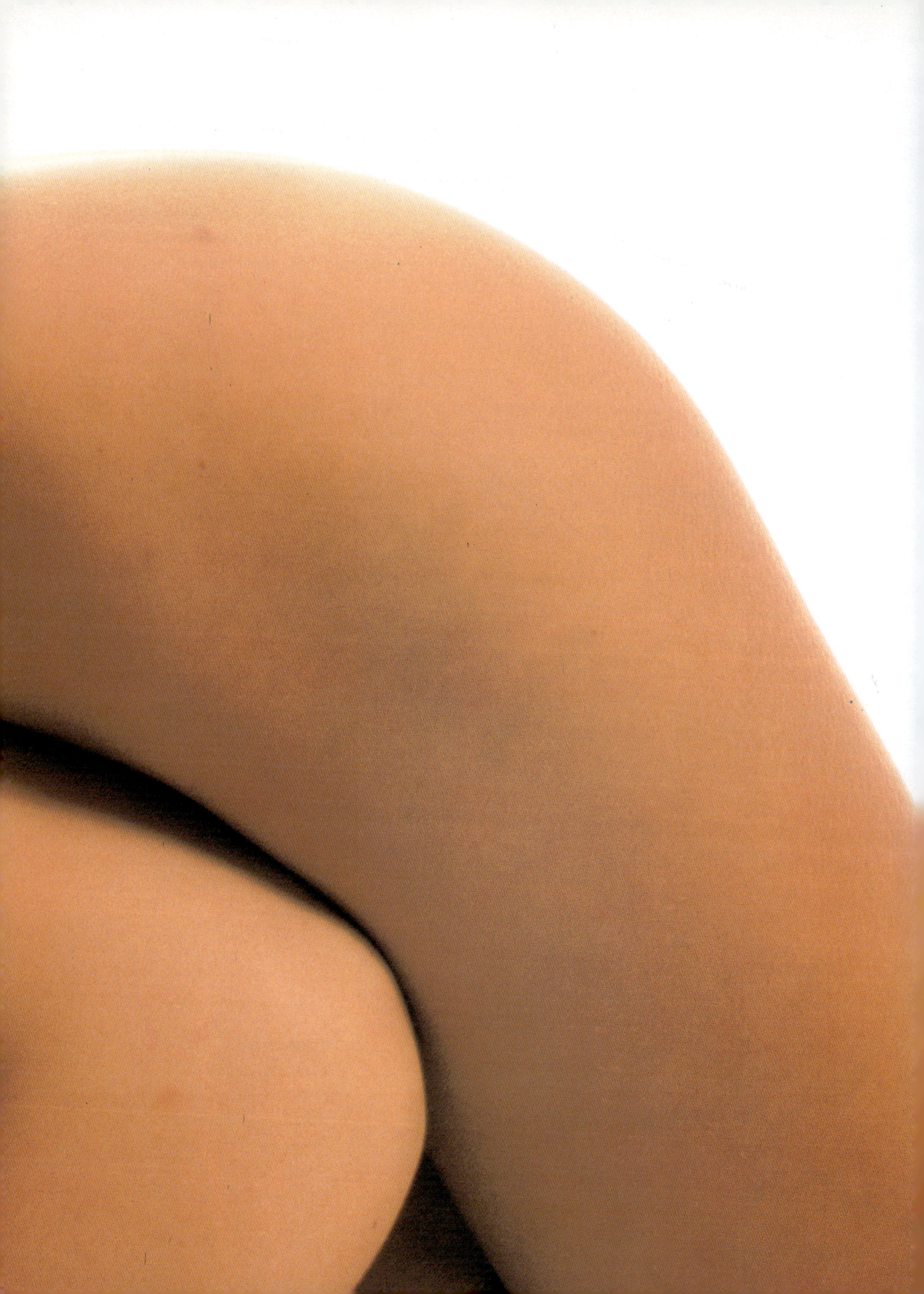

„Der Computer meiner Partnervermittlung hat den perfekten Gentleman für mich gefunden. Naja, ich hab ja noch drei Versuche.“

SALLY POPLIN

3

FIT FOR LOVE

REGELMÄSSIGE GYMNASTIK VERLEIHT DEN LIEBESPARTNERN DIE KÖRPERLICHE AUSDAUER UND GESCHMEIDIGKEIT, DIE SIE BRAUCHEN, UM IHRE SEXUALITÄT AUCH VON DER ABENTEUERLICHEN SEITE ZU ERFORSCHEN. DIE ÜBUNGEN VERBESSERN MUSKELTONUS, HALTUNG UND KÖRPERFORM – ALL DIES TRÄGT NICHT NUR ZU EINEM POSITIVEREN SELBSTBILD BEI, SONDERN ERMÖGLICHT AUCH EIN BREITERES SPEKTRUM VON BECKENBEWEGUNGEN, WAS DEM LIEBESSPIEL UNGEAHNTE DIMENSIONEN VERLEIHEN KANN.

SEXUELLE FITNESS

Sex ist eine extrem körperbetonte Aktivität und um ihn voll auszukosten, sollten sich die Liebespartner durch regelmäßige körperliche Betätigung fit halten. Dadurch werden gezielt diejenigen Muskeln und Gelenke, die beim Liebesakt am stärksten beansprucht werden, kräftig und beweglich gehalten, sodass das Paar alle Stellungen ausprobieren kann, nach denen ihm der Sinn steht – ohne die Gefahr von Ermüdung, Schmerzen, Zerrungen oder gar Verletzungen. Vor allem für die eher athletischen Stellungen in diesem Buch ist körperliche Fitness unerlässlich.

SEXGYMNASTIK

Die Übungen, die wir Ihnen auf den folgenden Seiten zeigen, trainieren vor allem die Gesäß-, Oberschenkel-, Bauch- und Rückenmuskeln, die beim Sex aktiv im Einsatz sind, in vielen Fitnessprogrammen aber vernachlässigt werden. Sie steigern Kraft und Wendigkeit, helfen Ihnen das Gewicht Ihres Partners besser zu tragen und erleichtern die körperlich etwas anstrengenderen Liebespositionen – besonders jene in Hockstellung oder mit stoßenden Beckenbewegungen. Dank dieser Übungen werden Sie auch geschmeidiger und kontrollierter Ihre Körperlage verändern können und Ihre Beweglichkeit steigern. Im Idealfall sollten Sie mindestens alle zwei bis drei Tage einige oder alle der gezeigten Übungen durchführen.

Liebesmuskeln

Der Beckenboden profitiert am meisten von Kräftigungsübungen. Hier befinden sich mehrere Muskeln und Bänder, die die Blase, die Harnröhre, den Mastdarm (Rectum) und die Geschlechtsorgane stützen. Um sie zu spüren, brauchen Sie sich nur vorzustellen, Sie hätten eine gefüllte Blase, würden aber den Harndrang unterdrücken: Dort, wo Sie die Muskelkontraktion empfinden, liegt der Beckenboden. Mithilfe einer kräftigen Beckenbodenmuskulatur kann der Mann seine Ejakulation hinauszögern. Eine Frau kann durch Anspannung dieser Muskeln den Penis Ihres Partners fester umschließen und so die Stimulation während des Liebesaktes erhöhen. Ziehen Sie Ihre Beckenbodenmuskeln täglich zehnmal schnell und dann zehnmal langsam zusammen. Das können Sie unbemerkt überall machen – selbst in der Öffentlichkeit.

Untersuchungen haben ergeben, dass Menschen, die mäßig, aber regelmäßig mindestens dreimal pro Woche trainieren, sexuell aktiver sind und ein positiveres Bild von sich selbst haben als andere, die sich kaum bewegen. Mehr Sex bedeutet nicht unbedingt besseren Sex, aber Frauen, die ihre Bauch- und Beckenbodenmuskulatur kräftigen, erleben intensivere Orgasmen und kommen rascher zum Höhepunkt.

Aufwärmrunde

Trainieren Sie in einem warmen Raum ohne Zugluft und tragen Sie locker sitzende, bequeme Kleidung. Wichtig ist, dass Sie sich vorher gut aufwärmen. Nehmen Sie hierzu ein warmes Bad oder eine warme Dusche, marschieren Sie fünf Minuten auf der Stelle und schwingen Sie dabei die Arme oder laufen Sie ein paar Minuten auf dem Stepper oder auf Treppenstufen. Auf diese Weise lockern Sie Muskeln und Gelenke – das verringert das Verletzungsrisiko. Atmen Sie während der Übungen ruhig und gleichmäßig ein und aus; halten Sie nie die Luft an. Strecken Sie den Rücken durch und halten Sie das Kinn eher gesenkt. Die folgenden Übungen eignen sich für Männer und Frauen gleichermaßen und sollten eine Ergänzung zu einem allgemeinen Fitnessprogramm sein (und kein Ersatz dafür!).

Vorsicht!

- **Verzichten Sie auf diese Übungen, wenn Sie übergewichtig oder schwanger sind oder unter Rückenschmerzen oder anderen körperlichen Beschwerden leiden. Ihr Arzt kann Ihnen für Sie geeignete Übungen empfehlen.**
- **Stellen Sie das Training sofort ein, sobald eine Übung Schmerzen hervorruft.**
- **Erzwingen Sie eine Bewegung nie bis zur Schmerzgrenze.**
- **Sie können barfuß trainieren, wir empfehlen jedoch Turnschuhe mit rutschfester Sohle und eine Gymnastikmatte.**
- **Verlagern Sie Ihren Körper langsam und sanft, vermeiden Sie plötzliche, ruckartige und schnelle Bewegungen.**
- **Trainieren Sie in einem warmen, zugfreien Raum und tragen Sie Kleidung, die Ihre Bewegungen nicht einengt.**
- **Hören Sie sofort auf, wenn Sie kurzatmig werden, Herzklopfen, Schwindel oder Übelkeit verspüren oder wenn Brust, Arme oder Kiefer zu schmerzen beginnen.**
- **Lassen Sie das Training ausfallen, wenn Sie Husten, eine Erkältung oder eine andere akute Infektion haben.**

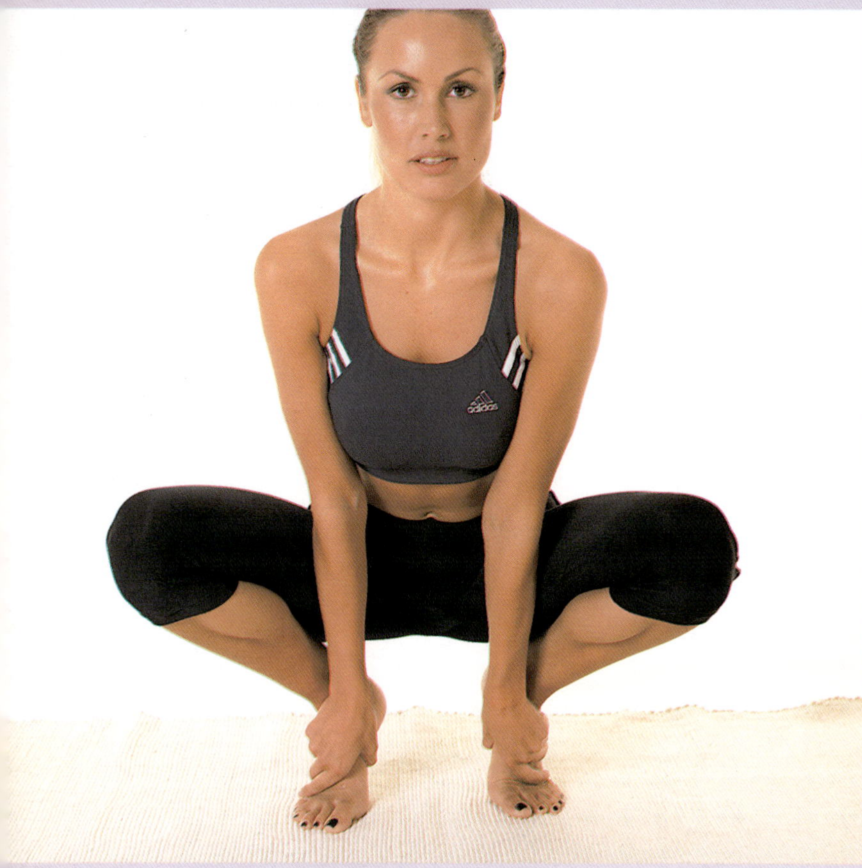

BECKENHOCKE

Hocken Sie sich hin und stellen Sie die Füße dabei so weit auseinander, dass Sie in dieser Stellung sicher verharren können. Nach vorne schauen. Wenn Sie eine Stütze brauchen, umfassen Sie mit den Händen Ihre Fußgelenke. Beckenboden entspannen. Fünfmal kurz einatmen und dabei mit jedem Atemzug die Beckenbodenmuskeln fest zusammenziehen. Dann fünfmal ausatmen und dabei den Beckenboden entspannen. Zehnmal wiederholen.

DEHNEN DER INNENSCHENKEL

Legen Sie ein Kissen auf den Boden und setzen Sie sich auf die Vorderkante. Fußsohlen aneinanderlegen, einatmen, mit den Händen die Fußgelenke umfassen und so nahe an den Körper heranziehen, wie es Ihnen angenehm ist. Ausatmen und dann die Knie sanft so weit in Richtung Boden drücken, wie Sie es bequem schaffen. Anschließend kurz entspannen. Zehnmal wiederholen.

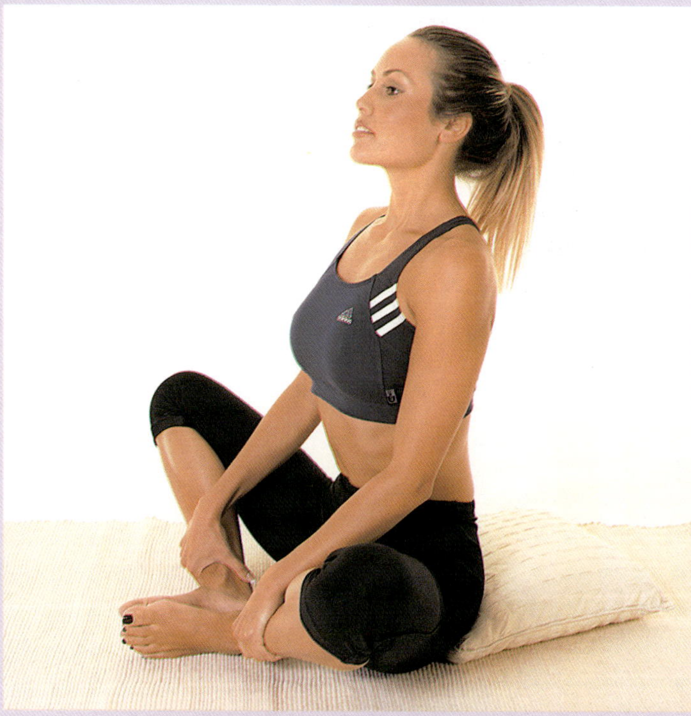

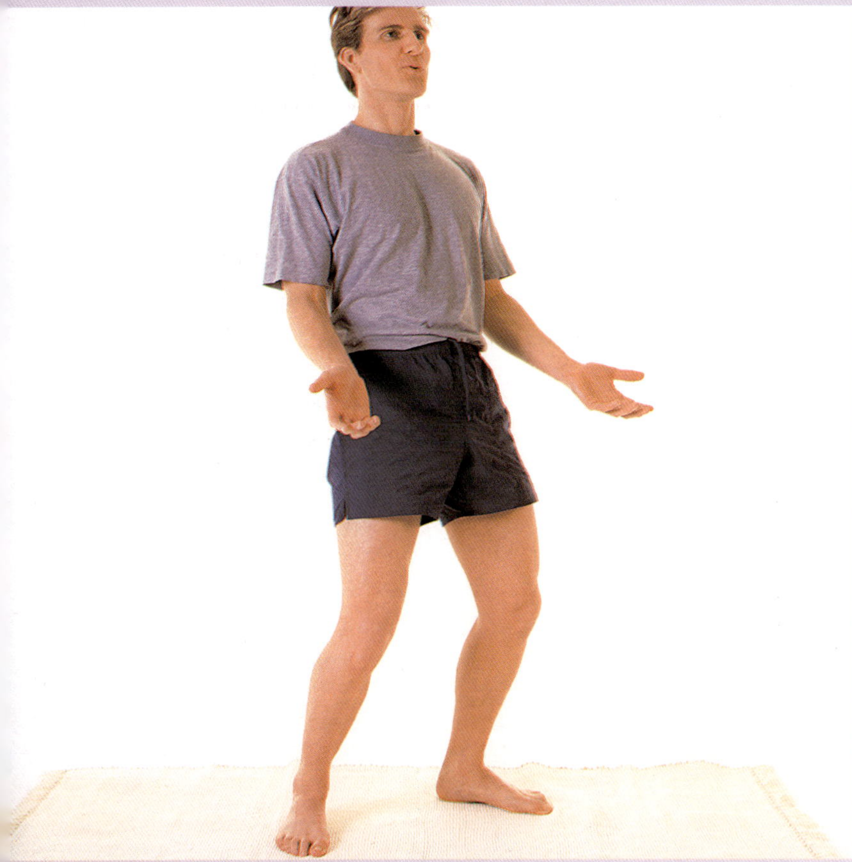

BECKENSCHWUNG

Die Füße schulterbreit aufstellen, die Knie leicht beugen, die Arme seitlich locker halten und nach vorne schauen. Beim Einatmen das Becken nach hinten schieben, beim Ausatmen nach vorne schwingen und gleichzeitig beide Arme anheben. Zehnmal wiederholen.

BECKENKREISEN

Die Füße schulterbreit aufstellen, die Knie leicht beugen und nach vorne schauen. Die Arme seitlich in den Hüften abstützen. Gleichmäßig ein- und ausatmen und dabei mit den Hüften große Kreise beschreiben – zehnmal rechtsherum, zehnmal linksherum.

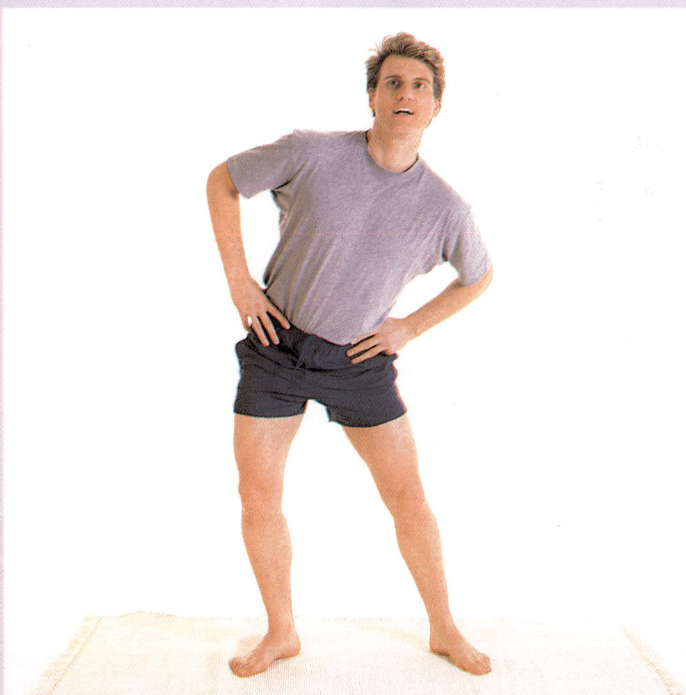

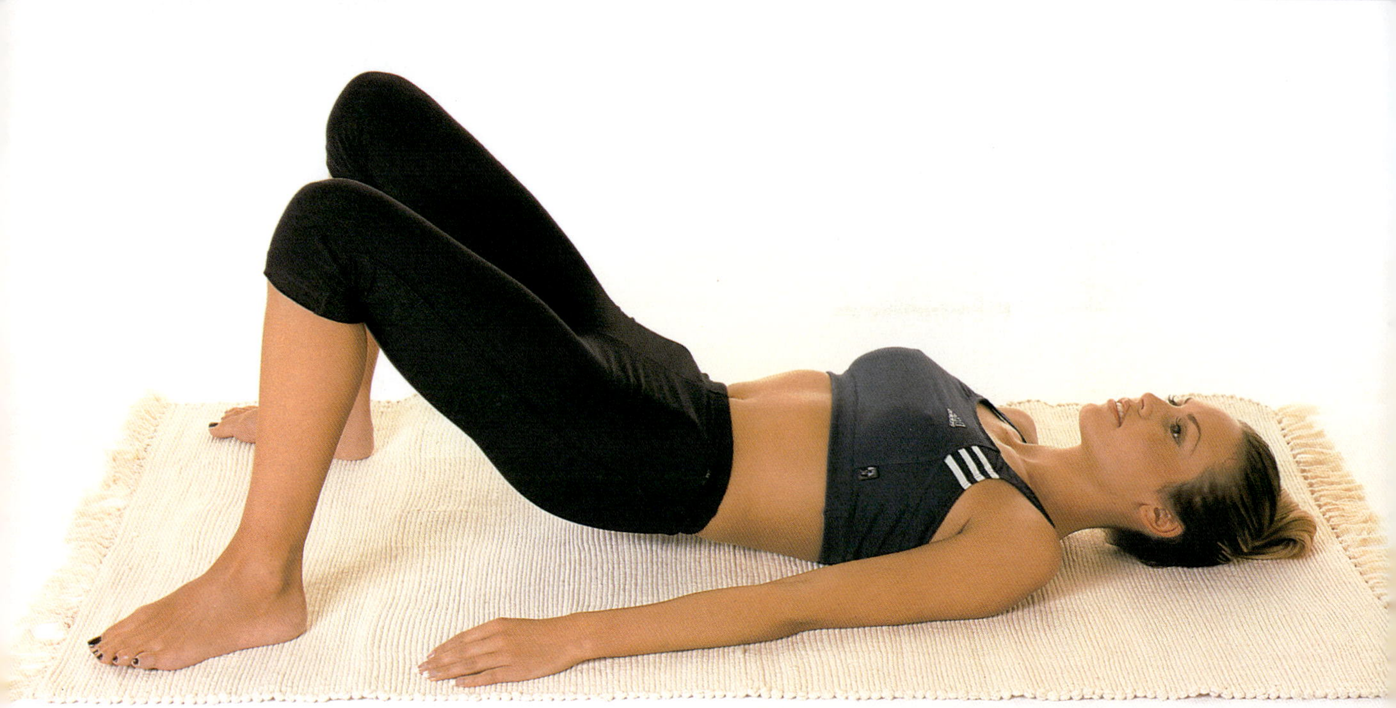

BAUCHMUSKELN KRÄFTIGEN

Hinlegen und den Rücken flach gegen den Boden drücken. Die Knie anwinkeln, die Arme seitlich locker auf den Boden legen. Beim Einatmen den Bauch einziehen und das Becken leicht nach oben kippen (siehe oben). Ausatmen und die Hände zu den Knien ausstrecken, dabei Kopf und Schultern anheben; der Rücken selbst bleibt flach am Boden (siehe rechts). Zehnmal wiederholen.

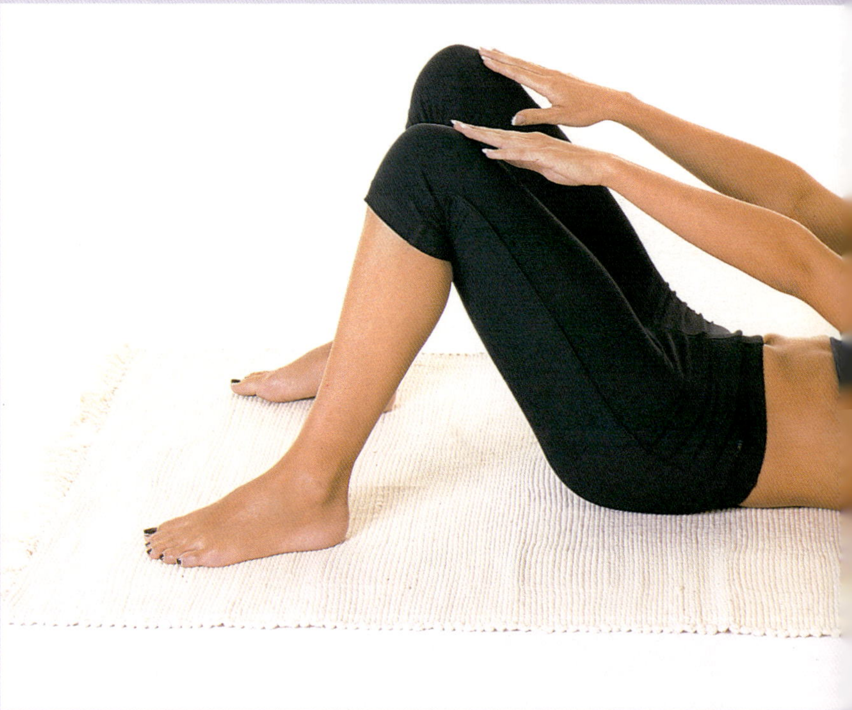

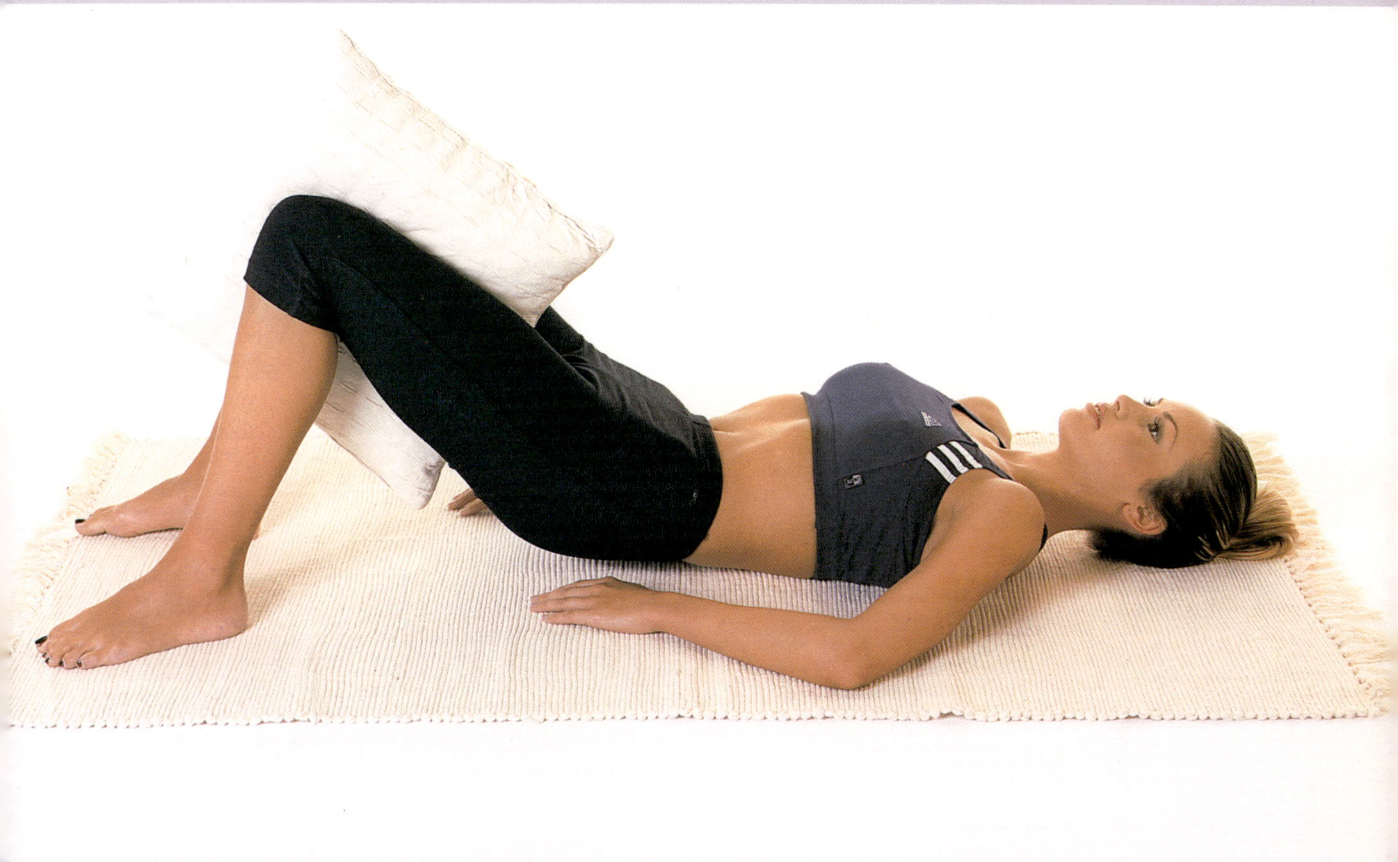

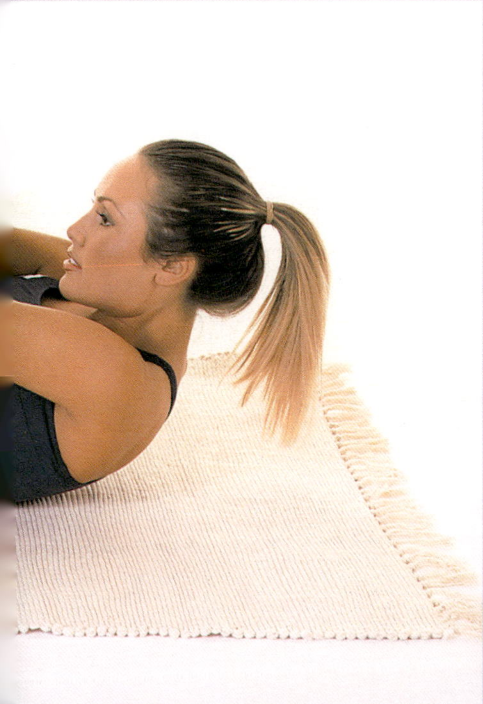

INNENSCHENKEL KRÄFTIGEN

Flach auf den Rücken legen, die Knie anwinkeln und ein Kissen dazwischenklemmen. Die Arme liegen seitlich locker am Boden. Beim Einatmen den Bauch einziehen und das Becken leicht nach oben kippen. Die Knie um das Kissen fest zusammenpressen und dann etwas entspannen. Ausatmen. Zehnmal wiederholen.

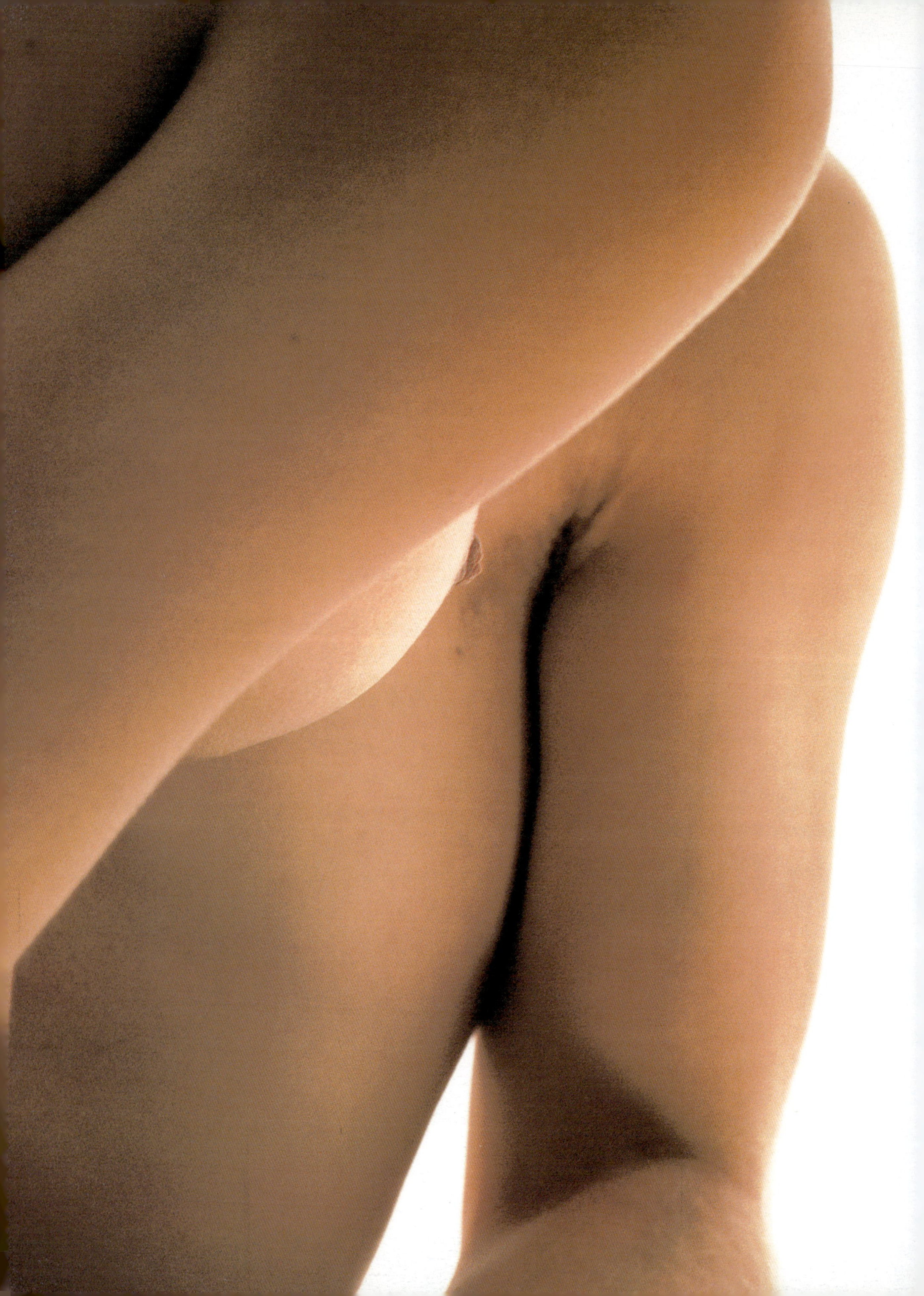

„Gott, gib mir Keuschheit und Enthaltsamkeit …

aber noch nicht jetzt.“

ST. AUGUSTIN

4

IN ROMANTISCHER STIMMUNG

EINE SINNLICH-VERFÜHRERISCHE ATMOSPHÄRE LÄSST EROTISCHE STIMMUNG AUFKOMMEN – UND STIMULIERT ZUM LIEBESSPIEL. ROMANTISCHE GEFÜHLE UND SEXUELLE HARMONIE ZWISCHEN ZWEI MENSCHEN, DIE IHRE EIGENEN UND DIE WÜNSCHE UND BEDÜRFNISSE DES PARTNERS GEMEINSAM AUSLEBEN, BESCHEREN MAGISCHE STUNDEN DER ZWEISAMKEIT.

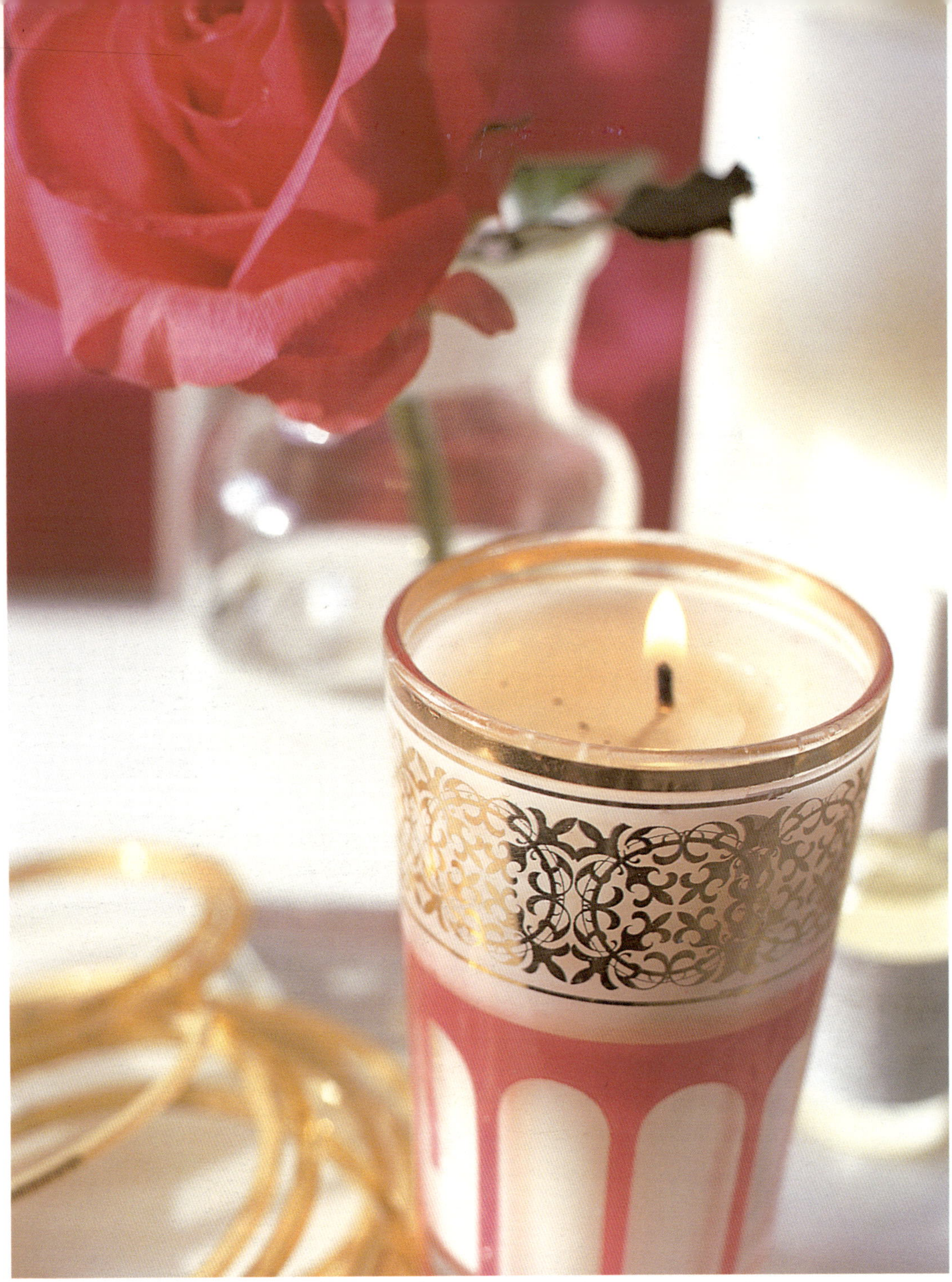

DIE RICHTIGE STIMMUNG

Für einen romantischen Abend zu zweit daheim sollte von Anfang an die Atmosphäre „stimmen". Ein liebevoll gedeckter Tisch schafft Intimität und fördert die Zweisamkeit.

STIMMUNGSVOLLES AMBIENTE

Ob Sie einen Abend mit Ihrem langjährigen Lebensgefährten verbringen oder zum ersten Mal einen „Neuen" bei sich daheim empfangen – es lohnt sich, etwas Mühe darauf zu verwenden, eine intime Atmosphäre zu schaffen. Für die meisten Frauen spielt Romantik bei Liebe und Sex eine wesentliche Rolle. Selbst an Tagen, an denen privat und beruflich alles gut lief und die Frau sich in ihrer Haut rundum wohl fühlt, möchte sie es lieber langsam angehen und viel geküsst und liebkost werden, um sich als Frau angenommen und begehrt zu fühlen. Erst recht gilt dies nach einem Tag voller Stress, Arbeit und Ärger – dann sollte ihr der Mann besonders viel Zärtlichkeit und Zuneigung zuteil werden lassen, damit sie ihre Alltagsgedanken vergessen und sich richtig entspannen kann. Auch ein Mann braucht manchmal seine Zeit, bis beruflicher Stress und Sorgen von ihm abfallen und er die Zweisamkeit mit seiner Partnerin genießt.

LIEBE IM WOHNZIMMER

Suchen Sie einen Zeitpunkt aus, an dem Sie nicht gestört werden können und schalten Sie den Anrufbeantworter an. Wenn Sie Kinder haben, bringen Sie sie ins Bett oder wählen Sie einen Tag, an dem sie bei Verwandten oder Freunden übernachten. Planen Sie nichts im Voraus, der Abend soll sich einfach entwickeln … Den perfekten Auftakt bietet ein gemütliches warmes Schaumbad oder eine Dusche – am besten zu zweit! –, bei der Sie die Alltagssorgen einfach wegspülen. Seifen Sie sich gegenseitig am ganzen Körper ein, massieren Sie sich den duftenden Schaum in die Haut ein und genießen Sie den Anblick und die Berührung Ihres Partners. Wenn Sie mögen, können Sie die Massage mit parfümierten Ölen (Seiten 41 bis 43) oder Bodylotion fortsetzen. Anschließend vielleicht ein leichtes romantisches Candlelight-Dinner und ein oder zwei Glas Wein zum Entspannen? Die Mahlzeit sollte jedoch nur leicht sein, sonst fühlen Sie sich danach zu voll oder zu müde für Sex. Wenn Sie das Essen gemeinsam zubereiten, fördert das eine Stimmung des Gebens und Nehmens, die sich positiv auf das anschließende Liebesspiel auswirkt. Duftkerzen schaffen eine gemütliche, intime Atmosphäre – sie erfüllen den Raum mit betörendem Wohlgeruch und erzeugen weiche, verführerische Schatten. Sorgen Sie für eine behagliche Zimmertemperatur, lassen Sie ein Fenster einen Spalt offen, damit etwas frische Luft hereinkommt. Frische Laken (ob Leinen oder Seide), sexy Dessous (Seite 92) und erotisches Parfum tragen zu einem sinnlichen Ambiente bei.

FLAMME DES BEGEHRENS

Kosten Sie die stimmungsvolle Atmosphäre voll aus und nehmen Sie sich den ganzen Abend füreinander Zeit. Kuscheln Sie sich zusammen und schmusen Sie wie Teenager. Wenn die Erregung steigt, beginnen Sie sich gegenseitig langsam auszuziehen und erfreuen Sie sich am Anblick und Anfassen des Körpers Ihres Partners, der Stück für Stück entblößt wird. Zum passenden Zeitpunkt können Sie ins Schlafzimmer überwechseln – oder aber Ihr Liebesspiel im Wohnzimmer fortfuhren. Sex auf der Couch kann einen besonderen Reiz haben – ebenso wie wilde Leidenschaft auf einem dicken Teppich.

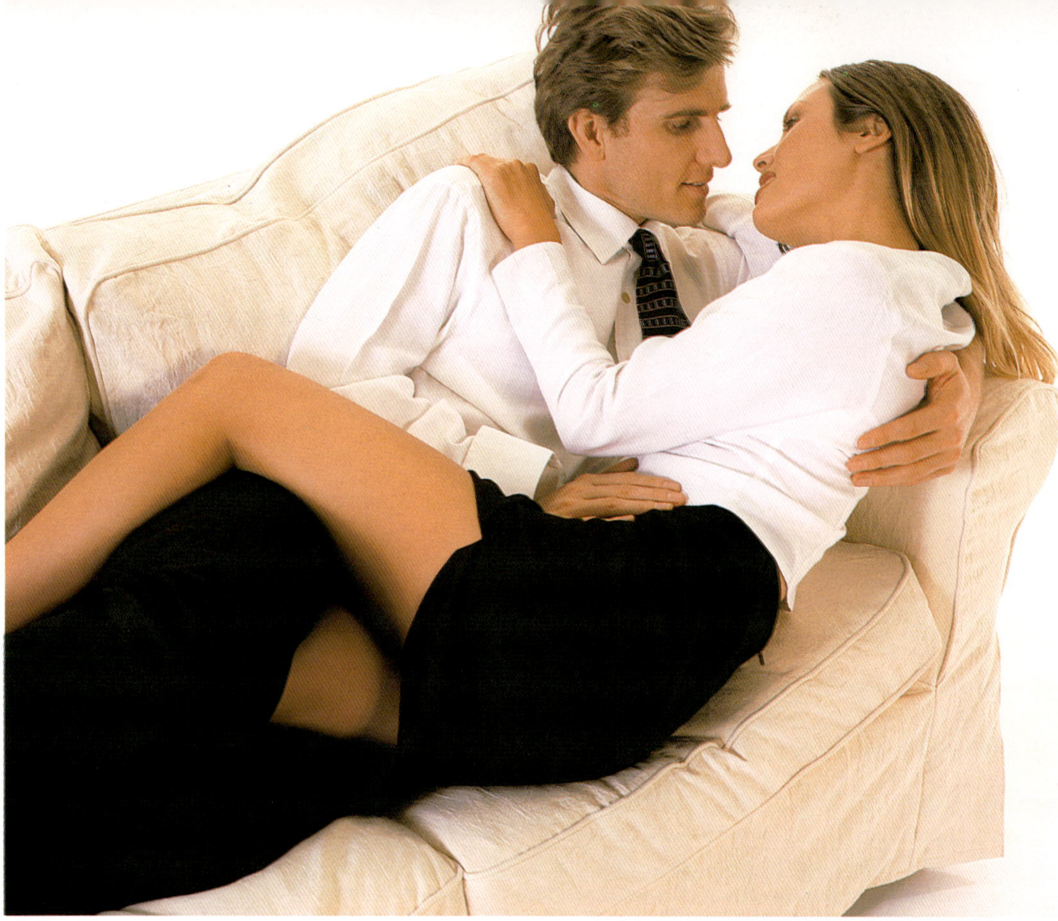

LIEBEVOLLE BERÜHRUNG

Kuscheln Sie sich aneinander und hören Sie sich gemeinsam entspannende Musik an. Befreien Sie sich innerlich von den Zwängen des Alltags. Je mehr Sie in Fahrt kommen, desto mehr gehen Ihre zarten Liebkosungen in Leidenschaft über.

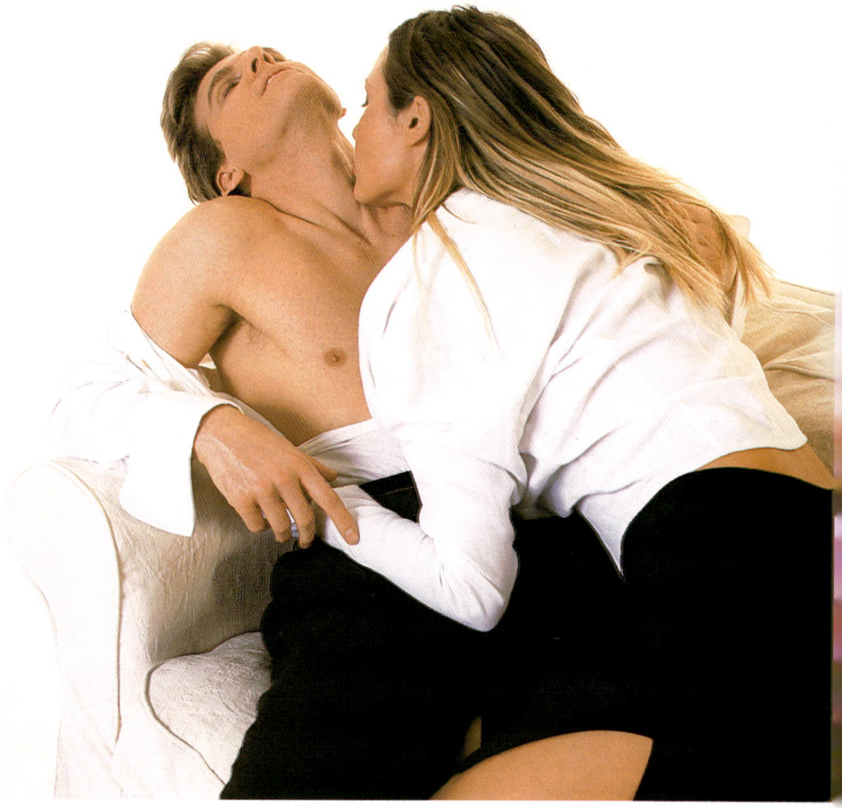

EROTISCHES PETTING

Haben Sie es mit dem Ausziehen nicht zu eilig. Erkunden Sie Ihre Körper lustvoll über und unter der Kleidung und genießen Sie, wie sich festes Fleisch durch weichen, schmeichelnden Stoff hindurch anfühlt.

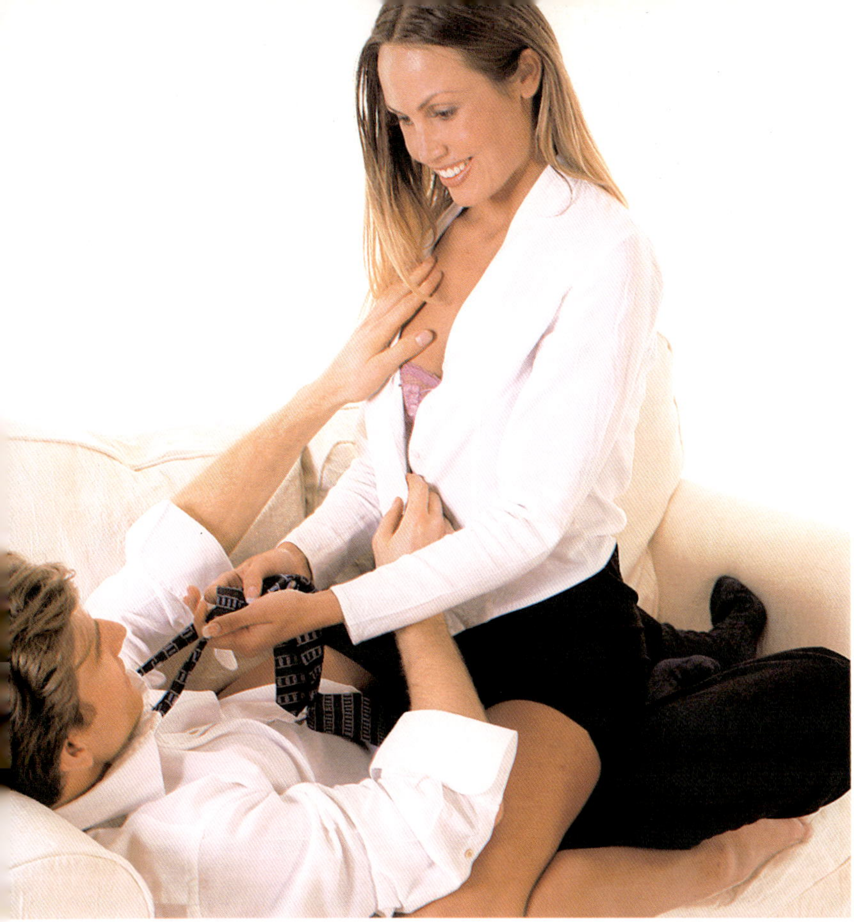

LANGSAM ENTBLÄTTERN

Nehmen Sie sich Zeit damit, sich gegenseitig zu entkleiden – und genießen Sie es! Wer es jetzt zu eilig hat, nestelt womöglich unbeholfen an seinem Partner herum. Öffnen Sie Knöpfe und Reißverschlüsse behutsam und ohne Hast und erspüren Sie jeden Quadratzentimeter freigelegte Haut.

KOMPLIMENTE

Viele Menschen sind sich ihres Aussehens unsicher – sagen Sie Ihrem Partner also, wie sexy er oder sie aussieht, während Sie den Körper Stück für Stück entblößen.

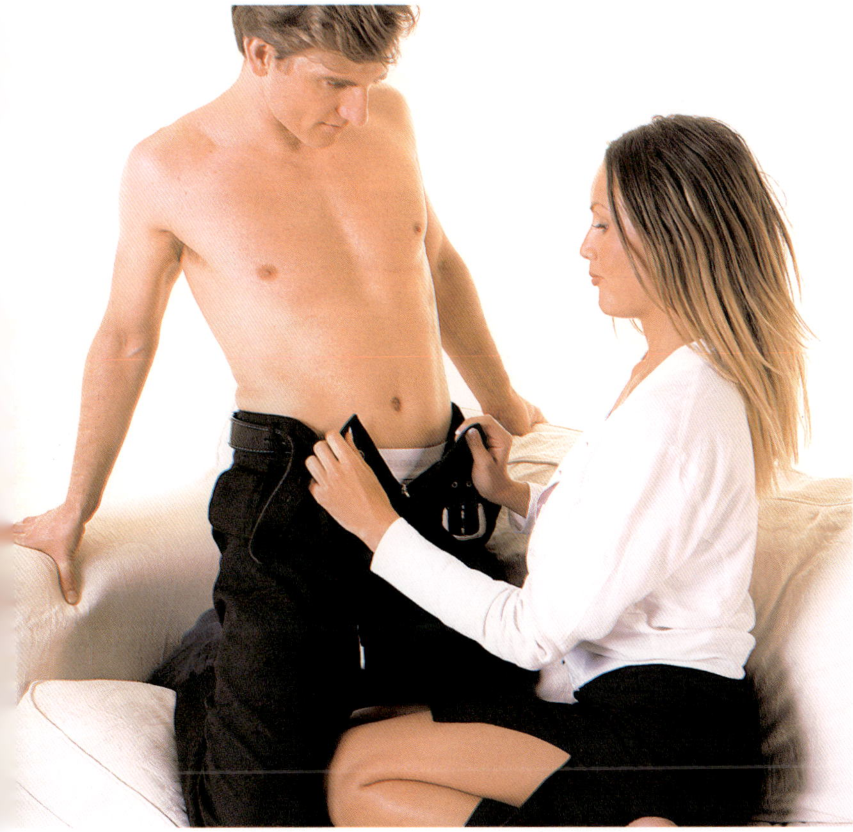

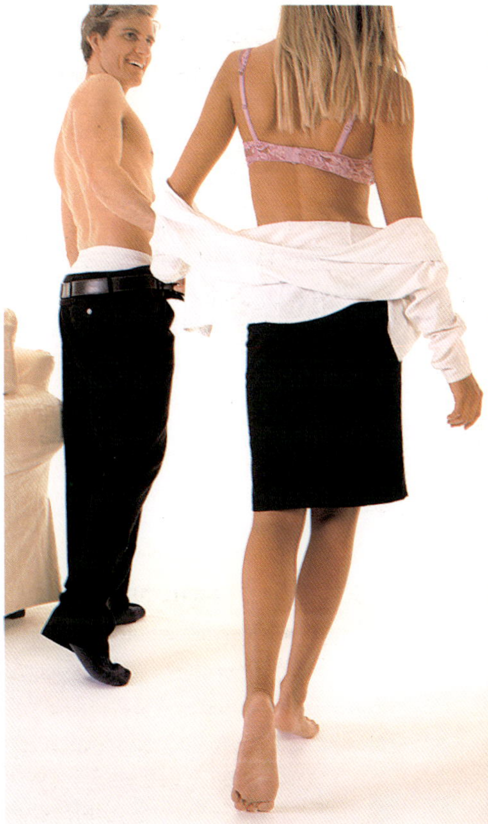

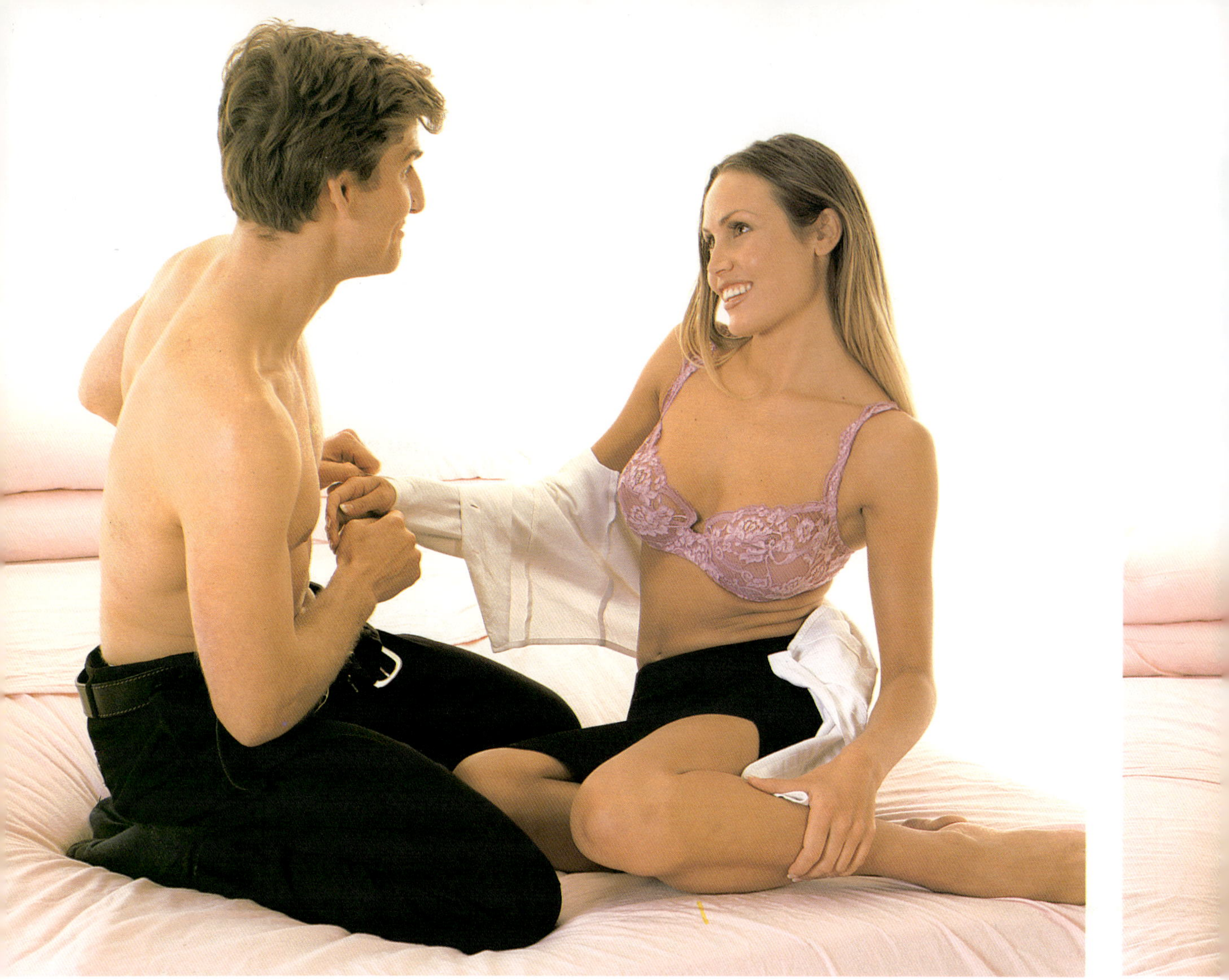

KESS UND VERSPIELT

Bauen Sie kleine neckische Spielchen ein. Tun Sie so, als würden Sie sich wundern, wie sich ein Kleidungsstück öffnen lässt oder streichen Sie mit der Hand wie „zufällig" über eine empfindliche Körperstelle.

ERMUTIGUNG

Wenn Ihr Partner Schwierigkeiten hat, Ihren BH aufzuhaken, sollten Sie es vermeiden, selbst Hand anzulegen und ihm dabei zu helfen. Seien Sie geduldig – während er sich auf den Verschluss konzentriert, schmiegen Sie sich an seinen Hals und wispern Sie ihm etwas Verführerisches ins Ohr.

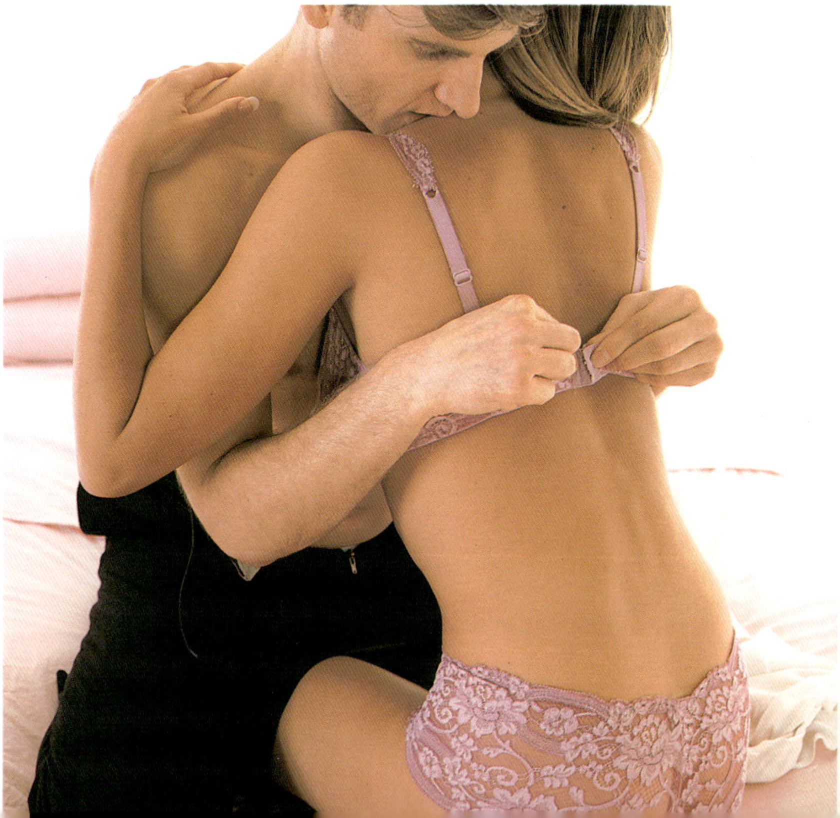

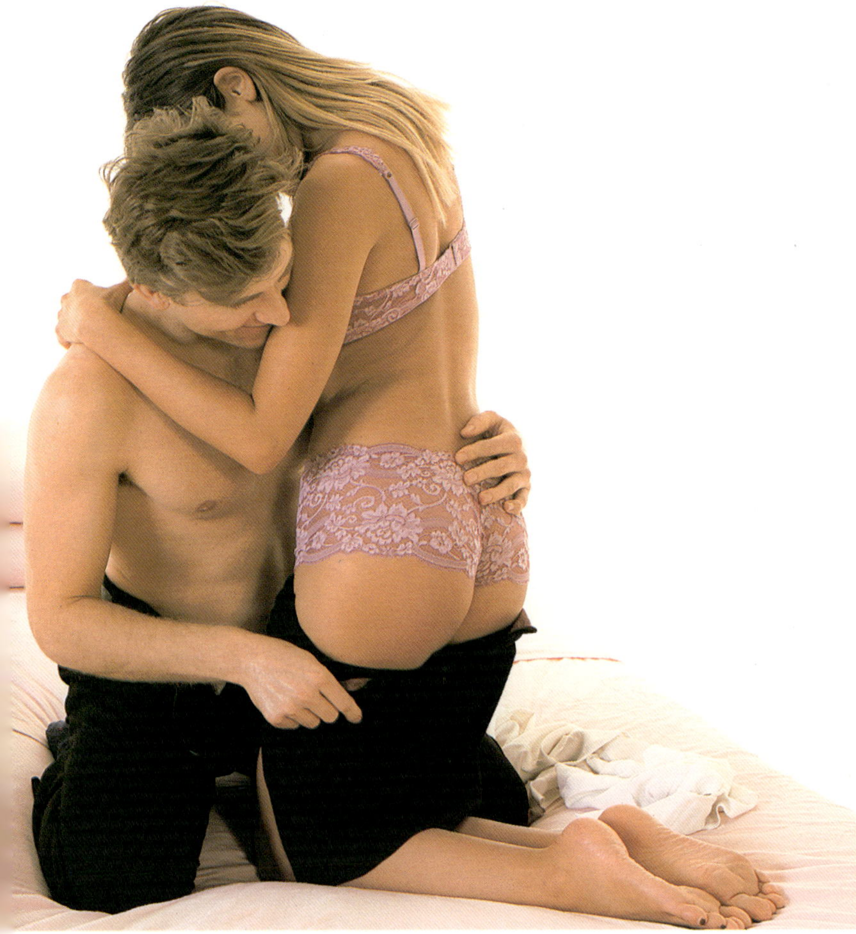

LIEBKOSUNGEN

Entkleiden Sie sich abwechselnd gegenseitig, aber warten Sie nicht passiv ab, bis Sie an der Reihe sind. Ergreifen Sie die Gelegenheit, um Ihren Partner zu küssen und zu liebkosen, wenn er Ihnen etwas auszieht.

OBEN OHNE

UNTEN LINKS: *Wenn ihre Brüste entblößt sind, halten Sie inne, um sie zu bewundern und liebevoll zu befühlen. Nehmen Sie sie zart in die Hände und sagen Sie Ihrer Partnerin, wie sexy und erregend sie auf Sie wirkt.*

ENDSPURT

Die Höschen fallen als Letztes, aber bitte auch hier keine übereilte Hast – egal wie erregt Sie bereits sein mögen. Während Sie den zarten Stoff über die Oberschenkel nach unten schieben, ergeben sich vielerlei Möglichkeiten, den Partner zu berühren, zu streicheln und zu erregen.

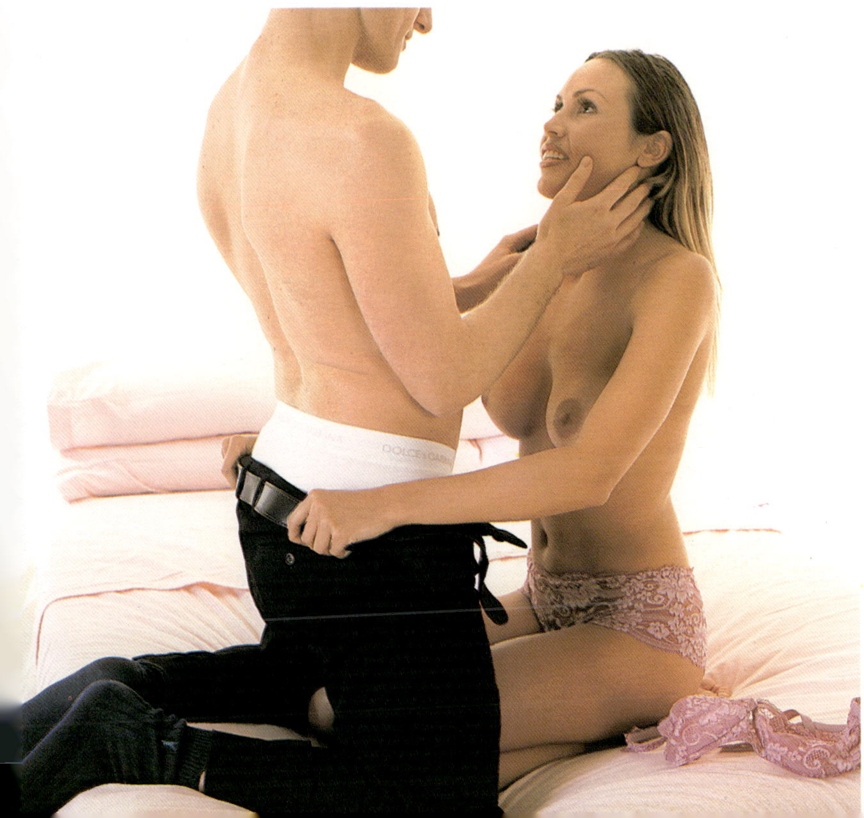

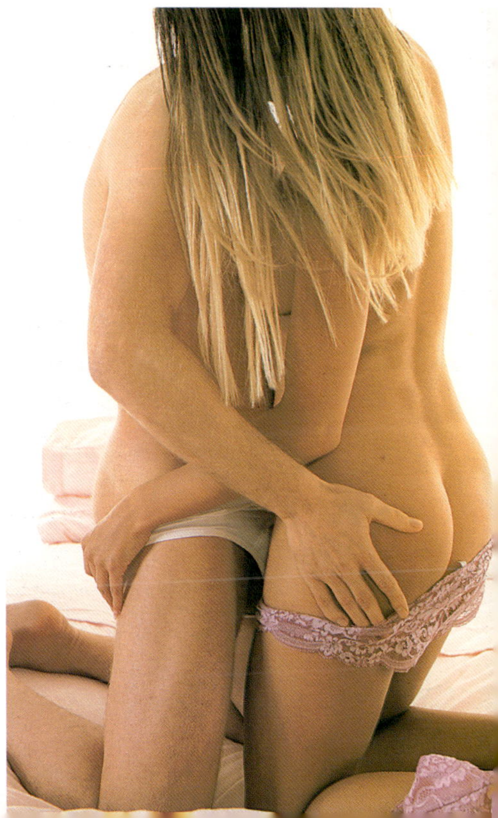

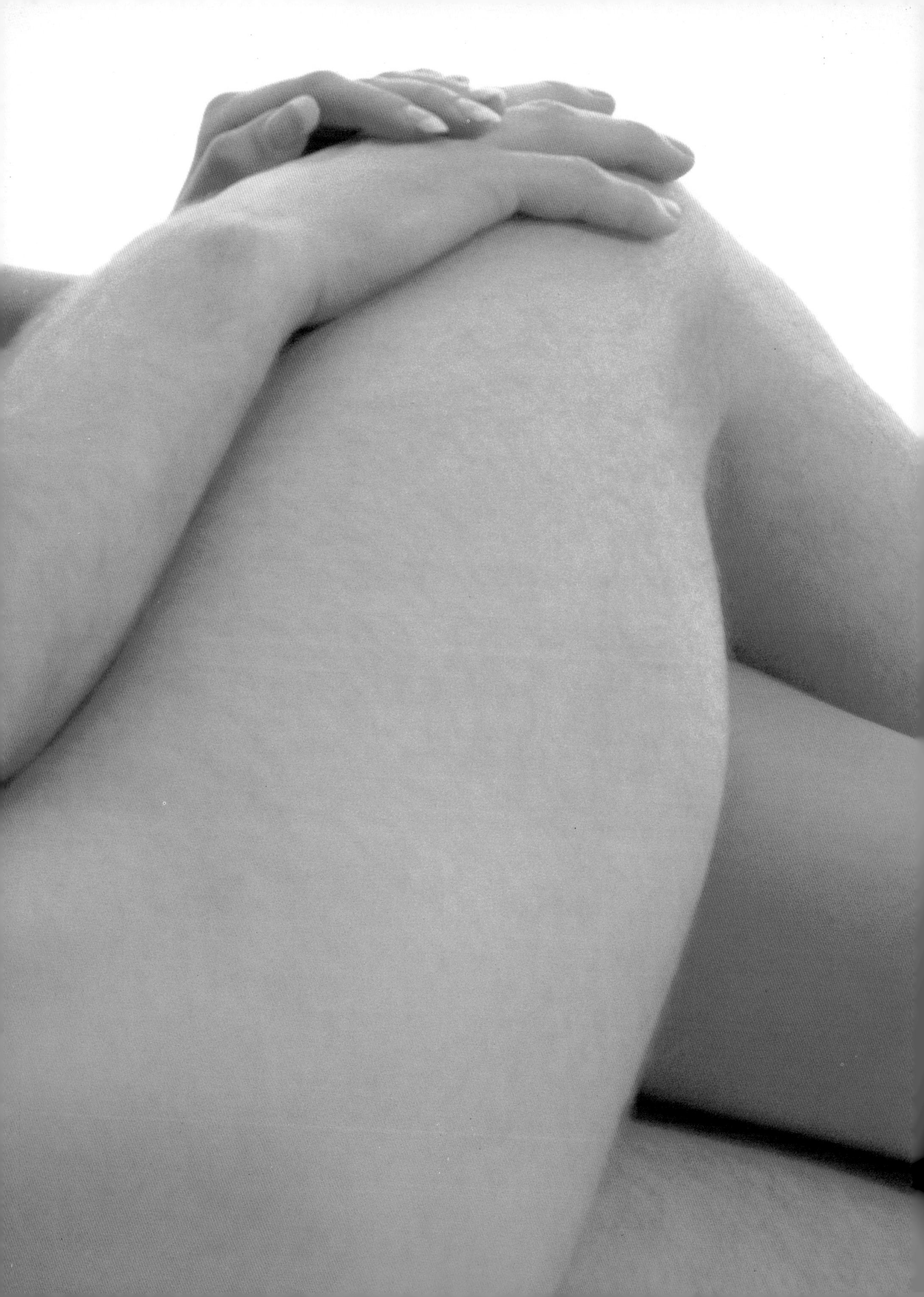

„Führe mich nicht in Versuchung –
ich finde schon selbst den Weg.“

RITA MAE BROWN

5 LIEBES-MASSAGE

SINNLICHE MASSAGEN FÖRDERN DAS VERTRAUEN UND DIE KOMMUNIKATION ZWISCHEN DEN LIEBESPARTNERN. JEDER ERSPÜRT DABEI DIE REAKTIONEN DES ANDEREN UND ENTDECKT, WIE ER IHM ODER IHR AUF SELBSTLOSE UND LIEBEVOLLE WEISE HÖCHSTEN GENUSS VERSCHAFFEN KANN. DER EMPFANGENDE LERNT SICH FALLENZULASSEN UND SICH DEN ZÄRTLICHEN BERÜHRUNGEN SEINES PARTNERS ODER SEINER PARTNERIN GANZ HINZUGEBEN.

Tatsache

Massage, Petting und Sex ohne Penetration können Stresserscheinungen wie Anspannung und Sorgen lindern und dabei helfen, Beziehungsprobleme abzubauen.

RHYTHMISCHES GLEITEN

Streichen Sie mit großflächigen Bewegungen über die Haut und achten Sie auf maximalen Hautkontakt. Verstärken Sie den Druck beim Vorwärtsstreichen und lassen Sie die Hände beim Zurückstreichen nur leicht gleiten.

LIEBEN UND GEBEN

Ein Mann wird entdecken, dass es genauso reizvoll sein kann, seine Partnerin zu massieren, wie selbst massiert zu werden. Er kann dabei ihren Körper erkunden und die Weichheit ihrer Haut entdecken – und ihr gleichzeitig das Gefühl geben, geliebt und verwöhnt zu werden, sodass sie sich innerlich ganz fallenlassen kann. Wichtig ist, dass er auf ihre Reaktionen achtet und mit seinen Händen intuitiv zu jenen Körperregionen wandert, die besonderer Aufmerksamkeit bedürfen. Besonders erregend ist es, wenn Sie als Mann mit eingeölten Fingerspitzen leicht über empfindliche Stellen wie Nacken oder Brustwarzen gleiten. Setzen Sie aber nicht nur Ihre Hände ein, sondern auch Lippen und Zunge. Beim Massieren des Partners kann eine Frau lustvoll seinen Körper erspüren, neue erogene Zonen entdecken und für beide eine entspannte Atmosphäre schaffen. So kann sie ihm jeden Stress einfach wegstreicheln und ihn in eine erotische Stimmung versetzen.

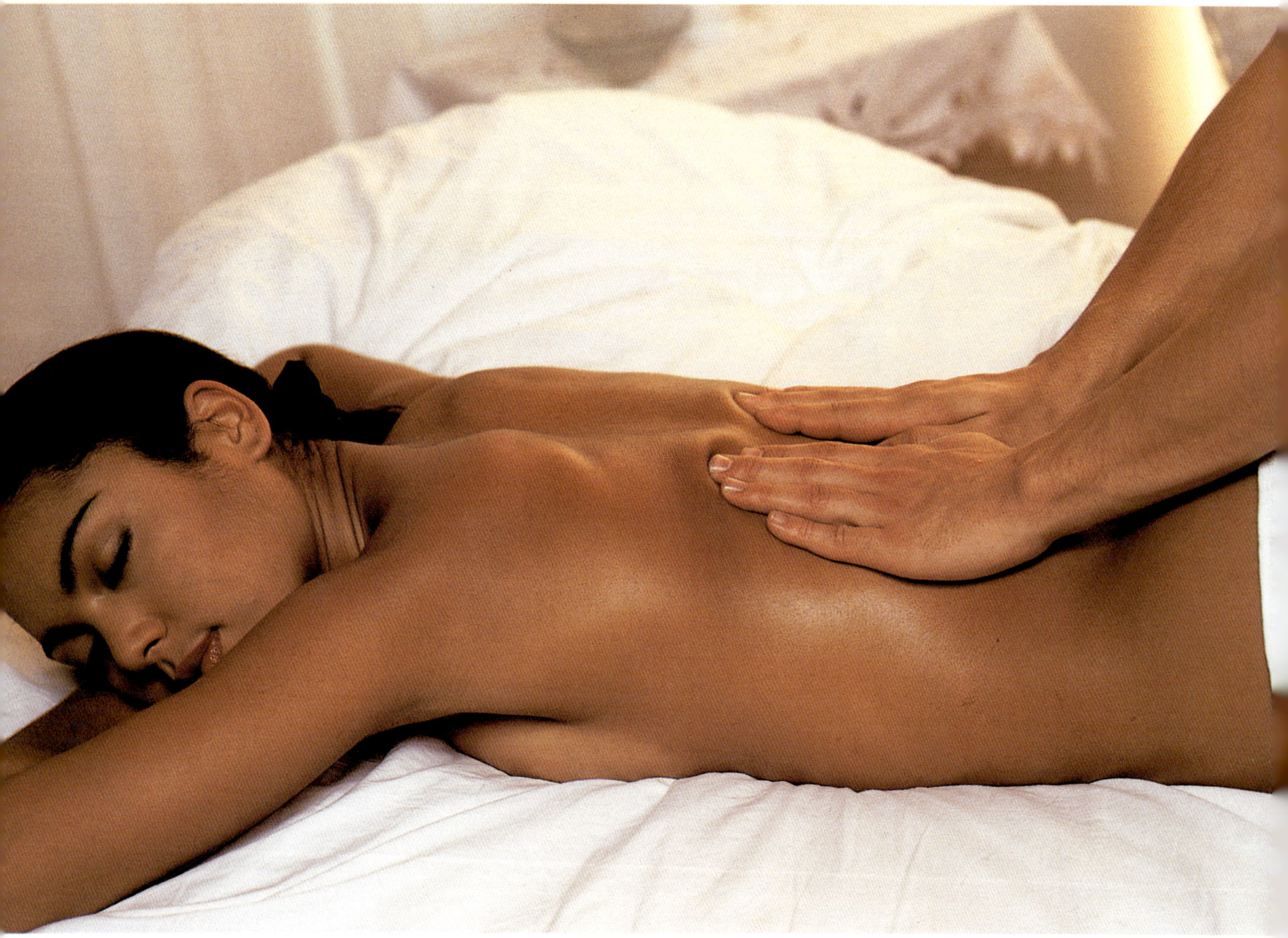

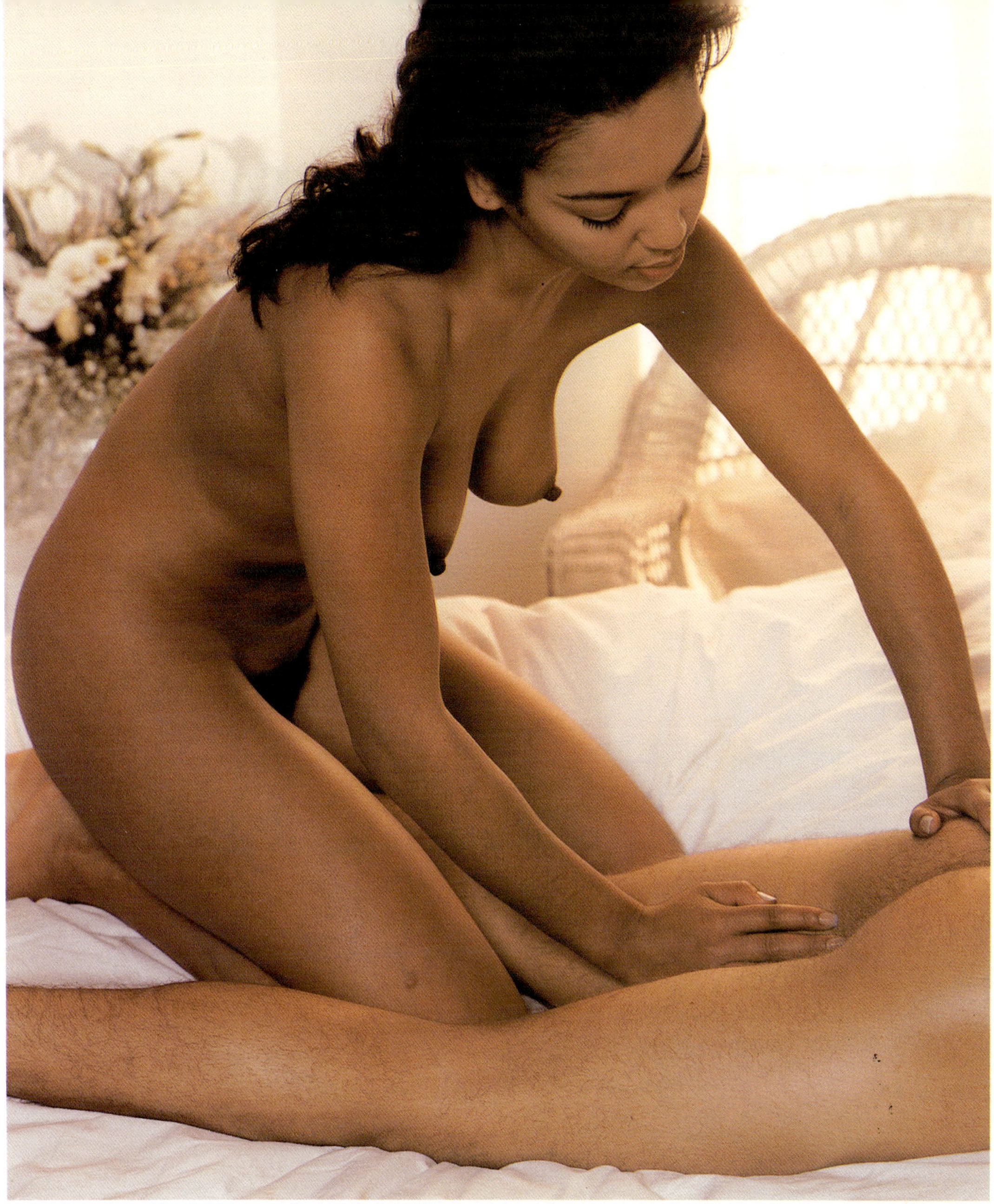

INTIMITÄT SCHAFFEN

Bei einer sinnlichen Massage sollen sich beide Partner ganz ihren Empfindungen hingeben können – sorgen Sie also für ungestörte Ruhe und ein warmes Zimmer und lassen Sie mit gedämpftem Licht, leiser Musik und Duftkerzen eine harmonische Atmosphäre entstehen. Legen Sie Ringe oder anderen Schmuck ab und achten Sie darauf, dass Ihre Nägel nicht scharf sind. Ihr Partner sollte auf einem großen Handtuch auf dem Bett oder einem weichen Teppich liegen, zunächst in Bauchlage. Verwenden Sie stets ein gutes Massageöl (als Wärmeträger), etwa Sonnenblumen-, Traubenkern- oder Mandelöl. Verreiben Sie ein paar Tropfen zwischen den Handflächen und verteilen Sie das Öl dann mit gleitenden Strichen nach und nach auf jedem Körperteil Ihres Partners.

SANFTES DURCHKNETEN

Ergreifen Sie einen Muskelstrang zwischen Daumen und Fingern und drücken Sie ihn sanft zusammen, so als würden Sie Teig kneten.

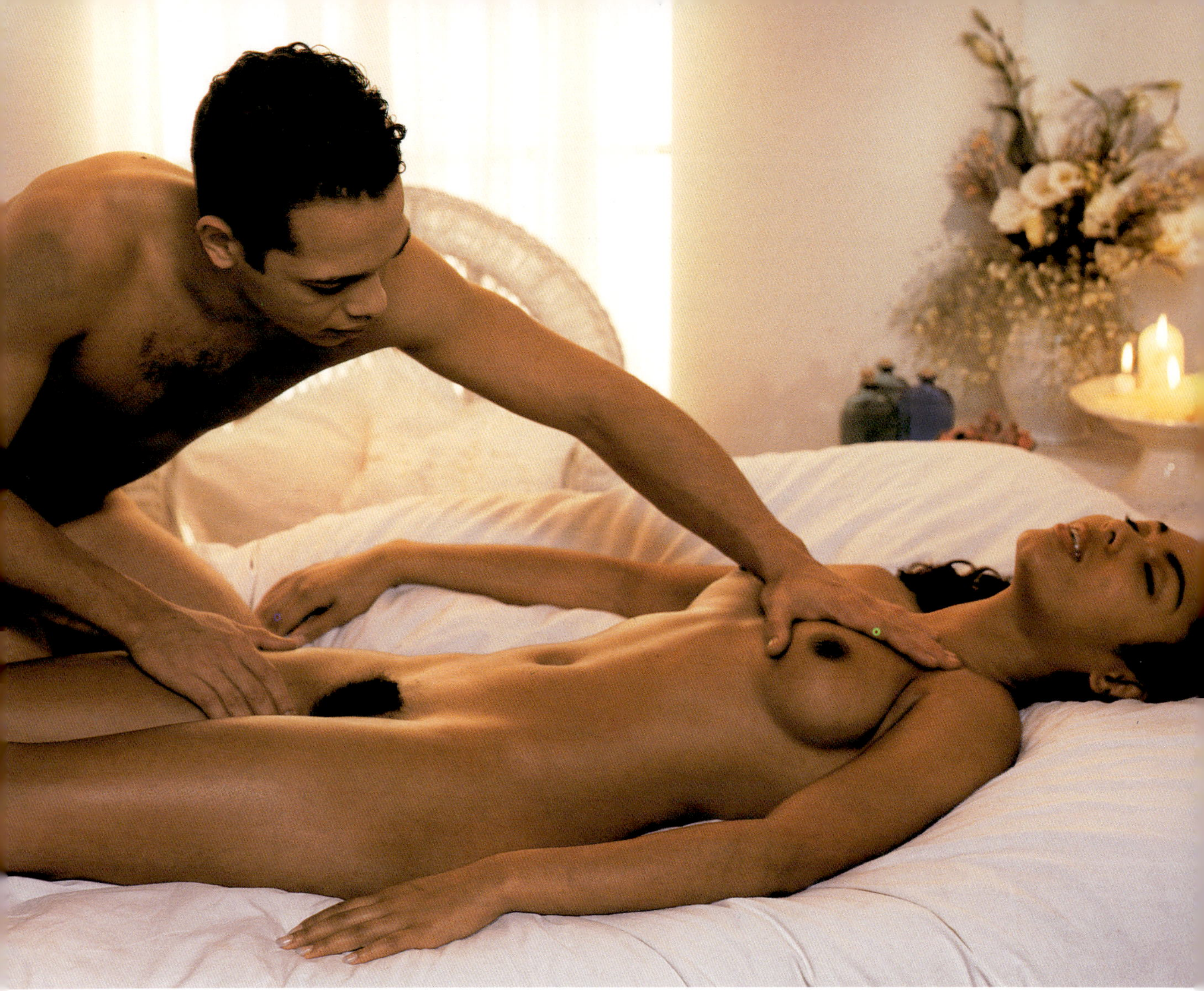

ABWECHSLUNG

Variieren Sie Ihre Massage, indem Sie gelegentlich mit den Daumen kleine Kreise beschreiben und ein andermal die Haut nur mit federleichten Berührungen der Fingerspitzen streicheln.

ENTDECKUNG

ABBILDUNG GEGENÜBER: *Entdecken Sie bei Ihrem Partner neue Stellen, die besonders auf Berührung reagieren – etwa Nacken, Kniekehlen oder Füße.*

LANGSAM BEGINNEN

Es mag verführerisch sein, einen nackten, entspannten Körper vor sich zu haben, aber sparen Sie die sexuell empfindlichsten Stellen aus – zumindest vorerst. Ihr Ziel besteht darin, die Erregung Ihres Partners langsam aufzubauen und die erogensten Zonen erst dann zu stimulieren, wenn die Leidenschaft steigt. Widmen Sie sich zunächst den Schultern und dem Rücken und führen Sie Ihre Hände dann bis zum Gesäß und den Rückseiten der Oberschenkel hinab. Bitten Sie Ihren Partner dann, sich auf den Rücken zu drehen und massieren Sie Arme, Oberkörper, Brust, Bauch, Beine und zum Schluss die Füße.

AROMATHERAPEUTISCHE ÖLE

Um Ihrer Massage ein besonders magisches Flair zu verleihen, können Sie das Massageöl in eine kleine Schale geben und einige Tropfen eines essenziellen Öls zusetzen (erhältlich in Apotheken und Reformhäusern). Da diese

Öle hoch konzentriert sind, dürfen sie nie direkt aufgetragen werden und von den empfindlichsten Körperstellen sollte man sie am besten ganz fernhalten. Lavendel, Rosenholz und Geranium wirken entspannend, süßer Majoran löst verkrampfte Muskeln und Sandelholz entfaltet eine sowohl entspannende, als auch sexuell anregende Wirkung.

Tipp

Wenn Sie nicht mit Öl hantieren möchten, können Sie zum Massieren auch ein seidenweiches Talkumpuder verwenden.

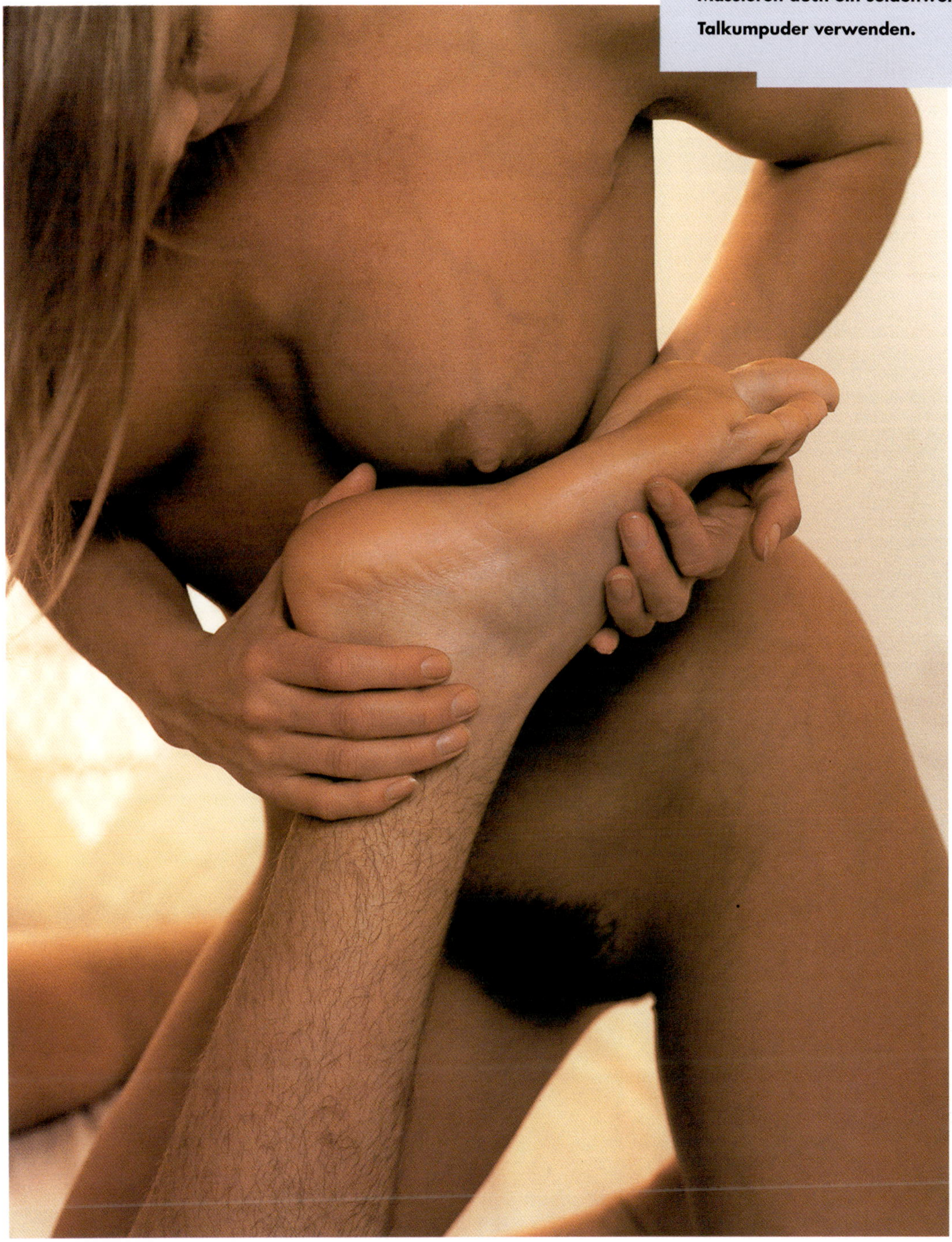

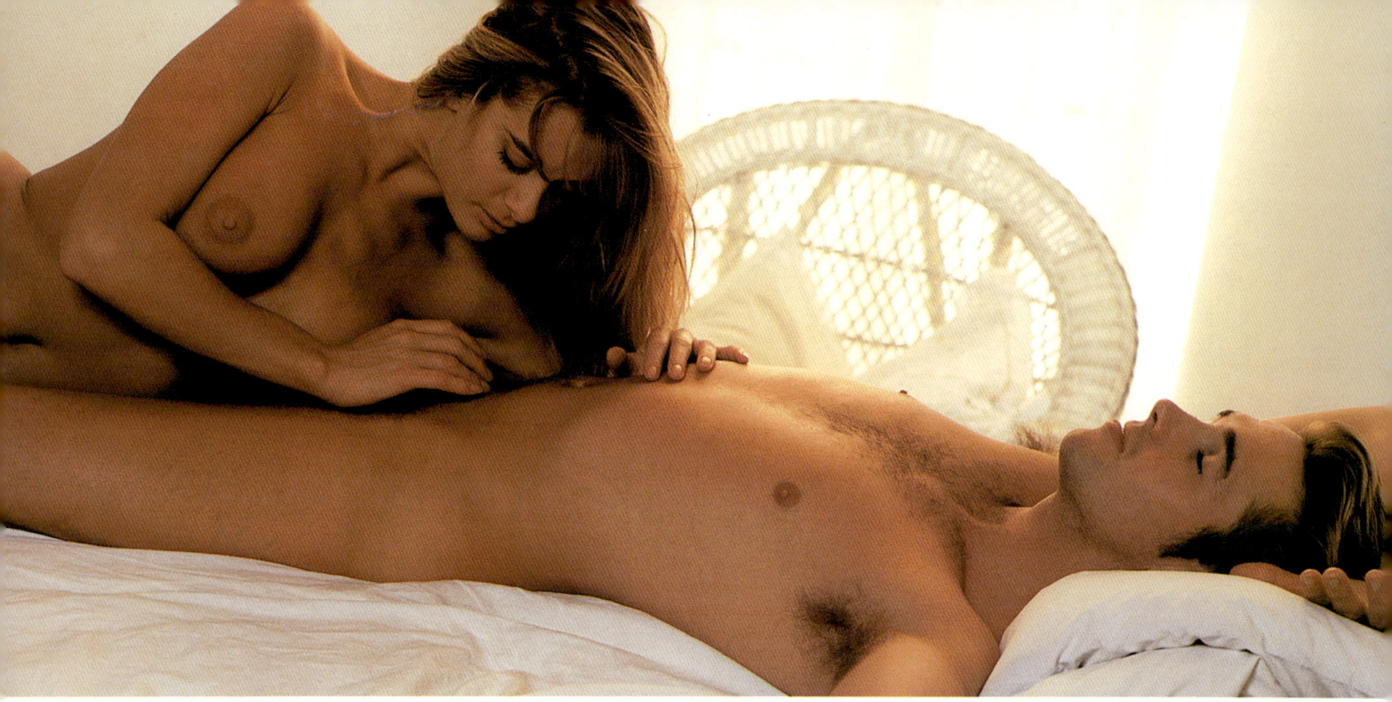

VERFÜHRERISCHE FÜHRUNG

Lassen Sie sich von Ihrem Partner führen und sich sagen, was ihm oder ihr am meisten behagt und üben Sie je nach Wunsch mehr oder weniger Druck aus.

IN KONTAKT BLEIBEN

Lassen Sie immer eine Hand bei Ihrem Partner – wenn Sie mehr Öl auftragen wollen, tröpfeln Sie es einfach auf den Handrücken der Hand, die auf dem Körper Ihres Partners liegt und verreiben Sie es mit der anderen Hand auf seiner Haut.

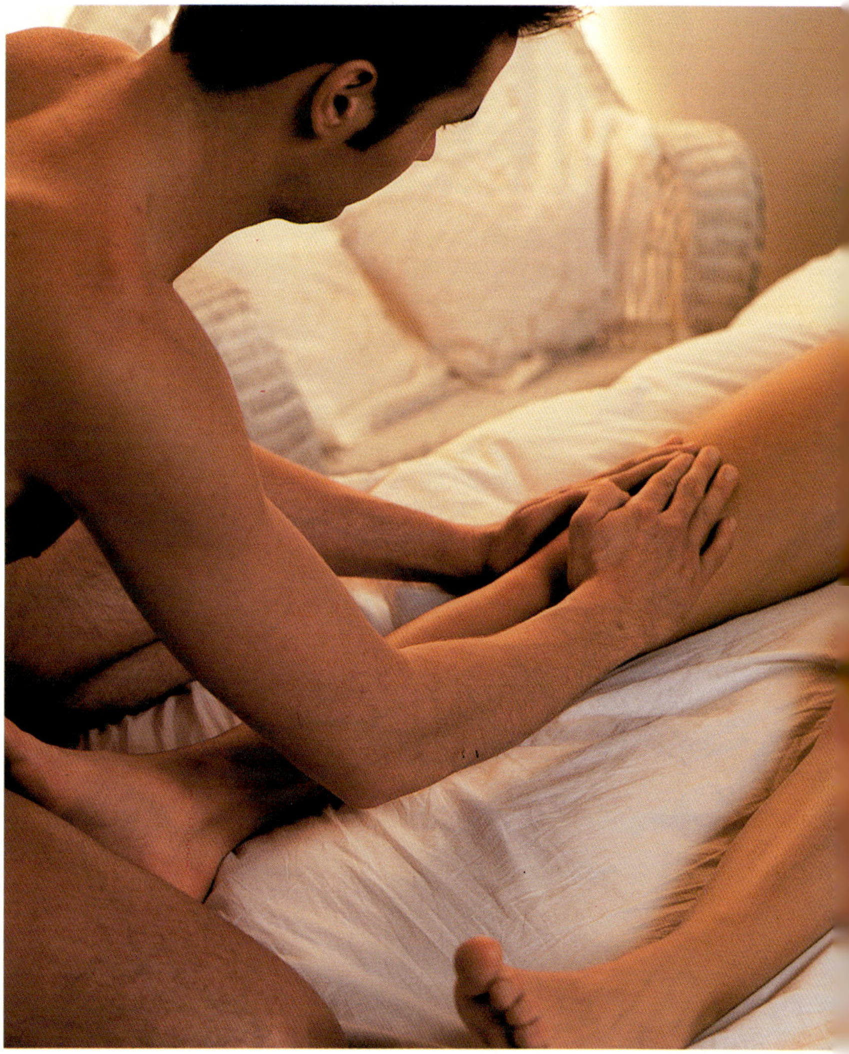

Warnung

Wer schwanger ist, sollte mit essenziellen Ölen vorsichtig sein. Fragen Sie Ihren Arzt, welche Öle Sie gefahrlos verwenden können.

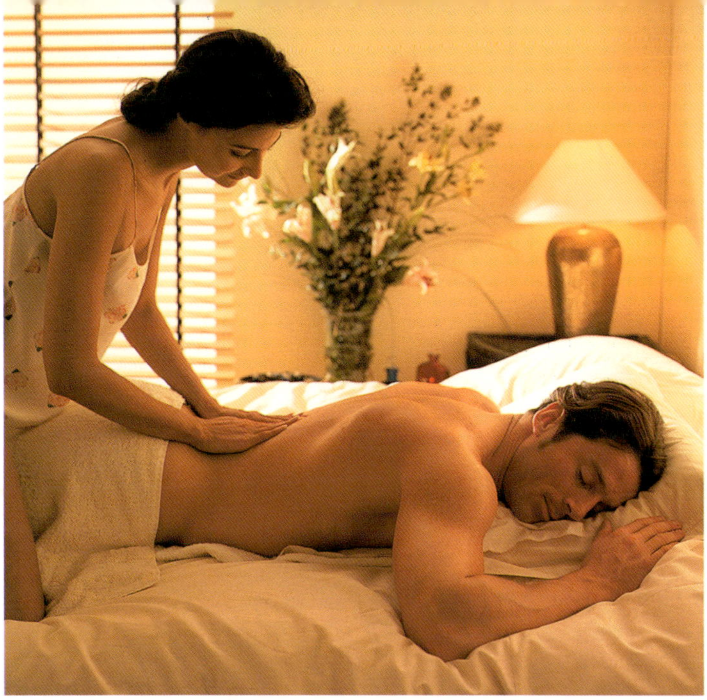

STRESS LINDERN

Verwöhnen Sie Ihren Partner mit einer sanften Massage, wenn er angespannt ist, sich Sorgen macht oder schlicht für Sex zu müde ist. Der sinnliche Körperkontakt bietet eine emotional befriedigende Alternative zum Liebesakt und fördert das Vertrauen und die Intimität zwischen Ihnen.

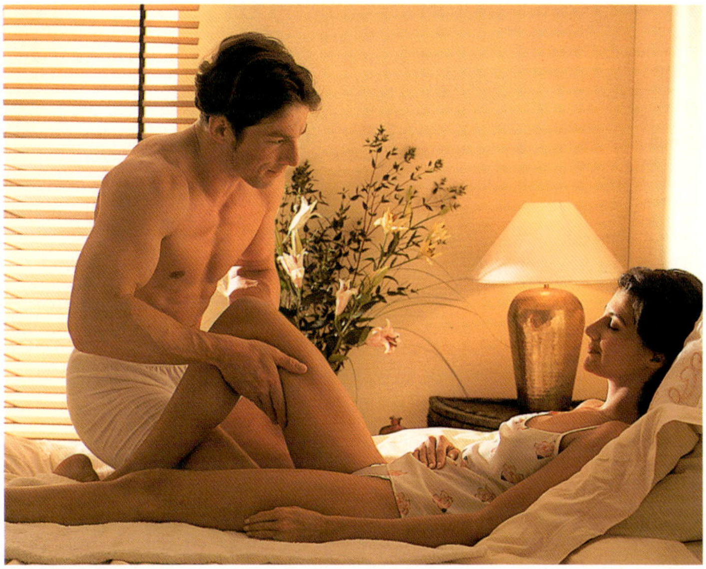

ANSPANNUNGEN ABBAUEN

Massieren Sie Muskelbereiche mit sanft knetenden und drückenden Bewegungen – besonders dort, wo Sie verspannte und verhärtete Stellen erspüren. Gehen Sie dabei aber nicht zu energisch vor, denn Ihr Ziel ist ja in erster Linie Entspannung und sexuelle Erregung auf die sanfte Art.

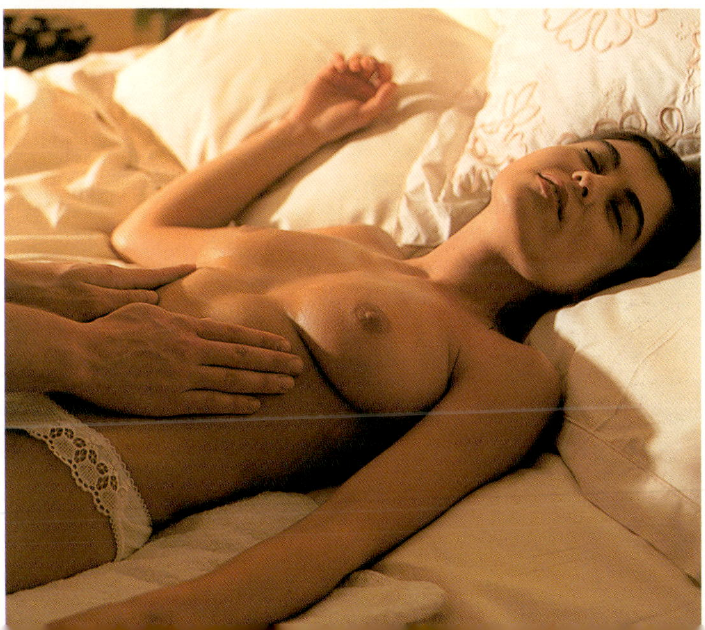

DRUCK VARIIEREN

Beim Massieren der einzelnen Körperbereiche sollten Sie zunächst mit leichten Streichungen beginnen und dabei Ihre Hände den Körperkonturen anpassen und den Druck allmählich verstärken. Verringern Sie dann den Druck wieder etwas und gleiten Sie zur nächsten Stelle.

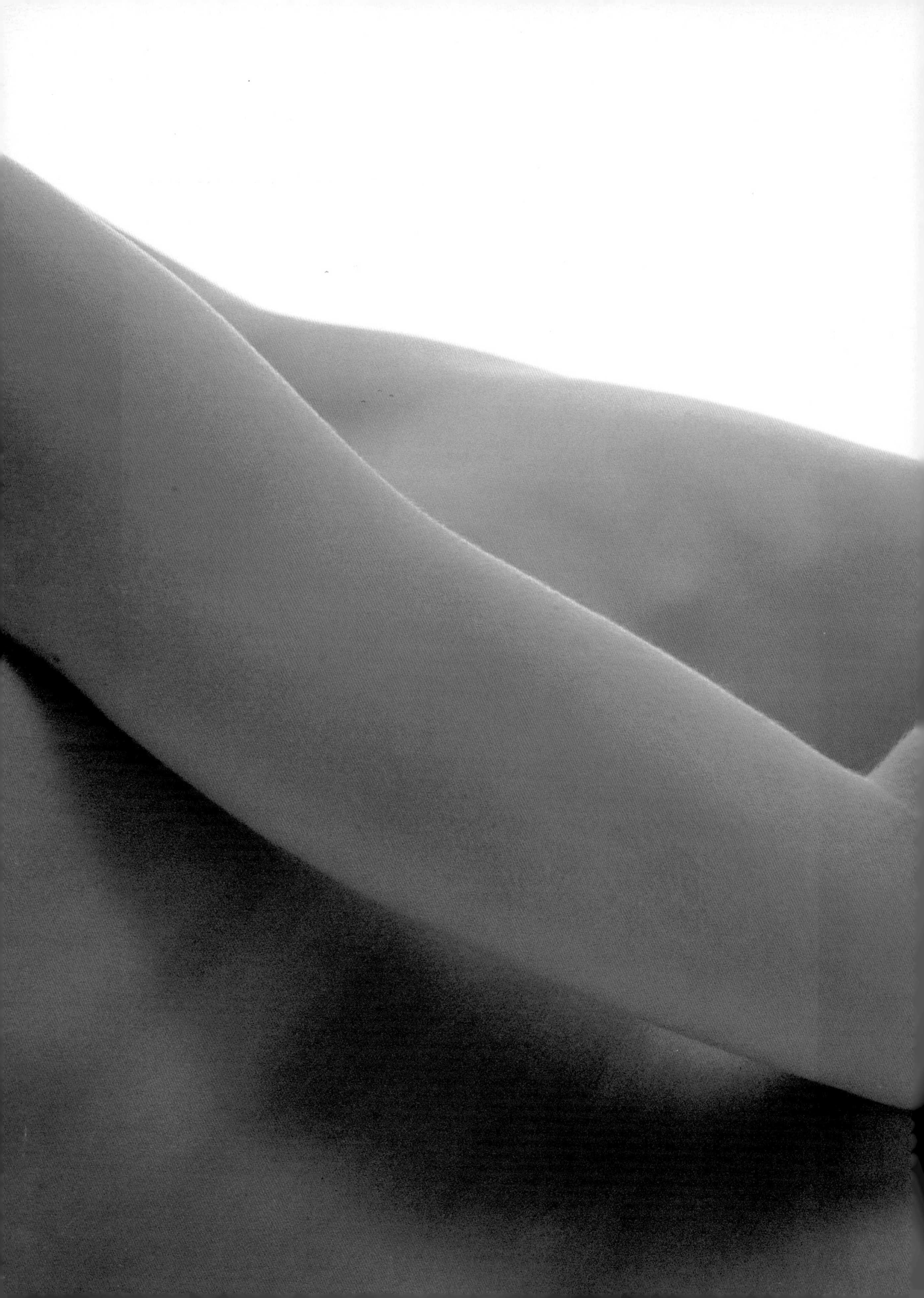

„Lass meine Hände schweifen, sag nicht nein –

hinauf, hinab, hinüber, zwischendrein.“

JOHN DONNE

6

SPASS AM VORSPIEL

DAS VORSPIEL IST EIN WICHTIGES STADIUM, JEDES PAAR SOLLTE SICH DAFÜR IMMER VIEL ZEIT NEHMEN – DIE MEISTEN FRAUEN FINDEN ERST NACH LANGSAMER, AUSGIEBIGER STIMULIERUNG ECHTE SEXUELLE ERFÜLLUNG. DIE ZEIT, DIE DIE LIEBESPARTNER AUF EIN SENSIBLES VORSPIEL VERWENDEN, KANN FÜR BEIDE EIN LUSTGEWINN SEIN UND DAS BAND DER LIEBE UND VERTRAUTHEIT ZWISCHEN IHNEN FESTIGEN.

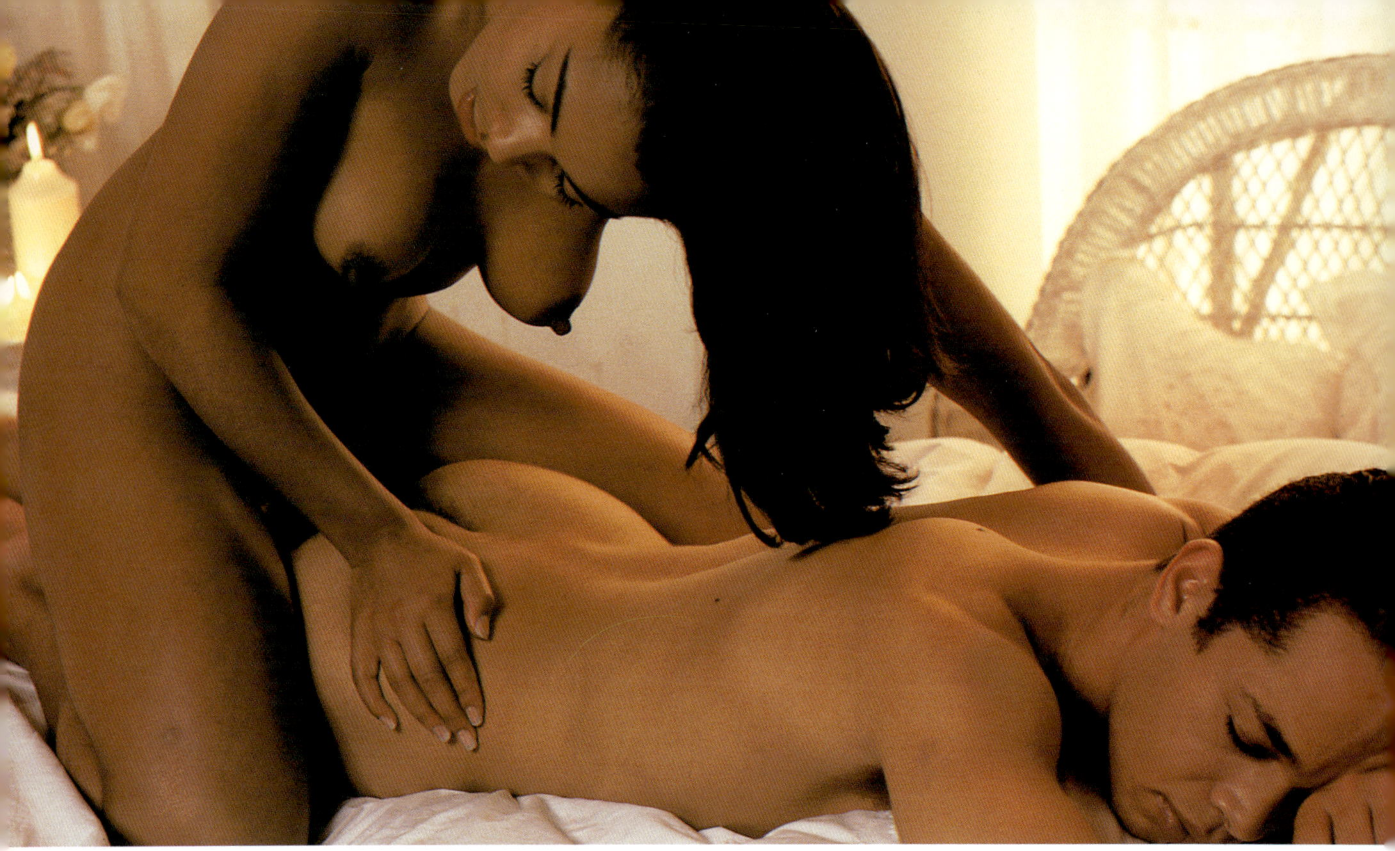

PRICKELNDE REIZE

Wandern Sie mit den Fingern über den Körper Ihres Partners, um ihn liebevoll zu berühren, zu drücken und zu streicheln. Mit der Zunge und den Lippen können Sie jeden Körperteil lecken oder saugen und mit der Nasenspitze, den Brustwarzen oder den Zehen neckisch berühren und kitzeln. Besonders stimulierend wirken auch zarte Berührungen mit einer Feder, einem Stück Seide oder sanftes Einreiben mit etwas Massageöl.

KNABBERSPASS

Spielerisches Beißen und Knabbern kann höchst erotisch sein, seien Sie aber dabei immer sanft und versuchen Sie keine Knutschflecken zu hinterlassen. Die berührungsempfindlichsten Körperstellen wie Brustwarzen, Klitoris, Schamlippen, Penis und Hodensack sollten Sie dabei meiden (oder zumindest nicht beißen).

LIEBEVOLLE STIMULIERUNG

Viele Frauen beklagen sich, dass ihre Partner sich nie die Zeit nehmen zu erforschen, was sie eigentlich auf Touren bringt – hierzu bietet das Vorspiel jedoch die ideale Gelegenheit. Zum Vorspiel gehören Küssen, Schmusen, Streicheln und gegenseitiges Berühren und Liebkosen. Dabei lassen sich die erotisch reaktionsstärksten Körperstellen des Partners entdecken – und wie man sie am besten stimuliert. Die Frau sollte ihrem Partner sagen, was sie mag und was nicht, und ihn zum Experimentieren ermuntern. Wenn der Mann seiner Partnerin zuhört und auf ihre Bedürfnisse eingeht, wird auch er den Sex noch mehr genießen. Und er vermittelt ihr dabei das Gefühl, dass er ihren Körper liebt und es schön findet, wie er sich anfühlt.

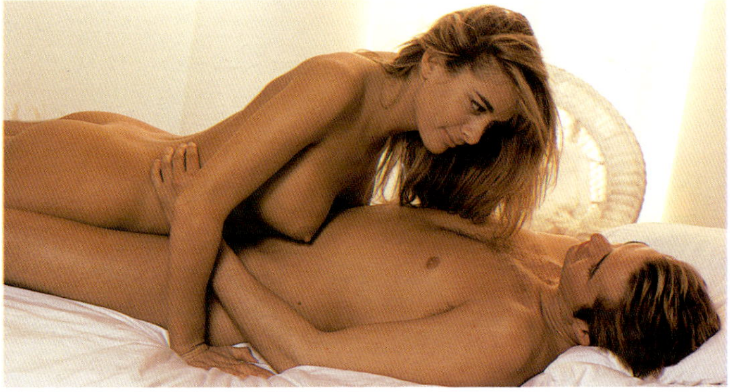

DAS LUSTPRINZIP

Versuchen Sie Ihrem Partner angenehme und lustvolle Gefühle zu bereiten und lassen Sie dabei Ihrer Fantasie freien Lauf. Da es in erster Linie darum geht, Begehren und Erwartung langsam aufzubauen, sollten Sie den Genitalbereich zunächst außen vor lassen. Der weibliche Körper besitzt überall erogene Zonen, von denen jede auf zarte Berührungen reagieren kann. Der Körper eines Mannes ist in dieser Hinsicht nicht so reich ausgestattet, aber die meisten empfinden es als angenehm erotisch, an der Brust, am Rücken, am Gesäß und vor allem im Bereich des Damms gestreichelt zu werden. Das Vorspiel ist oft der Auftakt zum Geschlechtsverkehr, muss aber nicht zwangsläufig dazu führen.

BERÜHREN UND ERFORSCHEN

UNTEN LINKS: *Erkunden Sie den Körper Ihres Partners und entdecken Sie dabei neue Lust spendende Stellen. Stimulieren Sie ausgiebig Hals und Nacken, den Bauch, die Oberschenkel, die Kniekehlen und die Waden, bevor Sie sich dem Gesäß, den Brüsten, den Brustwarzen und den Schenkelinnenseiten zuwenden.*

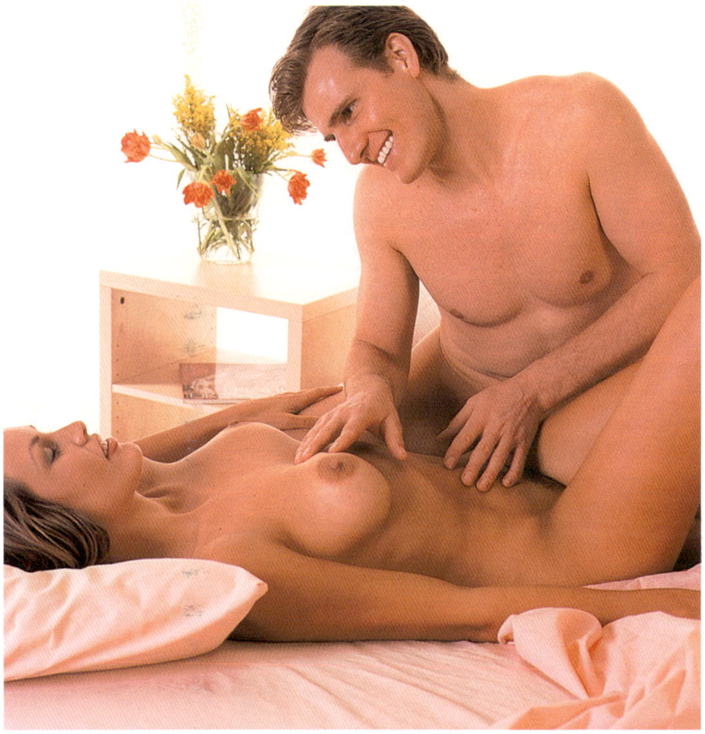

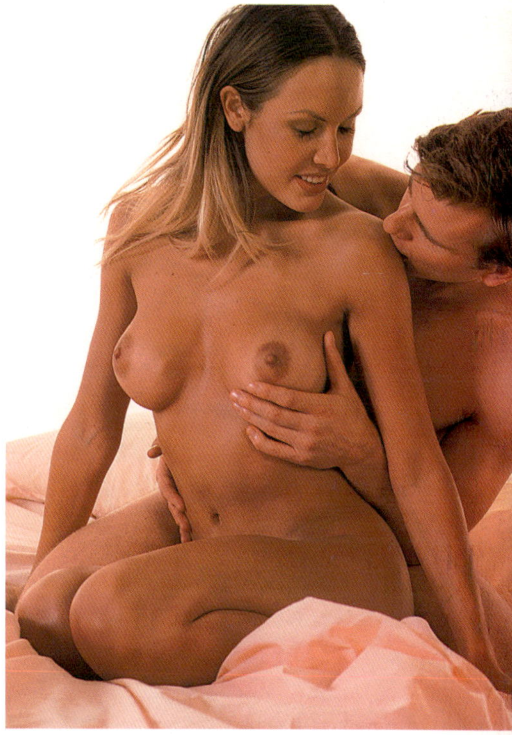

SELBSTVERGNÜGEN

Frauen finden oft, dass Männer beim Berühren des weiblichen Körpers nicht genügend Feingefühl walten lassen, während viele Männer die Berührung von Frauen als zu zaghaft empfinden. Eine Möglichkeit herauszufinden, wie kräftig Ihr Partner angefasst werden möchte, ist, dabei zuzusehen, wie er oder sie sich selbst streichelt. Das ist außerdem höchst erregend, und es wird nicht lange dauern, bis man sich aktiv daran beteiligt. Ausgehend vom Streicheln des eigenen Körpers können Sie zum gegenseitigen Liebkosen übergehen, bis Sie zum Höhepunkt kommen oder für den Liebesakt eine andere Stellung einnehmen.

ZARTE BERÜHRUNG

OBEN: *Führen Sie Ihren Partnern zu den Stellen, an denen Sie berührt werden möchten. Ermutigen Sie ihn mit Worten und Lauten und lassen Sie ihn wissen, wie sehr er Sie erregt.*

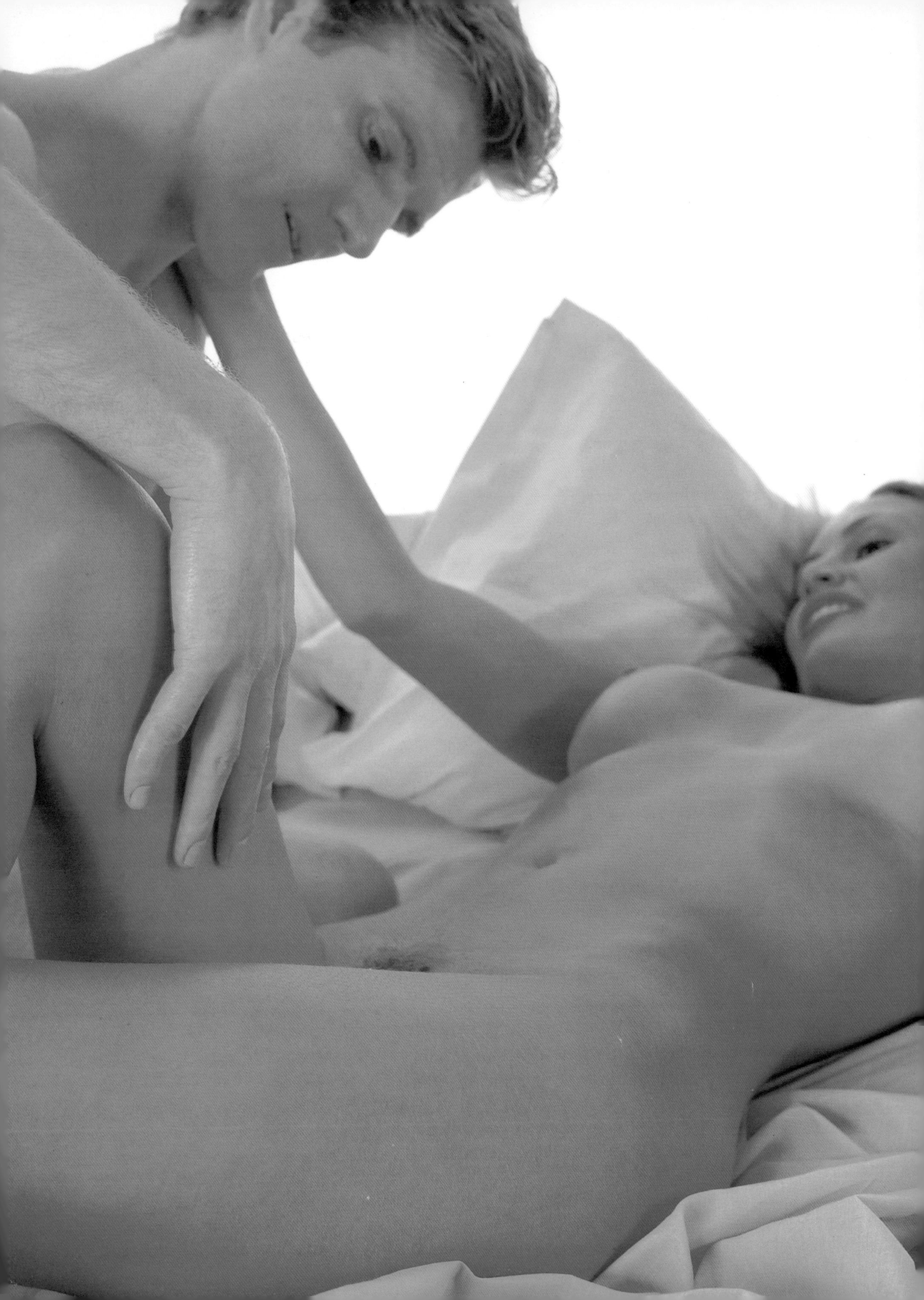

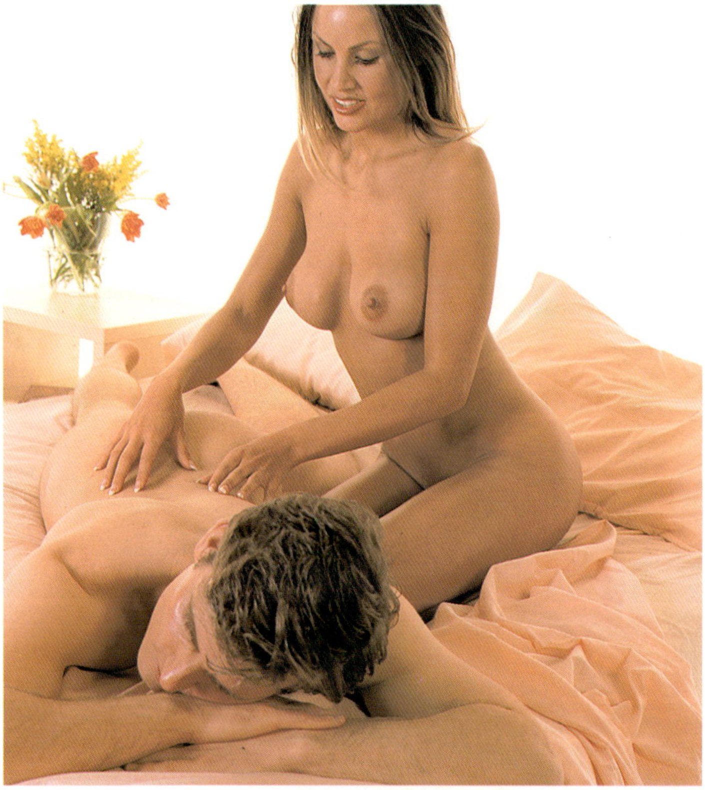

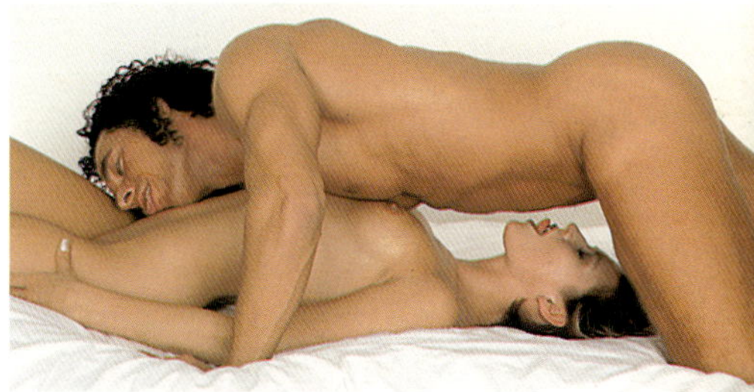

GENUSS ZU ZWEIT

OBEN: *Das Vorspiel ist der ideale Zeitpunkt, um die unterschiedlichsten Empfindungen zu erforschen, bevor die Leidenschaft die Oberhand gewinnt. Die Haut im Bauchbereich ist sehr berührungsempfänglich und reagiert auf zarte Zungenbewegungen besonders sensibel.*

SINNLICHE EXPEDITION

LINKS: *Die liebevollen Berührungen beim Petting hilft dem Mann dabei, seinen erotischen Erfahrungshorizont zu erweitern und lehrt ihn, seine sexuellen Gefühle zu kontrollieren und auf seine Partnerin abzustimmen.*

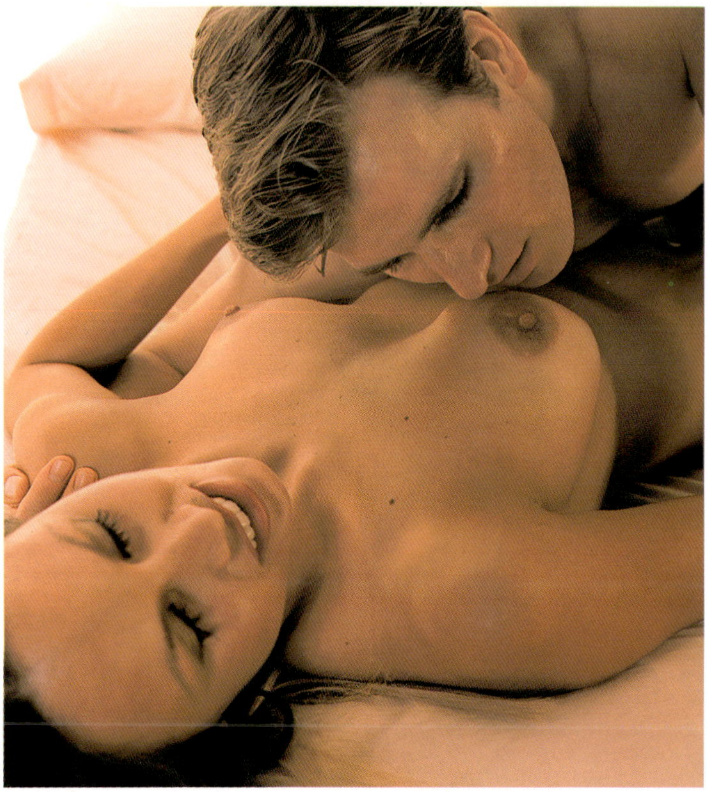

SPASS BEIM PETTING

LINKS UND GEGENÜBER: *Die meisten Frauen brauchen sowohl emotionale, als auch körperliche Stimulation, weswegen das Petting eine wichtige Rolle spielt. Mit sanften Liebkosungen können die Partner ihre gegenseitige Liebe und Vertrautheit ausdrücken und einander zeigen, wie sehr sie den Körper des anderen genießen.*

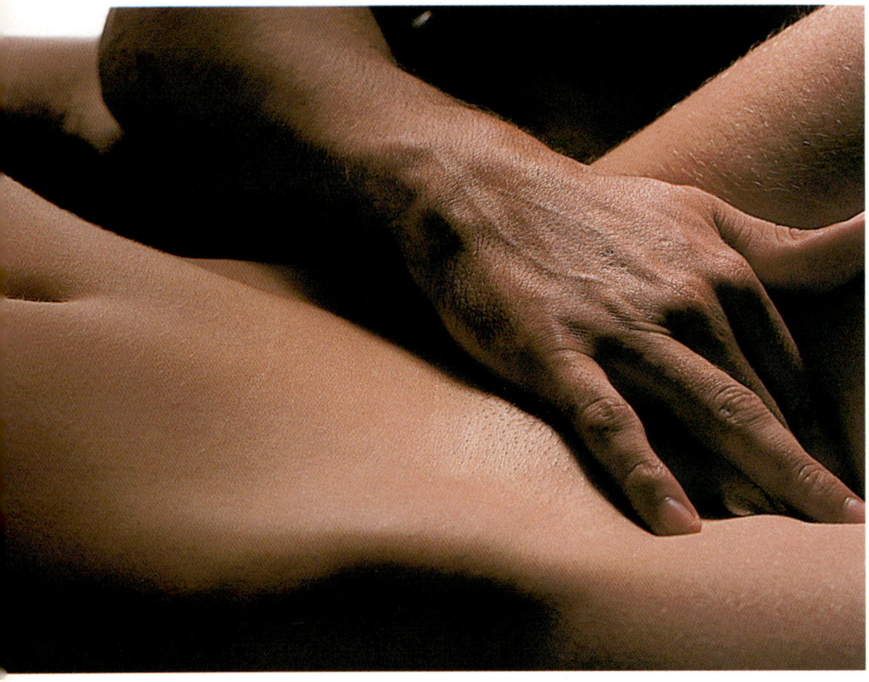

ÜBUNG MACHT DEN MEISTER

Nachdem Sie gesehen haben, wie Ihr Partner am liebsten stimuliert werden möchte, übernehmen Sie selbst die Berührung. Beginnen Sie ohne Hast und dehnen Sie den Genuss so lange wie möglich aus.

GEGENSEITIGES MASTURBIEREN

RECHTS: *Einander lustvolle Gefühle zu bereiten, schafft intensive Momente der Zweisamkeit und Intimität, die Sie beide als Paar noch stärker miteinander verbindet und Ihre Beziehung vertieft.*

Ihre Partnerin stimulieren

Versuchen Sie den Druck und die Bewegungen Ihrer Finger zu variieren und konzentrieren Sie sich nicht nur auf eine einzige Stelle ihres Genitalbereichs. Lassen Sie sich von Ihrer Partnerin führen und variieren Sie Ihre stimulierenden Bewegungen nach ihrer Reaktion. Zum Beispiel:

- **Nehmen Sie die großen Schamlippen sanft zwischen Daumen und Finger und reiben Sie sie dann mit leichtem Druck auf und ab.**
- **Üben Sie mit den Fingern oder der Handfläche Druck auf den Schamhügel und die Klitoris aus und wechseln Sie dann zwischen kreisförmigen und vibrierenden Auf- und Abbewegungen.**
- **Wenn Ihre Partnerin feucht ist, führen Sie einen Finger in ihre Scheide ein und bewegen Sie ihn sanft vor und zurück, während Sie mit den Knöcheln der übrigen Finger gegen den Klitorisbereich drücken.**
- **Führen Sie einen Finger in die Scheide ein und reiben Sie die vordere Innenwand (versuchen Sie dort ihren G-Punkt zu finden, siehe Seite 11), während Sie mit dem Daumen oder der Handfläche gleichzeitig die Klitoris stimulieren – oder versuchen, mit den Fingern sanft ihren Afterbereich zu berühren.**
- **Behalten Sie Ihre stimulierenden Bewegungen bei, bis sie zum Höhepunkt gelangt (Sie merken das daran, dass sich ihre Muskeln anspannen und sich die Scheide rhythmisch zusammenzieht) und noch darüber hinaus, bis sie sich entspannt und ihr Orgasmus vorüber ist.**

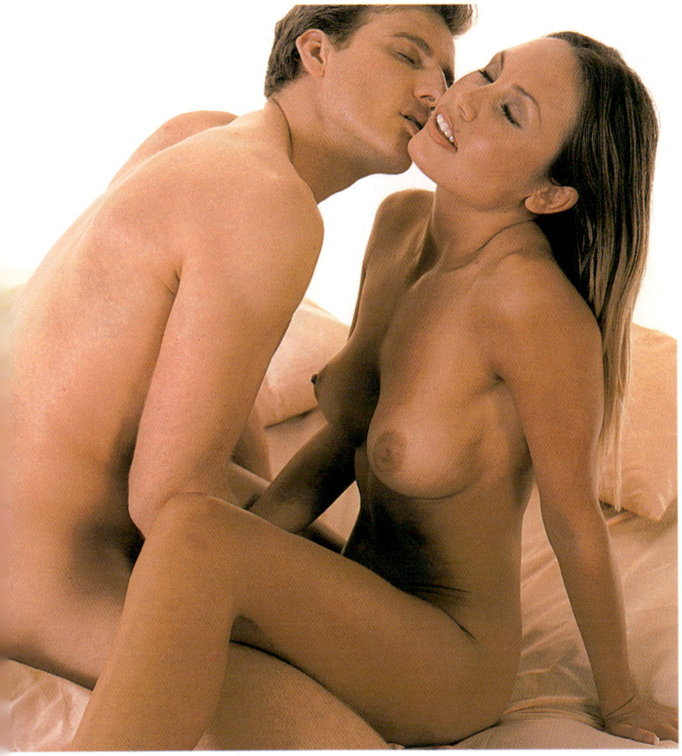

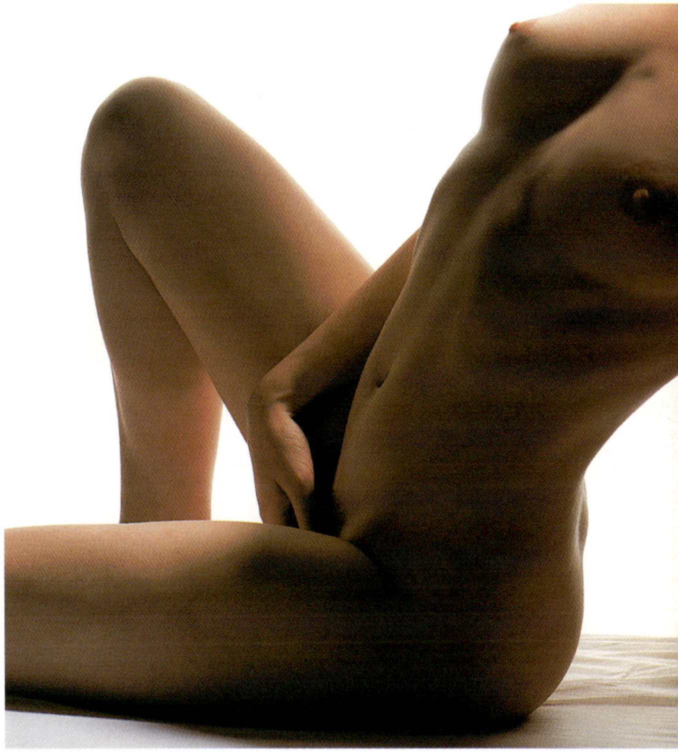

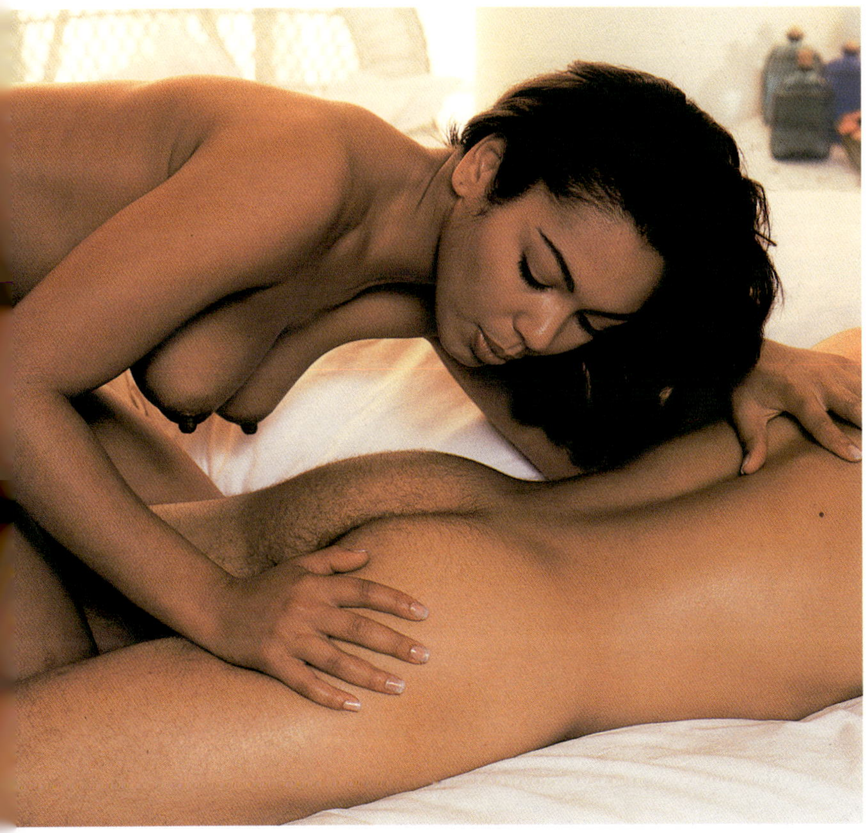

EIGENSTIMULATION

Berühren Sie sich selbst, um Ihrem Partner zu zeigen, wie Sie stimuliert werden möchten. Es wird ihn auf Touren bringen und helfen, eventuelle Hemmungen abzubauen.

HEISSE LUFT

Wenn Sie die Haut Ihres Partners mit der Zunge befeuchten und dann sanft darüberblasen, kann das eine elektrisierende Wirkung hervorrufen, die ihn regelrecht in Ekstase versetzt.

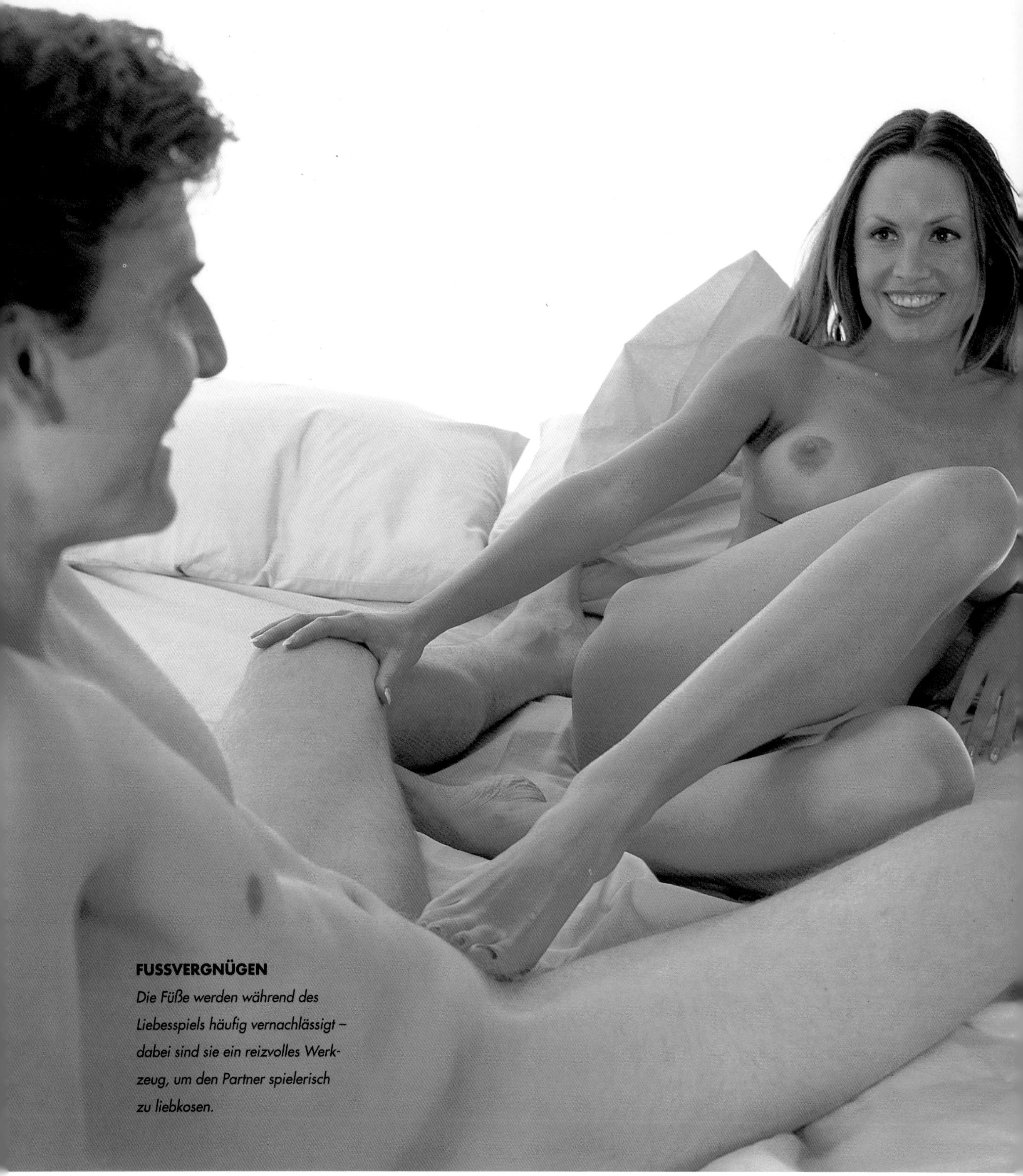

FUSSVERGNÜGEN

Die Füße werden während des Liebesspiels häufig vernachlässigt – dabei sind sie ein reizvolles Werkzeug, um den Partner spielerisch zu liebkosen.

BUSENFREUNDE

Setzen Sie Ihren Körper erfinderisch ein, um ihren Partner zu erregen. Pressen Sie beispielsweise seinen Penis zwischen Ihre Brüste, während Sie ihm feuchte Küsse auf den Bauch drücken.

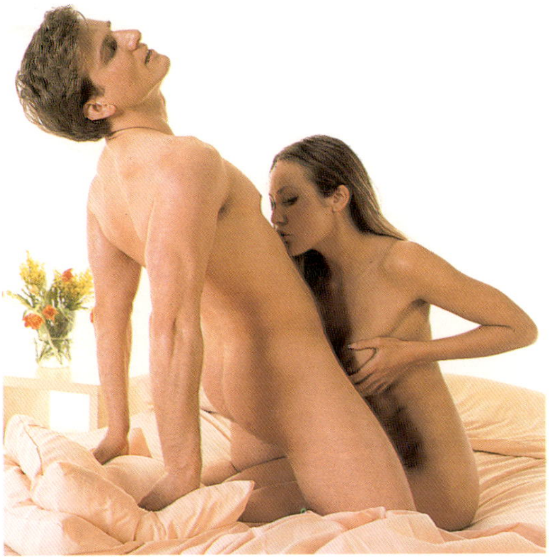

EIGENSTIMULATION

Auch für Frauen kann der Anblick des Partners, der sich selbst stimuliert, höchst erregend sein – und natürlich auch lehrreich.

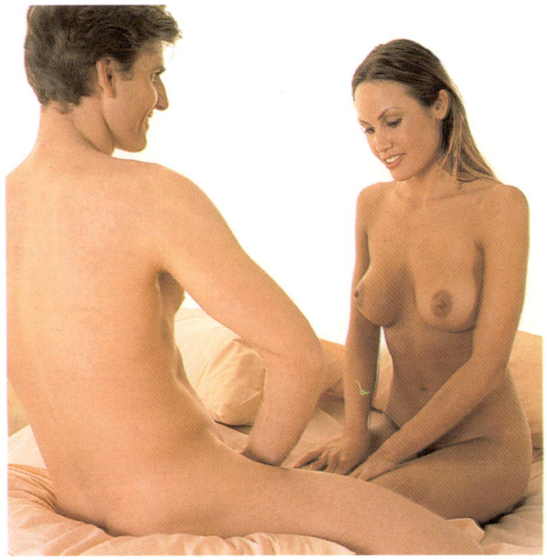

Ihren Partner stimulieren

Ihr Partner wird Ihre Berührung genießen, obwohl er Ihre Hand anfangs vielleicht noch führen möchte, um Ihnen zu zeigen, wie er es gerne hätte. Probieren Sie verschiedene Methoden aus.

- **Umfassen Sie seinen Penis knapp unter der Eichel mit Daumen und Zeigefinger und bewegen Sie die Hand am Penisschaft hinauf und hinunter, während Sie mit der anderen Hand seine Hoden streicheln und sanft drücken.**
- **Drücken Sie die Penisspitze und reiben Sie dabei mit einem Finger über das Vorhautbändchen (Frenulum).**
- **Wenn Ihr Partner unbeschnitten ist, reiben und drücken Sie die Vorhaut über der Eichel. Wenn er beschnitten ist, streicheln Sie sanft über und rings um die Eichel.**
- **Halten Sie den Penisschaft fest zwischen Daumen und Zeigefinger und bewegen Sie Ihre Hand rhythmisch auf und ab, anfangs mit langsamen, gemächlichen Bewegungen. Steigern Sie dann allmählich Druck und Tempo. Um die Stimulierung zu verstärken, streicheln Sie die Penisspitze. Während seines Höhepunktes ist die Eichel hoch sensibel, sodass Sie mit Ihrer Hand etwas näher zur Peniswurzel gleiten sollten, bis er ejakuliert hat.**

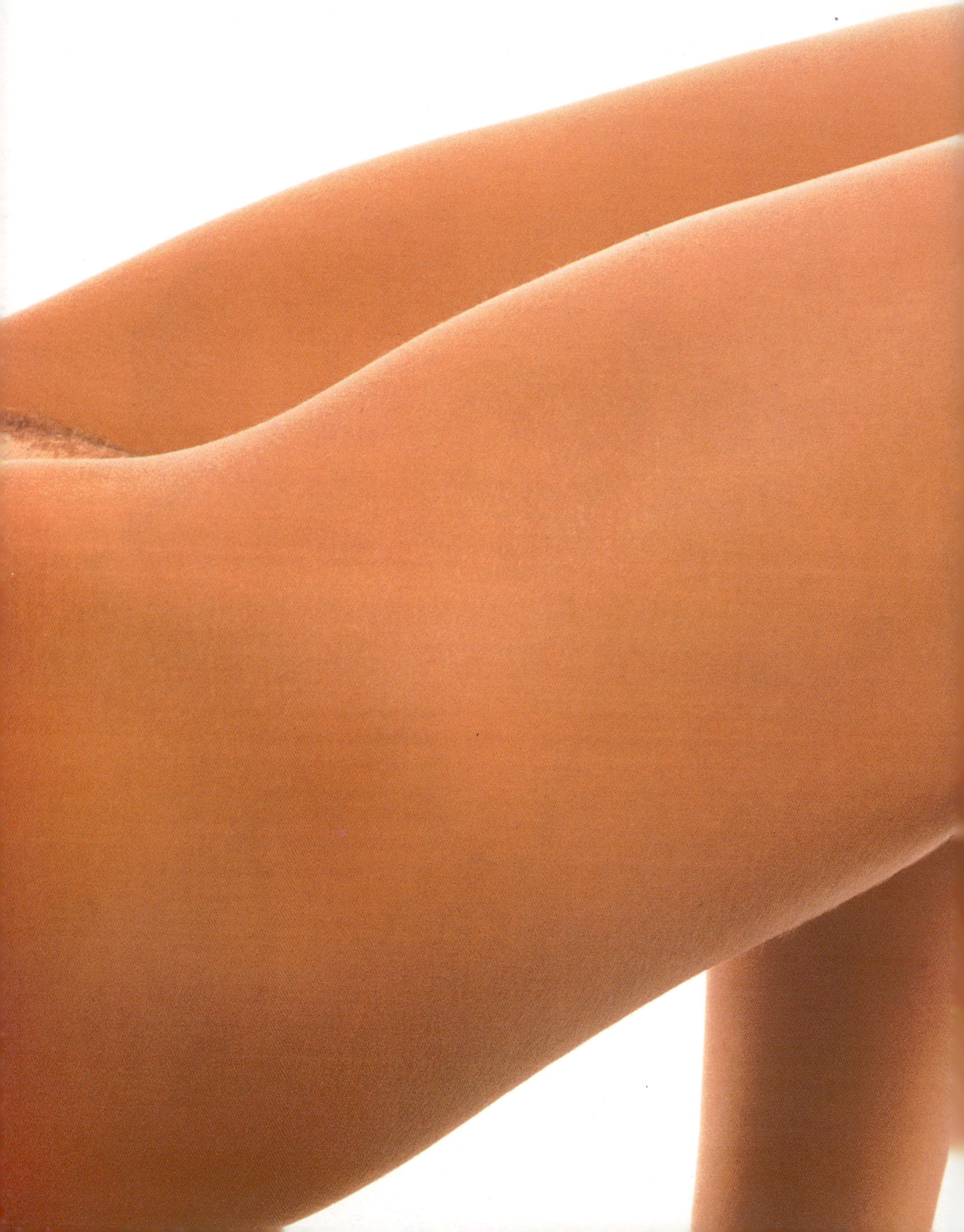

„Würden Sie gern sündigen mit Elinor Bell
auf einem Tigerfell?
Oder amüsieren Sie sich lieber auf allen vieren
auf dem Fell von anderen Tieren?“

ANONYM

7 WAHRE LIPPEN-BEKENNTNISSE

FÜR VIELE PAARE IST ORALVERKEHR – DIE STIMULIERUNG DER GENITALIEN DES PARTNERS MIT ZUNGE UND LIPPEN – DIE HÖCHSTE DIMENSION DES SEXUELLEN ERLEBENS. DER GEBENDE GENIESST DABEI DEN EROTISCHEN ANBLICK, DEN GERUCH UND DIE BERÜHRUNG DER GESCHLECHTSTEILE SEINES PARTNERS, WÄHREND SICH DER EMPFANGENDE EINFACH ZURÜCKLEHNEN KANN UND INS PARADIES DER LUST ENTFÜHRT WIRD.

ORALE STIMULATION FÜR SIE

Die orale Stimulation der weiblichen Genitalien wird als Cunnilingus bezeichnet (lat. cunnus „weiblicher Geschlechtsteil" und lingua „Zunge"). Er ist für die Frau das intimste erotische Vergnügen und wird als ungeheuer erregend empfunden – viele Frauen erreichen auf diese Weise leicht mehrere Orgasmen hintereinander. Für den Mann kann die orale Stimulierung der Frau fast genauso lustvoll sein wie selbst genital stimuliert zu werden, er sollte sich also Zeit nehmen. Wenn die Frau ihre Schenkel weit spreizt, ist ihre Vulva für Mund und Zunge leicht erreichbar. Da der Genitalbereich die sensibelste Stelle ihres Körpers ist, sollte er sich zunächst anderen Bereichen zuwenden – beispielsweise den Innenseiten ihrer Schenkel – bevor er sich der Vulva nähert.

MAGISCHE MUNDSPIELE

Bei der einfachsten Position für einen Cunnilingus liegt die Frau auf dem Bett und stellt die Beine gespreizt auf dem Boden auf, während der Mann vor ihr kniet.

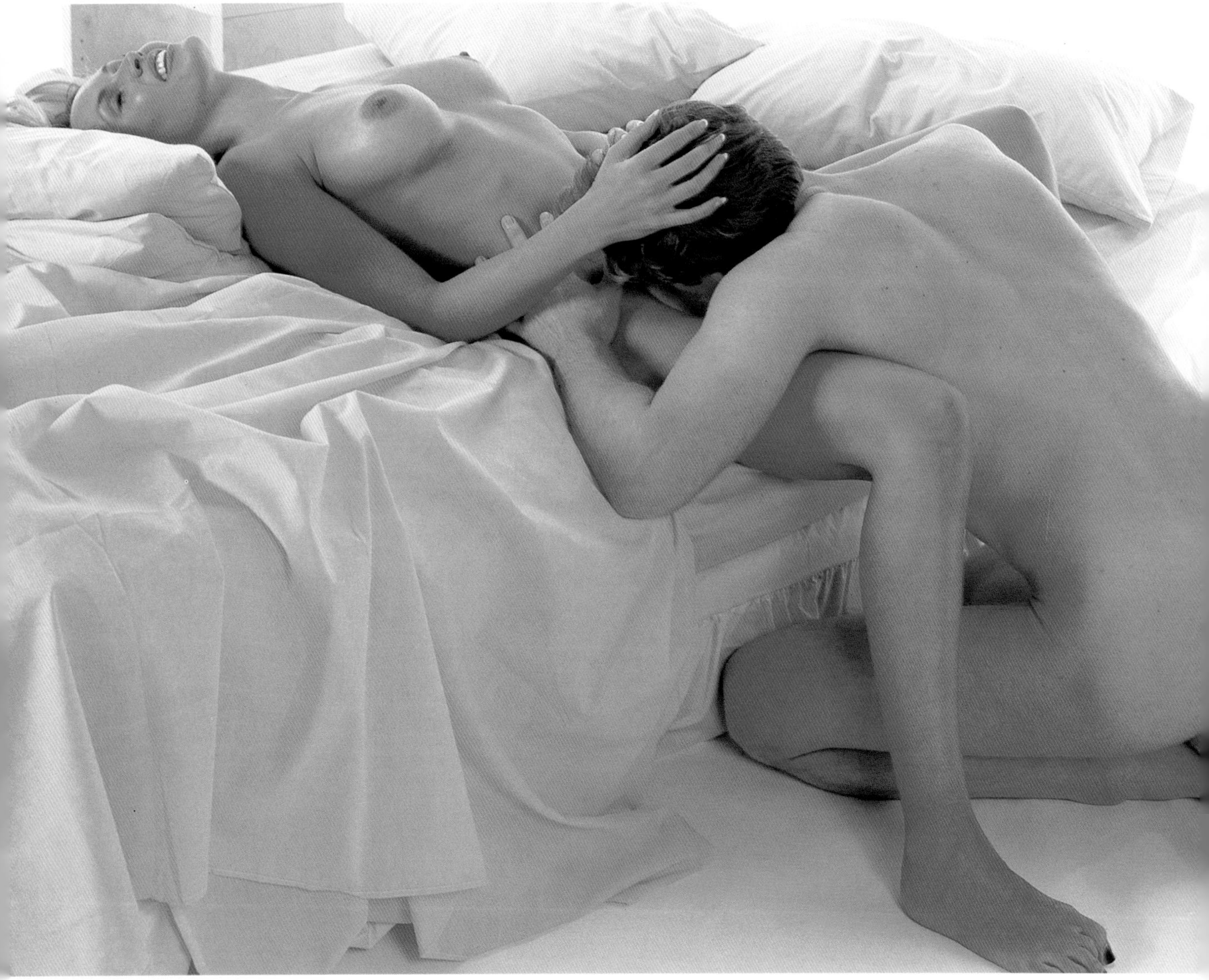

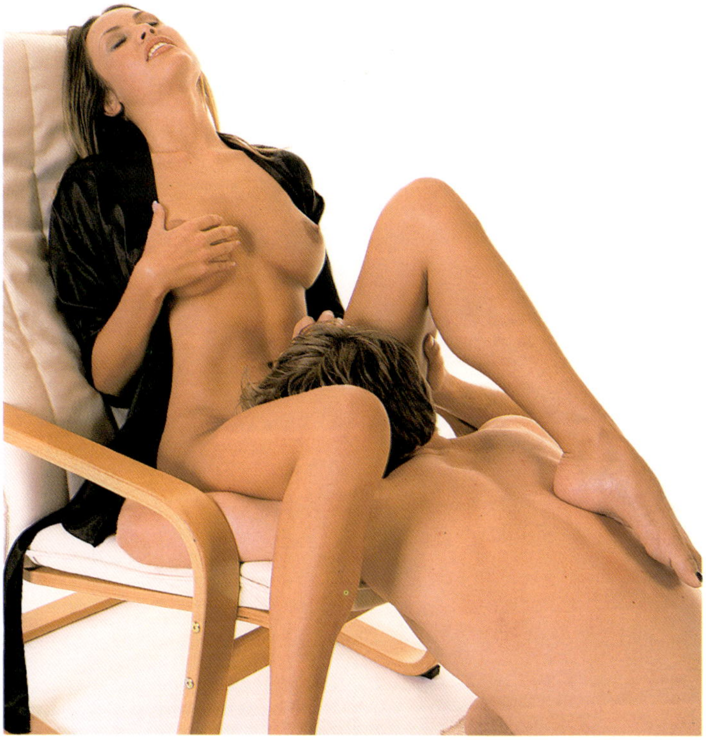

GENUSS IM SITZEN

Für spontanen Oralsex sitzt die Frau – bekleidet oder unbekleidet – auf einem Stuhl, während der Mann vor ihr kniet und den Kopf zwischen ihre weit geöffneten Schenkel schiebt.

HOCKENDES VERGNÜGEN

Viele Frauen genießen es auch, über dem Kopf ihres Partners zu hocken und ihre Vulva langsam in die Nähe seines Mundes zu schieben.

STEIGENDE ERREGUNG

Durch leichte, vibrierende Zungenbewegungen kann der Mann die Erregung der Frau steigern, bis sie das Gefühl hat, es vor Wollust nicht mehr auszuhalten. Er kann dann mit den Fingern sanft ihre Schamhaare teilen und mit einem sanften Knabbern an den großen Schamlippen fortfahren – wobei er die Zähne teilweise mit den Lippen bedeckt. Den Kopf tief zwischen ihren Schenkeln kann er sie dann mit langen, festen, aber einfühlsamen und aufwärts verlaufenden Zungenstrichen lecken. Die Zunge ist weich und beweglich genug, um die Scheide zu erforschen, tief in sie einzudringen und ihre Liebessäfte zu erschmecken. Er sollte unterschiedliche Bewegungsarten ausprobieren – Lippen oder Zunge erst etwas andrücken und dann saugen, oder auf langsame, aufreizende Zungenstriche einige raschere, nachdrücklichere folgen lassen. Manche Frauen mögen es auch, gleichzeitig mit dem Finger stimuliert zu werden. Der Mann sollte sich immer von den Reaktionen der Partnerin leiten lassen.

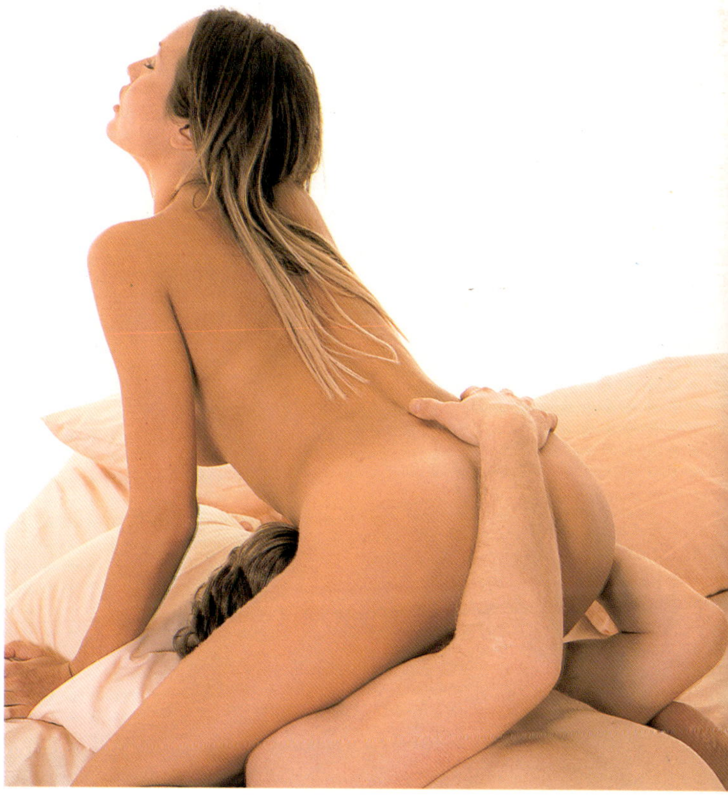

SITZVERGNÜGEN
Einige Männer genießen oralen Sex am meisten, wenn sie in einem Sessel sitzen und die Frau vor ihnen kniet.

FEST IM GRIFF
GEGENÜBER: *Bei einer Fellatio hat eine Frau die beste Kontrolle, wenn ihr Partner auf dem Rücken liegt, während sie auf ihm liegt und seinen Penis mit ihrem Mund stimuliert.*

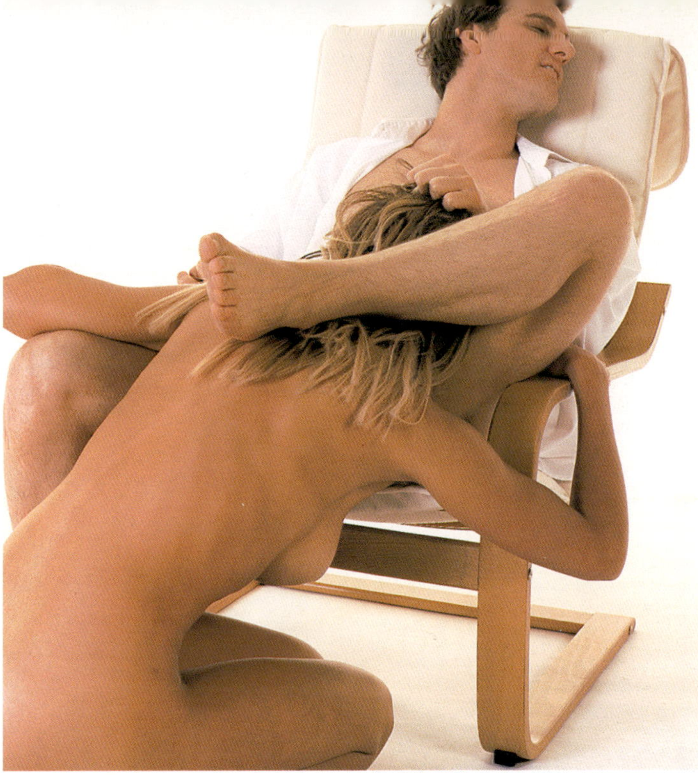

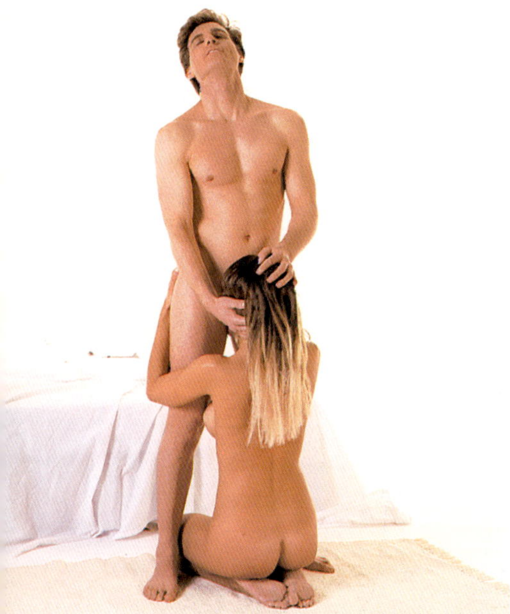

SPASS IM STEHEN
Bei einer anderen Fellatio-Stellung steht der Mann aufrecht, während die Frau vor ihm kniet, sodass sich sein erigierter Penis genau in ihrer Gesichtshöhe befindet.

ORALE STIMULATION FÜR IHN

Die Stimulation der männlichen Genitalien mit Zunge und Lippen wird als Fellatio bezeichnet (von dem lateinischen Wort für „saugen") und gilt als einer der größten sexuellen Genüsse, die eine Frau einem Mann schenken kann. Auch emotional ist es für den Mann höchst befriedigend, wenn sich eine Frau seinem besten Stück derart intensiv widmet. Die orale Stimulation ist so erregend, dass es dabei zu rasch zu einer Ejakulation kommen kann, bevor der Mann Zeit hatte, diese Lust voll auszukosten. Daher wird die Fellatio oft ausgeübt, um nach einer Ejakulation einen schlaffen Penis wiederzubeleben.

Sexualwerkzeuge

Der weiche Mund einer Frau ist ein großartiges sexuelles Werkzeug, mit dem sie Stellen am Penis und an den Hoden liebkosen kann, die sich auf andere Weise nicht so genussvoll stimulieren lassen. Sie sollte sich aber nicht nur auf seine Genitalien beschränken. Um seine Erregung zu entfachen, kann sie sich zum Beispiel langsam vom Nacken zum Bauchnabel voranzüngeln und seine Schenkel liebkosen, bevor sie sich den Genitalien zuwendet. Anfangs wird sie den Penis dabei noch mit den Fingern umfassen, aber mit einiger Übung wird sie die Stimulierung auch nur mit dem Mund ausführen und zusätzlich noch andere Körperstellen streicheln können, was seine Erregung noch steigern wird.

Alle Teile des männlichen Geschlechtsorgans sind hoch sensibel, aber er wird es besonders erregend finden, wenn seine Partnerin das zarte Vorhautbändchen (Frenulum) und die zarte Haut der Hoden mit Zunge oder Lippen sanft stimuliert. Sie kann zunächst von unten nach oben zart am Penisschaft lecken und dann

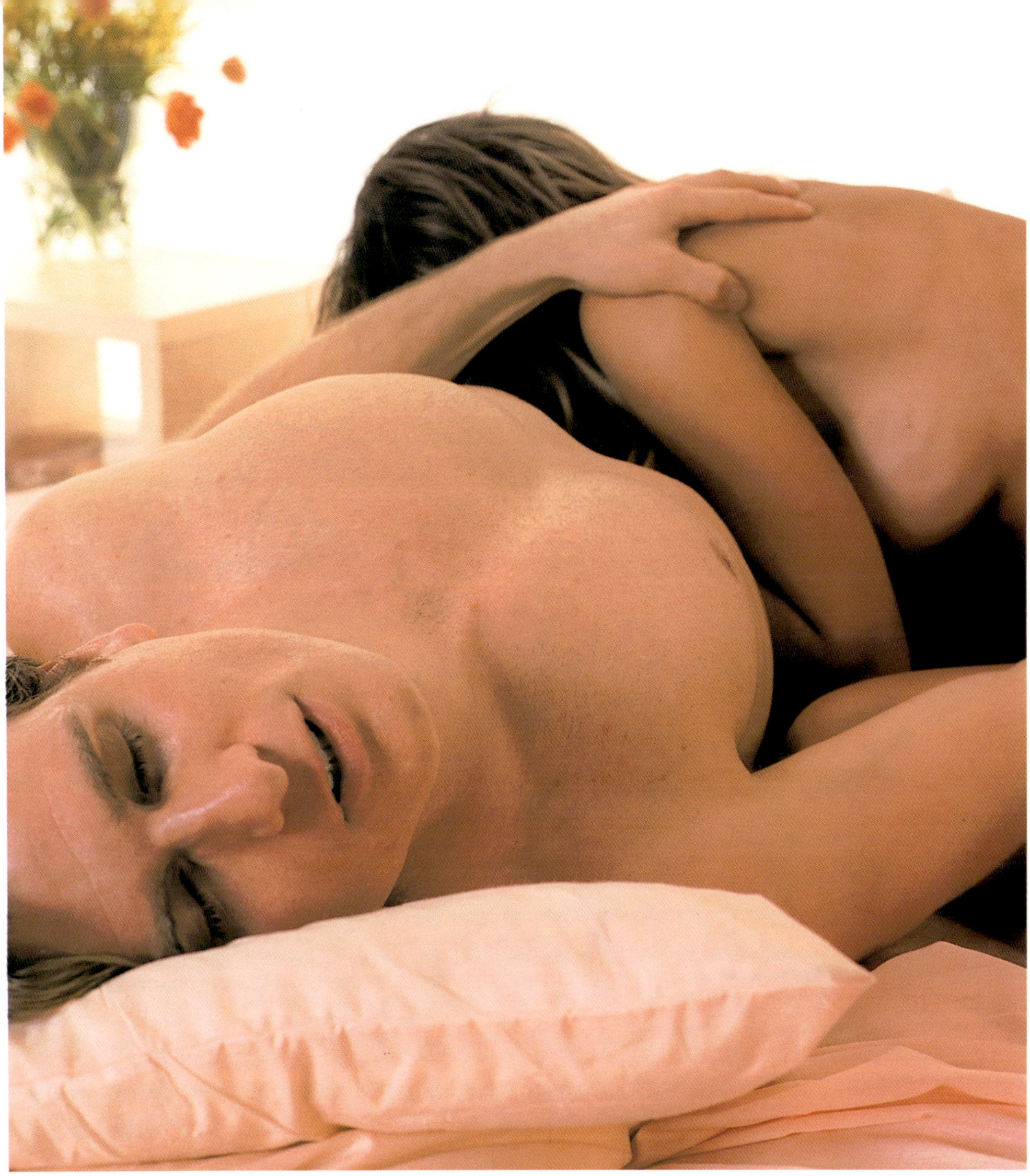

Sexuelle Hygiene

Besonders bei unbeschnittenen Männern ist Sauberkeit oberstes Gebot, weil sich unter der Vorhaut leicht eine talgige Absonderung ansammelt, das so genannte Smegma. Die Genitalien und der Analbereich sollten regelmäßig gewaschen werden, wobei stark duftende Seifen und Deodorants vermieden werden sollten: Sie überdecken die natürlichen Körperdüfte, und haben zudem oft einen chemischen Beigeschmack, der oralen Sex verleiden kann. Der Cunnilingus ist für die Frau angenehmer, wenn der Mann glatt rasiert ist. Übrigens kann Herpes am Mund (Herpes simplex) übertragen werden und eine genitale Herpesinfektion hervorrufen. Mundgeruch durch Gewürze ist in Ordnung, wenn beide das Gleiche gegessen haben.

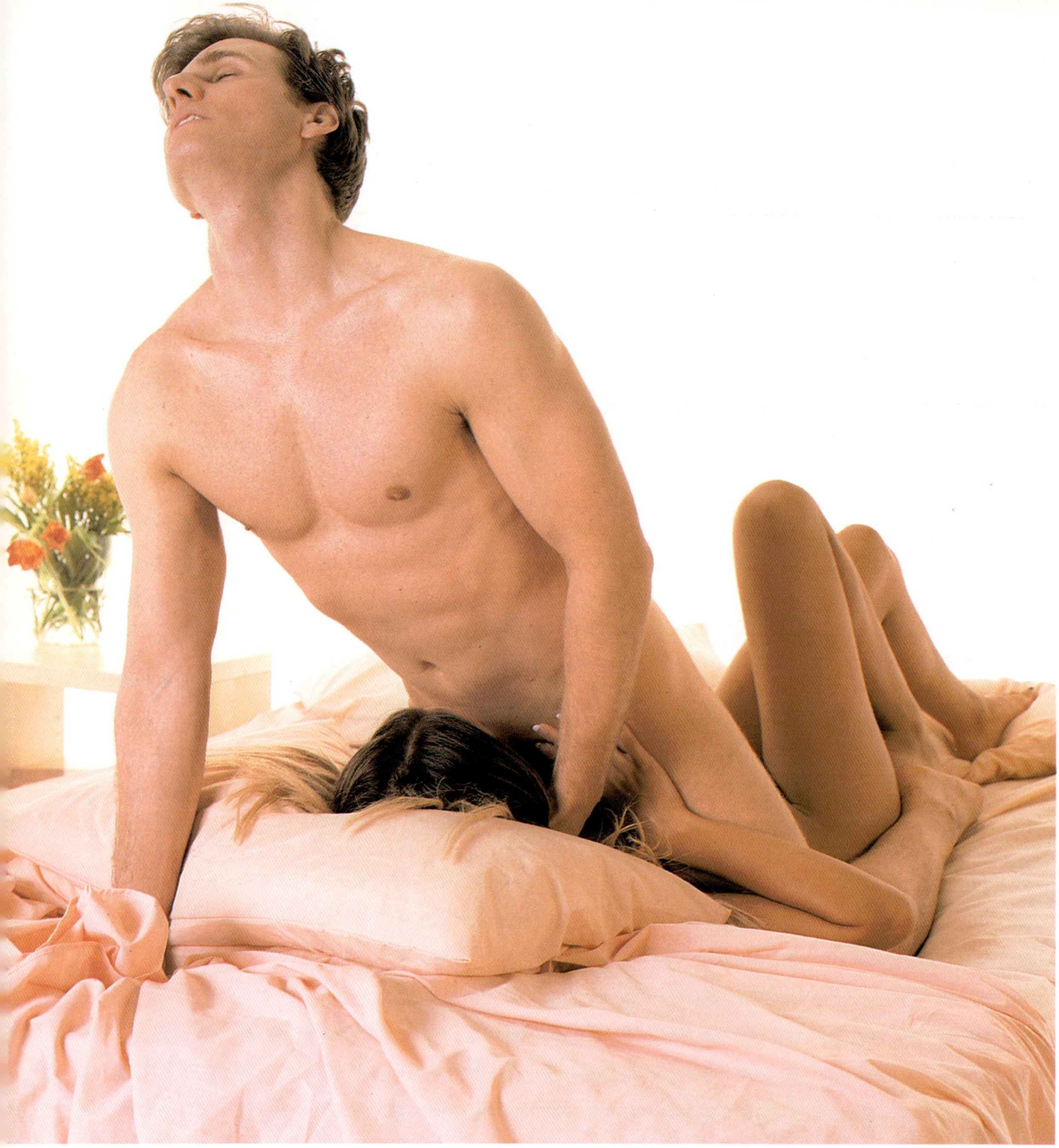

ALLES UNTER KONTROLLE

Manche Männer genießen es, über ihrer auf dem Rücken liegenden Partnerin zu knien, wobei sie ihr Gewicht mit den Händen abstützen. In dieser Position hat die Frau nur wenig Bewegungsfreiheit, sodass der Mann darauf achten muss, nicht zu tief zu stoßen.

hin und her züngeln. Als Nächstes kann sie die Zunge um die Eichel herumgleiten lassen und den Penis dann in den Mund nehmen und sanft daran saugen, während sie den Mund herauf- und hinunterbewegt. Wenn sich der Penis in ihrem Mund befindet, kann der Partner ihr seine Hände auf den Kopf legen und den Rhythmus bestimmen, wobei er jedoch respektiert, dass sie das Recht hat, sich jederzeit zurückzuziehen. Sie erkennt, dass er kurz vor dem Orgasmus steht, wenn sich seine Atmung beschleunigt, seine Oberschenkelmuskeln sich anspannen und sich sein Penis zunehmend versteift. Viele Frauen fahren mit der Fellatio fort, bis ihr Partner ejakuliert – die Samenflüssigkeit ist unschädlich (sie enthält Zucker und ist somit sogar nahrhaft!) und kann problemlos geschluckt werden (siehe jedoch „Safer Sex", S. 123). Manche Frauen ziehen es jedoch vor, den Mann mit der Hand zum Höhepunkt zu bringen oder ihn zwischen ihren Brüsten kommen zu lassen (siehe Seite 55).

69er-Stellung

Diese Stellung ermöglicht gegenseitigen Oralverkehr und wird auch als „Soixante-Neuf" bezeichnet, abgeleitet von dem französischen Wort für „69" – denn hierbei liegen die beiden Partner umgedreht aufeinander. Viele Männer empfinden diese Position als so erregend, dass es ihnen schwer fällt, ihre Ejakulation zurückzuhalten. Viele Paare wenden diese Stellung daher nur an, um ihre gegenseitige Erregung zu steigern und wechseln dann zu einer anderen über. Es ist nicht ganz einfach, den Partner mit dem Mund sanft und einfühlsam zu stimulieren, wenn man selbst kurz vor dem Orgasmus steht (es gab schon Fälle, in denen eine Frau im entscheidenden Moment in den Penis ihres Partners gebissen hat!), sodass sich lieber abwechselnd jeweils ein Partner auf den anderen konzentriert. Da der Mann schneller erregbar ist als die Frau, sollte am besten er sie zuerst stimulieren. Nachdem sie mehrere Höhepunkte genossen hat und bereit ist für weitere, ist er dann an der Reihe.

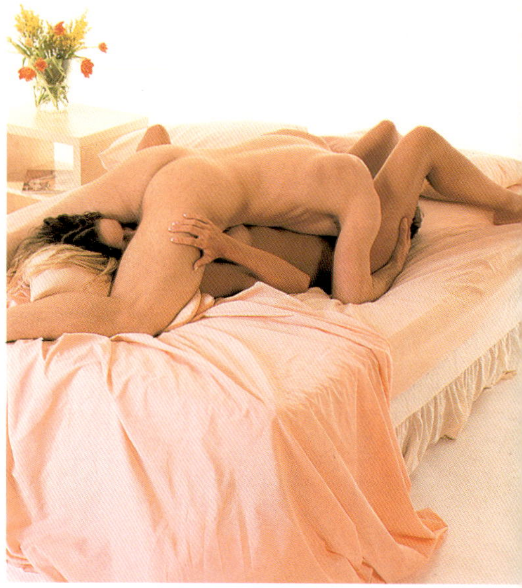

SOIXANTE-NEUF (69ER-STELLUNG)

Wichtig ist hierbei, eine für beide Partner bequeme Position zu finden. In der Standardposition kann wahlweise der Mann oder die Frau oben liegen – aber wer immer unten liegt, dürfte über kurz oder lang einen steifen Nacken bekommen.

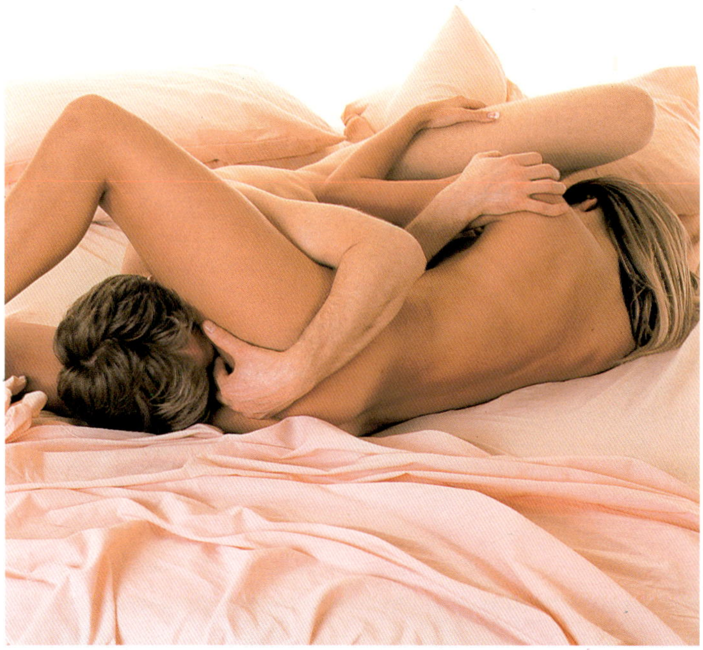

KOPFKISSEN-SPIELE

Eine entspanntere Position für Soixante-neuf ist die Seitenlage, wobei das untere Bein hochgezogen wird und dem anderen als „Kopfkissen" dient. In dieser Lage kann der Mann leicht die Vulva seiner Partnerin küssen und lecken, während Sie sanft an seinem Penis saugt.

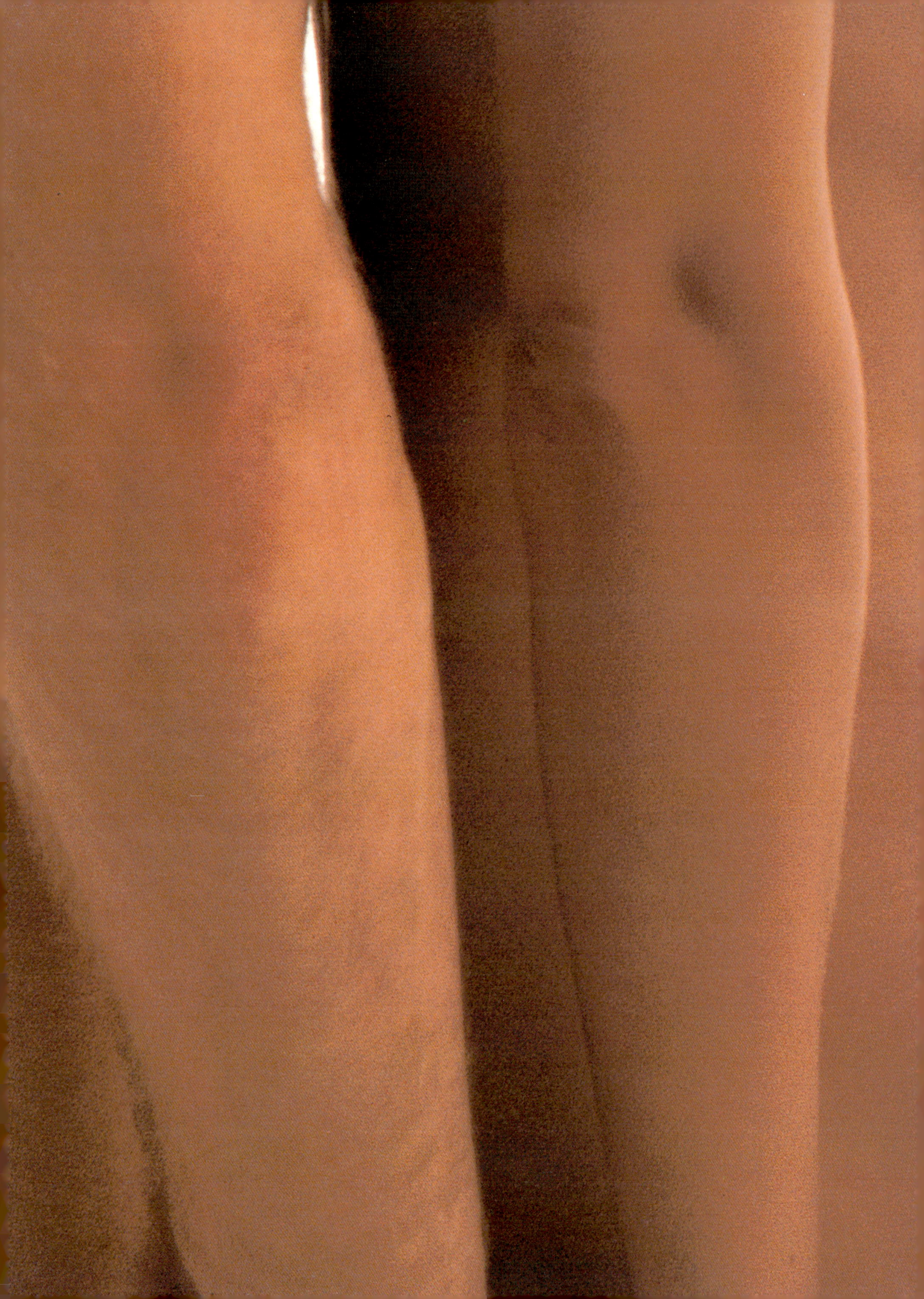

„Ich kann mich noch erinnern, als die Luft sauber und der Sex schmutzig war.“

GEORGE BURNS

8 SPIELE VOLLER LUST

VIELE PAARE BETRACHTEN NUR GESCHLECHTSVERKEHR, BEI DEM ES ZUR PENETRATION KOMMT, ALS DEN EINZIG WAHREN SEXUALAKT. SIE SIND DER MEINUNG – OB ZU RECHT ODER ZU UNRECHT – DASS DER ORGASMUS, DER DURCH DAS EINDRINGEN DES PENIS IN DIE SCHEIDE AUSGELÖST WIRD, EINEN SOLCHEN WERT UND EINE SOLCHE INTENSITÄT BESITZT, WIE SIE ANDERE SEXUELLE AKTIVITÄTEN NICHT BIETEN KÖNNEN. WIE SCHÖN , DASS DER MENSCHLICHE KÖRPER UNGLAUBLICH VIELE MÖGLICHKEITEN BIETET, WIE SIE DIESEN GIPFEL ERREICHEN KÖNNEN.

MISSIONARSTELLUNG, FLACH

OBEN: *Wenn die Frau ihrem Partner die Kontrolle überlassen will, liegt sie mit gestreckten und weit geöffneten Beinen unter ihm. Im Rhythmus seiner Stöße kann sie ihr Becken anheben.*

MISSIONARSSTELLUNG, ERHÖHT

UNTEN: *Bei dieser Variante schiebt sich die Frau ein Kissen unter die Hüften und hebt leicht die Beine an, um Winkel und Tiefe des eindringenden Penis zu verändern. Sie gewinnt mehr Bewegungsfreiheit und kann mit dem Becken kreisend neue Empfindungen hervorrufen.*

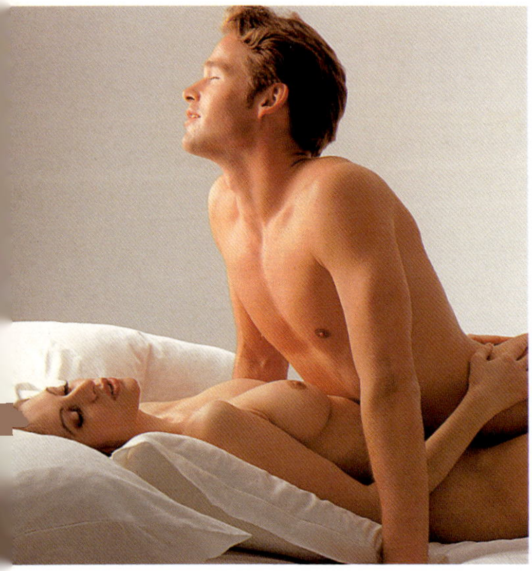

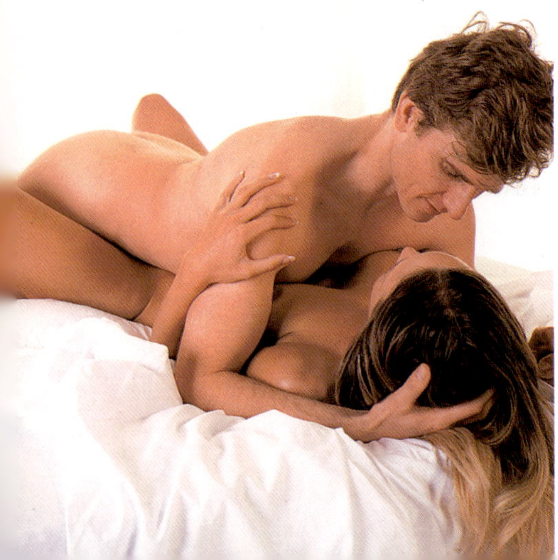

MANN-OBEN-STELLUNGEN

Die so genannte „Missionarsstellung" ist die am weitesten verbreitete Position für den Geschlechtsverkehr. Der Mann liegt dabei zwischen den Schenkeln der Frau und stützt sein Gewicht mit den Händen oder den Ellbogen ab. In dieser Position kann er gut mit dem Penis in die Scheide eindringen und mit rhythmischen Beckenstößen sich und seine Partnerin zum Orgasmus bringen. Allerdings spielt die Frau dabei den eher passiven Teil und einige der empfindsamsten Stellen ihrer Genitalien können in dieser Lage nicht ausreichend berührt werden, sodass sie eventuell zusätzliche Stimulierung benötigt. Bevor diese Stellung also eingenommen wird, sollte ihr Partner sicherstellen, dass sie bereits hochgradig erregt ist.

FRAU-OBEN-STELLUNGEN

Für die Frau sind diese Stellungen oft die beste Möglichkeit, während der Penetration einen Orgasmus zu erreichen, denn wenn sie oben liegt, kann sie Winkel und Tiefe des Eindringens sowie das Tempo steuern, mit dem der Penis des Partners ihre Scheide stimuliert. Darüber hinaus lässt sich in den Frau-oben-Stellungen der G-Punkt an der vorderen Scheidenwand (siehe Seite 11) wirksamer stimulieren. Mit einem Mann unter sich kann die Frau entscheiden, wann sie sich voll auf ihn legen und seinen Penis mit der Hand in sich einführen möchte.

Durch wechselnde Bewegungen kann sie gezielt ihre Klitoris stimulieren, ihren Genuss steigern und zum Orgasmus kommen. Auch für den Mann ist es sehr angenehm, wenn die Frau oben liegt. Er braucht nur ganz entspannt dazuliegen, während sie die aktive Rolle übernimmt und die lustvollen Empfindungen durch verlangsamte Bewegungen möglichst auszudehnen versucht.

SEITLICHE STELLUNGEN

Seite an Seite zu liegen ist die entspannteste und zärtlichste Stellung überhaupt und ideal für langsamen, innigen Sex. Keiner der Partner dominiert, während beide liebevoll aneinandergeschmiegt nebeneinander liegen. Frauen genießen vor allem den intimen Blickkontakt und das Gefühl der Liebe und Geborgenheit – und dass beide Partner das Tempo und die Tiefe des Eindringens gleichermaßen steuern können. Männer finden diese Position reizvoll, weil die eingeschränkte Bewegungsfreiheit ihnen dabei hilft, das Liebesspiel zu verlängern. Zudem ist die Scheide enger als in anderen Positionen – das bedeutet eine stärkere Reibung und somit eine intensivere Stimulation für beide Partner. In der Seitenlage vermag der Mann die Brüste und die Vulva seiner Partnerin zwar nicht so leicht zu erreichen, kann sich aber dafür anderen, oft vernachlässigten Körperstellen widmen, etwa ihrem Rücken, ihren Hüften und ihrem Po. Die Partner können das Liebesspiel genüsslich ausdehnen, wenn sie ihre Bewegungen bzw. ihre Lage verändern oder zur Missionarsstellung überwechseln – wer immer oben liegen mag.

HINTEREINGANG

Stellungen von hinten bieten vielseitige Möglichkeiten und können im Sitzen, im Stehen, im Knien oder Seite an Seite stattfinden, wobei sich wahlweise der Mann oder die Frau oben befindet. In diesen Positionen kann der Mann besonders tief eindringen, während sich für die Frau dabei ein intensiver Kontakt mit der Scheidenrückwand, dem Damm und den Pobacken ergibt. Um diese Stimulierung noch zu steigern, kann sie ihr Gesäß anheben und ihr Becken bei den Stoßbewegungen des Mannes vorschieben. Der Mann kann die Brüste, den Schamhügel und die Klitoris seiner Partnerin berühren, um ihr Verlangen zu steigern oder einfach ihren Körper zu genießen.

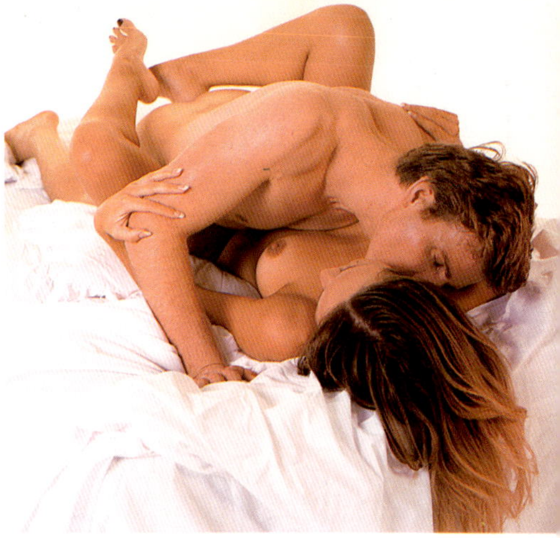

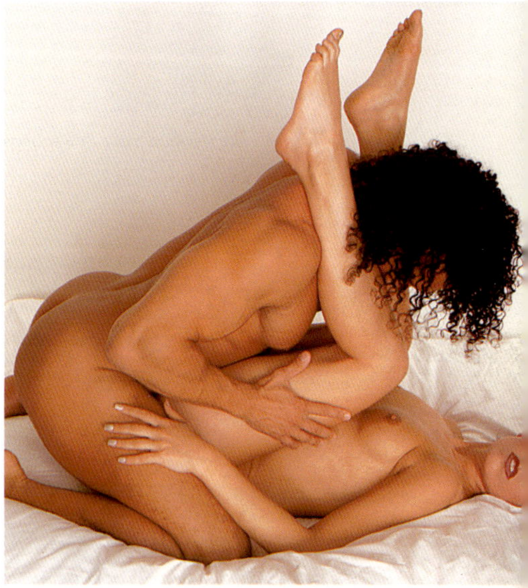

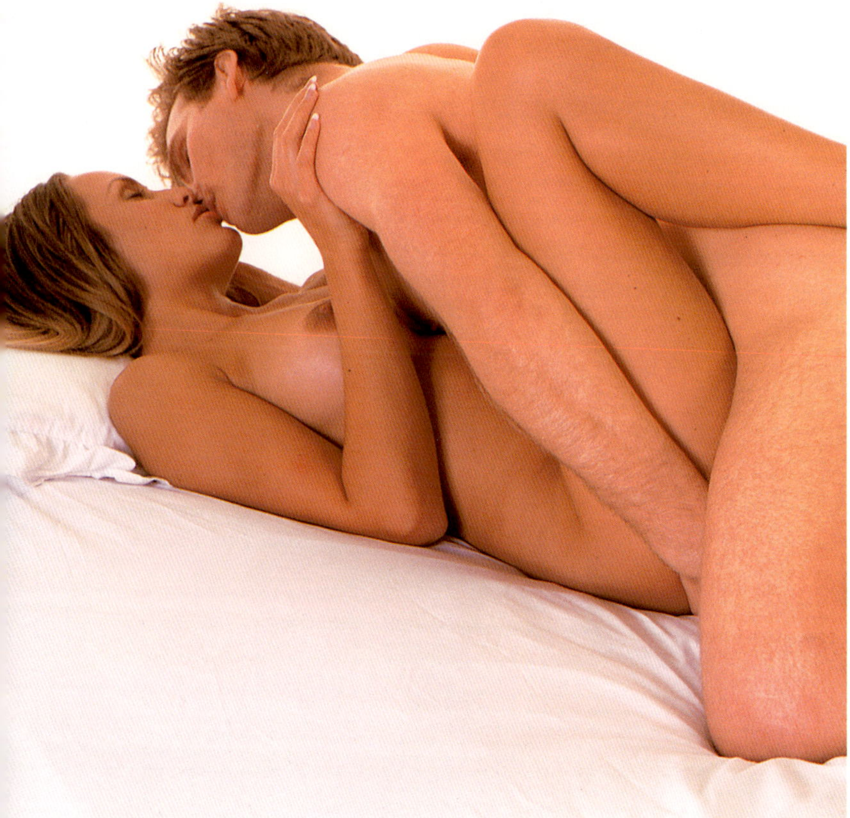

„EHE"-STELLUNG

GANZ OBEN: *Wenn die Frau die Hüfte des Mannes mit beiden Beinen umschlingt, kann sie seine Stöße etwas steuern und seinen Penis dorthin führen, wo bei ihr besonders starke Lustgefühle ausgelöst werden.*

„BURGUNDER"-STELLUNG

OBEN: *Wenn die Frau gelenkig ist, kann sie den Hals ihres Partners mit den Füßen umfangen. In dieser Stellung kann der Mann besonders tief eindringen.*

FLANQUETTE (FLANKE)

LINKS: *Hierbei handelt es sich um eine Variante der Missionarsstellung, wobei die beiden Partner fast auf der Seite liegen. Der Mann legt ein Bein zwischen die Beine seiner Partnerin und sie legt eines zwischen seine.*

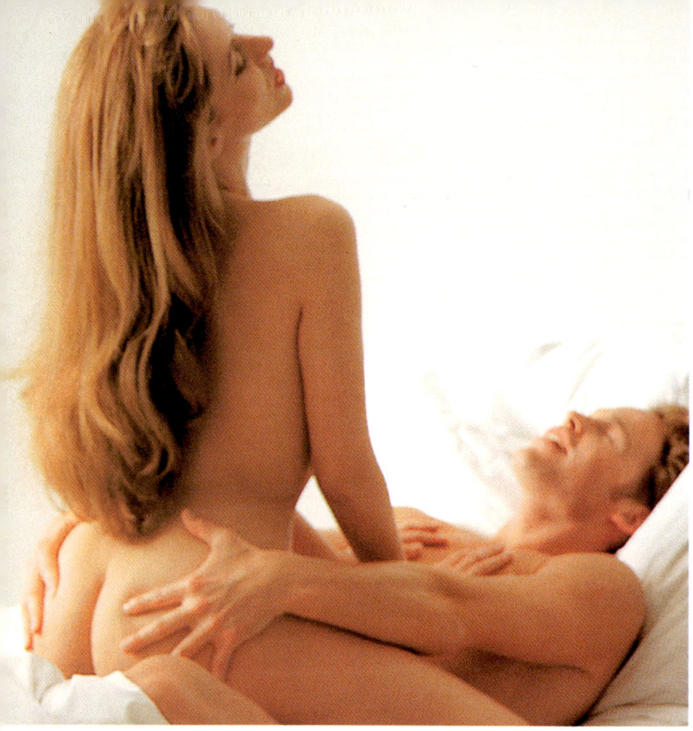

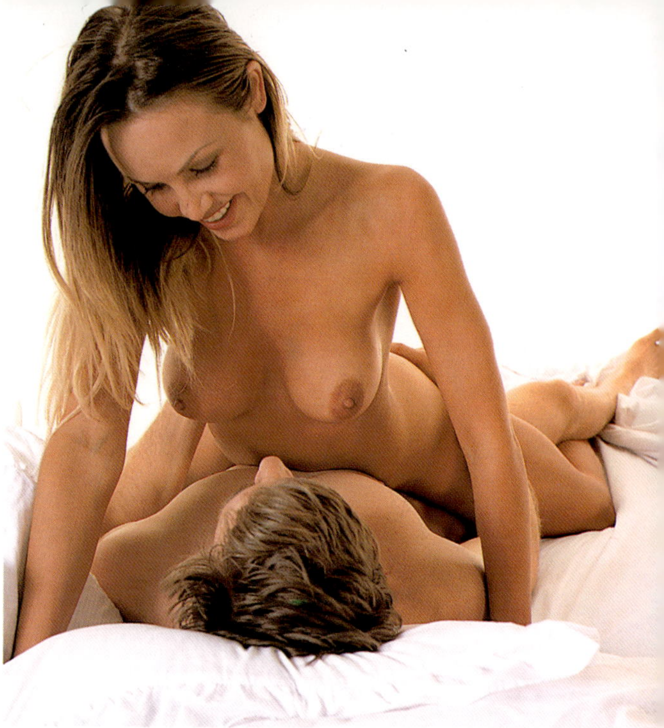

„SANKT-GEORG"-STELLUNG

Viele Frauen mögen es, rittlings auf ihrem Partner zu sitzen und sich dabei frei zu bewegen – abwechselnd auf und ab, hin und her oder vor und zurück. Diese Stellung verlangt ihr zwar mehr Kraft ab, bietet aber gleichzeitig totale Kontrolle über Tiefe und Position des Penis.

„SANKT-GEORG"-STELLUNG (VARIANTE)

Wenn sich die Frau mit dem Oberkörper nach vorne lehnt und sich flacher über ihren Partner legt, kann sie den Penetrationswinkel verändern und durch den intensiveren Hautkontakt das Gefühl der Intimität steigern.

„SANKT-GEORG"-STELLUNG (VON HINTEN)

Hier wendet die Frau ihrem Partner den Rücken zu. Auf diese Weise kann sie sich frei bewegen und mit seinem Penis unterschiedliche Bereiche ihrer Scheide stimulieren. Der Mann kann um ihre Taille fassen, um Brüste und Vulva zu liebkosen.

„MUTTER OBERIN"-STELLUNG

Die Frau liegt rücklings auf dem Mann, wobei ihre Beine zwischen seinen liegen. In dieser Lage kann sie das Liebesspiel verlangsamen, während sie die Scheidenmuskulatur anspannt und dadurch die Reibung steigert.

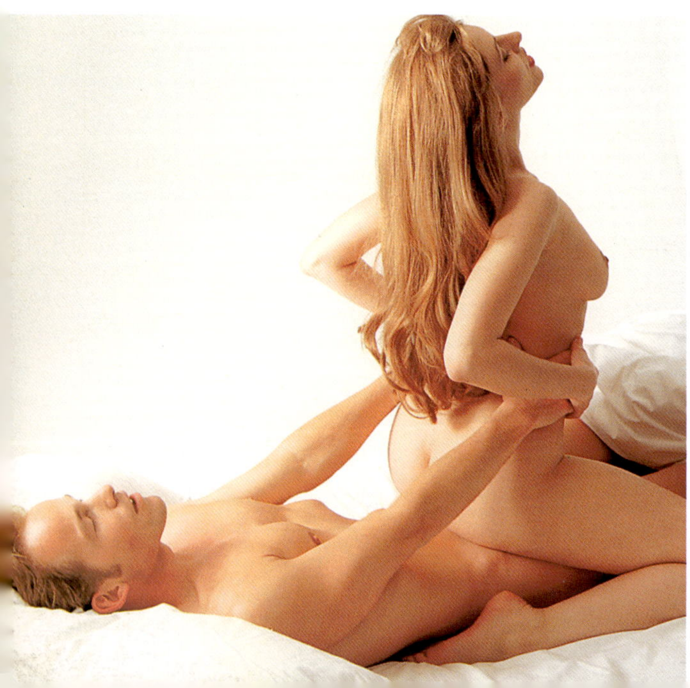

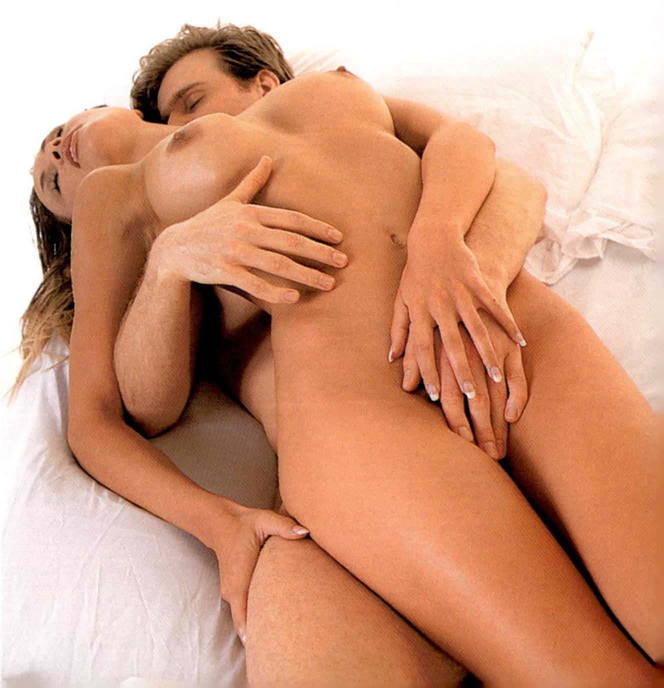

Tipp

Bei der Frau-oben-Stellung überlässt der Mann der Frau die Führung. Sobald er akzeptiert hat, dass die Eindringtiefe und das -tempo anders ist, als er es vielleicht gewohnt ist, kann er sich entspannt zurücklegen und das Neue genießen.

SEITENLAGE (STANDARDPOSITION)

Am leichtesten gelangt man in diese Lage, indem das Paar ausgehend von der Missionars- oder der Frau-oben-Stellung einfach zur Seite rollt. Die Frau umschlingt mit einem angehobenen Bein die Hüfte ihres Partners und schließt ihn in ihre Arme.

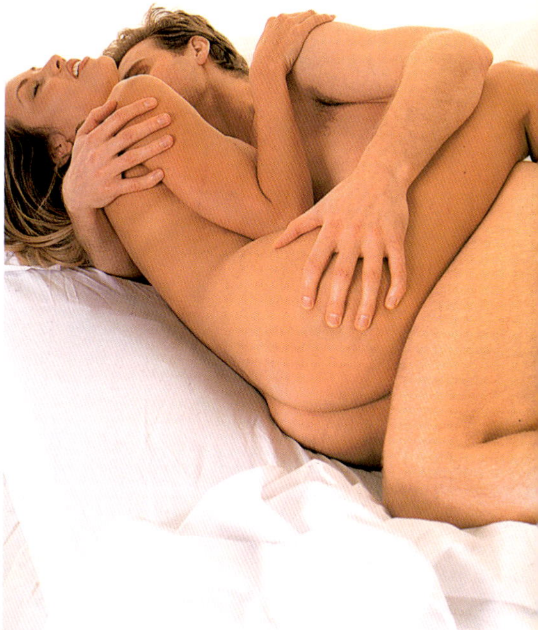

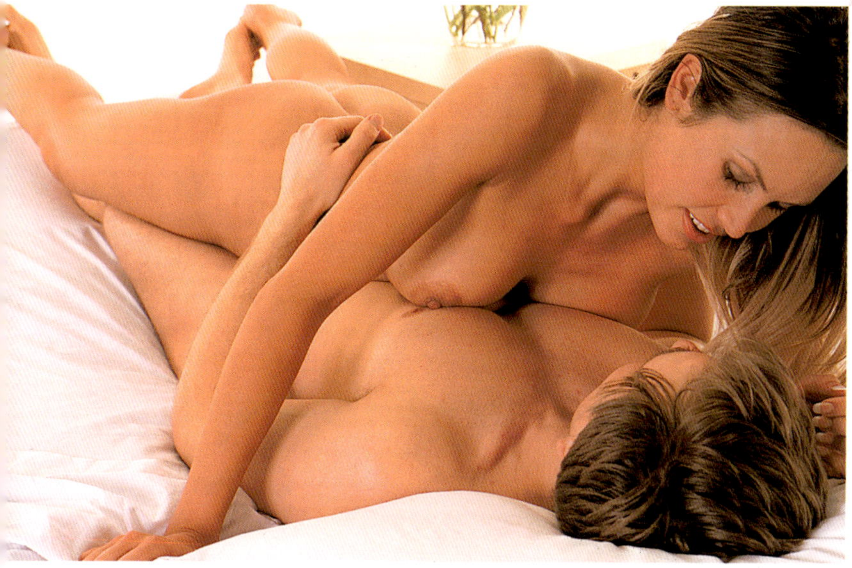

FROSCH-STELLUNG

Um den größtmöglichen Hautkontakt zu erreichen, liegt die Frau mit ausgestreckten Beinen auf ihrem Partner; dabei kann sie sich mit langsamen Vorwärts- und Rückwärtsbewegungen an seinem Körper reiben und dabei ihre Klitoris stimulieren. Zusätzlich kann sie seine Füße nach unten drücken.

Tatsache

Mit modernsten bildgebenden Scanning-Verfahren haben Wissenschaftler herausgefunden, dass die Penisspitze bei Stellungen von vorne hauptsächlich die Vorderwand der Scheide stimuliert und bei Stellungen von hinten die Rückwand.

SEITENLAGE (ERHÖHT)

In dieser Stellung können beide Partner durch Beinbewegungen den Eindringwinkel verändern. Außerdem kann man von dieser Stellung problemlos in eine andere wechseln.

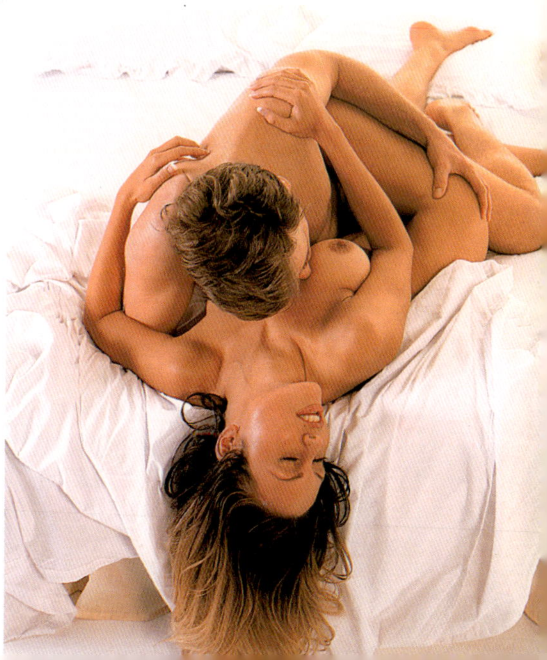

Tipp

Seitliche Stellungen sind ideal, wenn einer der Partner sehr schwer oder die Frau schwanger ist.

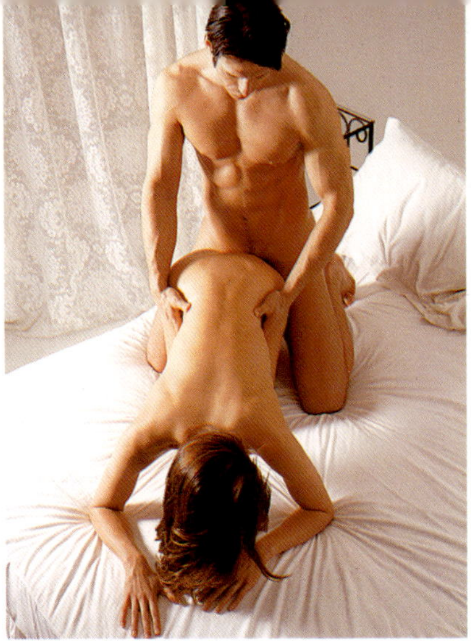

HUNDESTELLUNG

Die wohl bekannteste Stellung „von hinten" – die Frau kniet auf dem Bett und stützt sich mit den Ellbogen ab, während der Mann hinter ihr kniet, mit den Beinen zwischen oder hinter ihren Beinen.

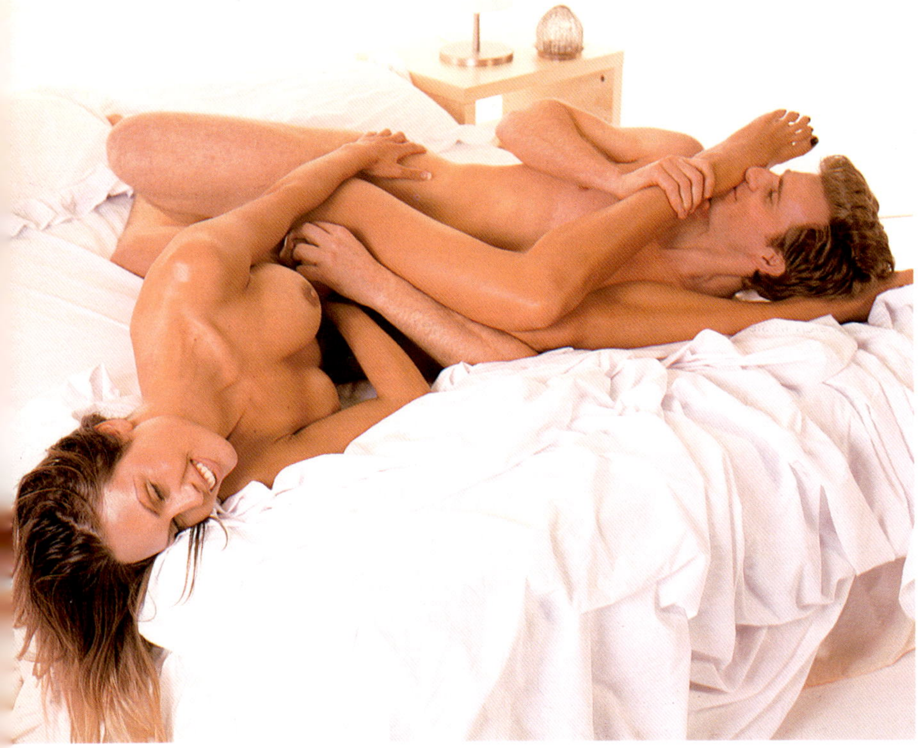

„BURGUNDERSTELLUNG", SEITLICHE VARIANTE

Wenn beide seitlich nebeneinanderliegen und die Frau ihre Füße um den Hals des Partners schlingt, kann dieser sehr tief in sie eindringen. Um die Stimulierung zu erhöhen, können beide mit ihren Körpern im gleichen Rhythmus schaukelnde Bewegungen vollführen – anfangs langsam und mit steigender Erregung zunehmend rascher.

CROUPADE

Hierbei handelt es sich um eine hoch erotische Variante der „Hundestellung", wobei die Frau ihr Gewicht auf den Händen abstützt und ihre Knie leicht gebeugt hält. Der Mann dringt in stehender Position von hinten in sie ein (diese Stellung ist nicht geeignet für Frauen mit schwacher Rückenmuskulatur und sollte nur auf rutschfestem Untergrund ausprobiert werden!)

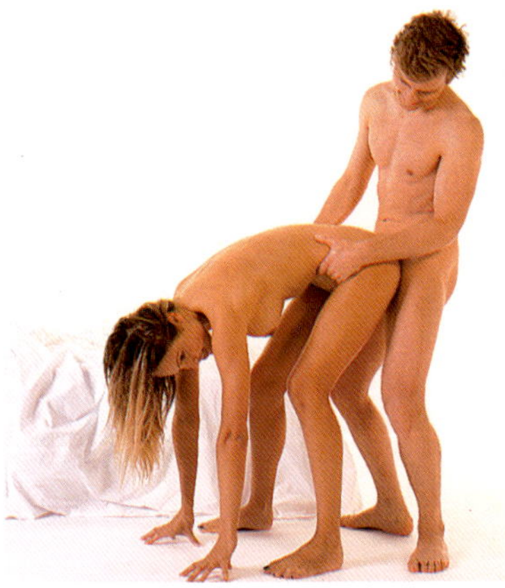

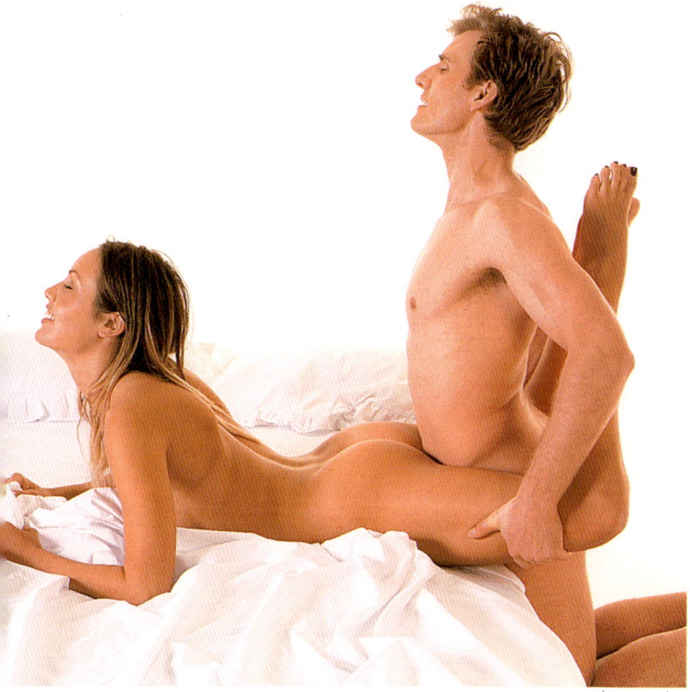

AUFGESTÜTZTE CROUPADE

Wenn die Frau mehr Halt benötigt, kann sie auf dem Boden knien und ihren Oberkörper auf den Ellbogen auf einem Stuhl oder auf dem Bett abstützen. Der Mann befindet sich in stehender oder kniender Position hinter ihr und kann die Beine seiner Partnerin anheben, um den Penetrationswinkel zu verändern.

„LIEBESDIENERIN"

Bei dieser Stellung kniet die Frau auf dem Bett, wobei sie sich mit den Ellbogen abstützt und die Hände hinten am Hals verschränkt. Der Mann kniet direkt hinter ihr und stützt seine Hände auf ihren Schultern ab. Wenn sie nun ihre Beine in seine einhakt, kann sie ihn sanft an sich heranziehen.

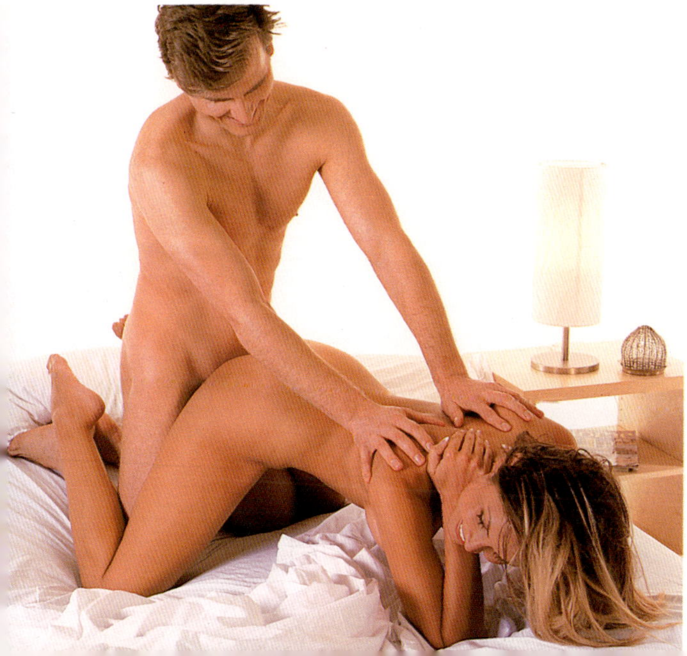

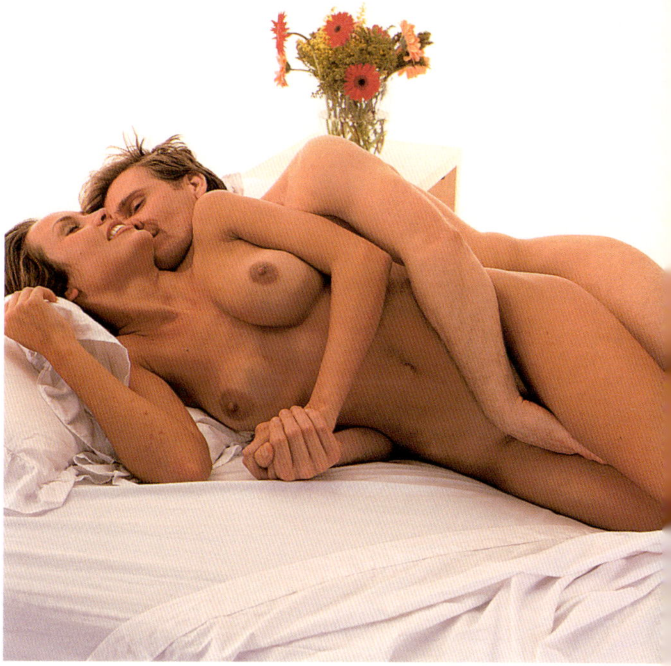

LÖFFEL-STELLUNG

Eine sehr sanfte Variante, bei der die Partner auf der Seite liegen und der Mann von hinten in seine Partnerin eindringt. Wie bei der Seitenlage handelt es sich hier um eine sehr bequeme Stellung, die sich während der Schwangerschaft empfiehlt, oder wenn Sie beide müde sind.

CUISSADE

Hierbei handelt es sich um ein Mittelding zwischen einer Seitenlage und dem Eindringen von hinten, wobei die Frau ihrem Partner halb zugewendet ist. Eines ihrer Beine liegt zwischen denen des Mannes, während sie das andere hochzieht und quer über ihren Unterbauch legt.

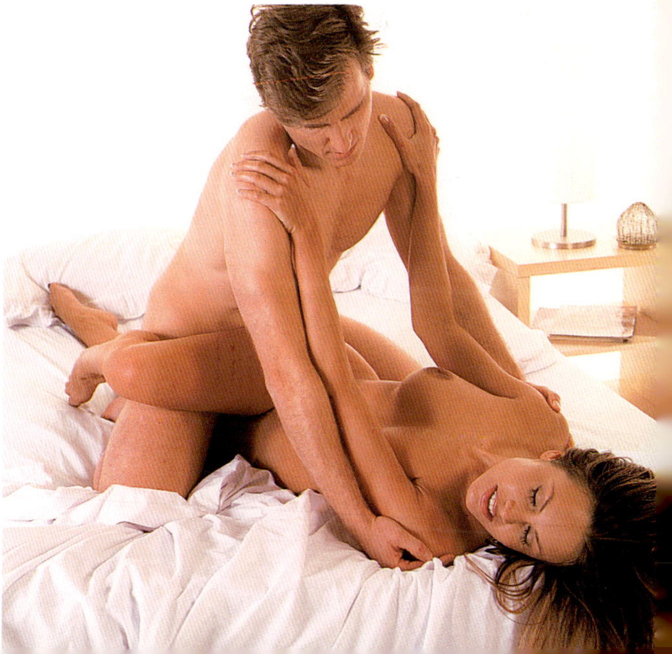

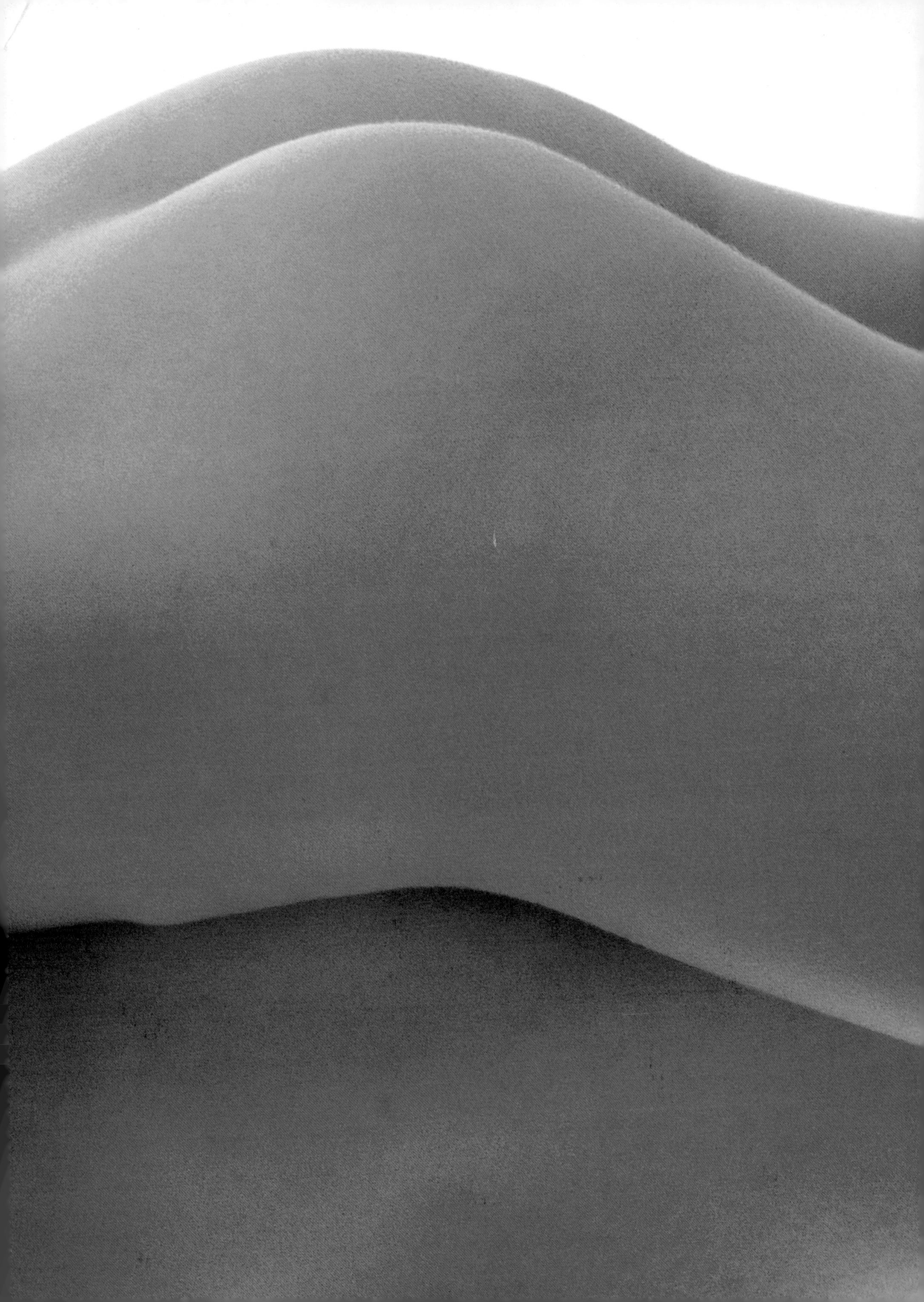

„Es ist egal, was Sie im Schlafzimmer machen – solange Sie es nicht auf der Straße treiben und die Pferde erschrecken."

MRS. PATRICK CAMPBELL

9

EINE PRISE PFEFFER

ABWECHSLUNG IST DIE WÜRZE JEDES SEXUALLEBENS. ÜBER VERSCHIEDENE STELLUNGEN UND BEWEGUNGSMÖGLICHKEITEN ZU DISKUTIEREN UND SIE GEMEINSAM AUSZUPROBIEREN KANN DAS VERHÄLTNIS ZWISCHEN DEN LIEBESPARTNERN FÖRDERN, DEN SPASS AM SEX WACH HALTEN – UND DER BEZIEHUNG NEUEN SCHWUNG VERLEIHEN.

ABENTEUERLICHER SEX

Diese eher abenteuerlichen Stellungen können Spaß machen und sehr erregend sein – und neue, lustvolle Empfindungen im Beckenbereich hervorrufen, die andere Stellungen nicht bieten. Wenn ein Partner eine Stellung als besonders befriedigend empfindet, sollte er den anderen das wissen lassen. Denken Sie jedoch daran, dass einige Stellungen bei falscher Ausführung zu Verletzungen führen können und nur dann ausprobiert werden sollten, wenn beide Partner das Gefühl haben, dass sie dabei kein Risiko eingehen. Einige exotischere Varianten erfordern vor allem vom Mann viel Kraftaufwand; außerdem müssen beide Partner einigermaßen gelenkig und geschmeidig sein.

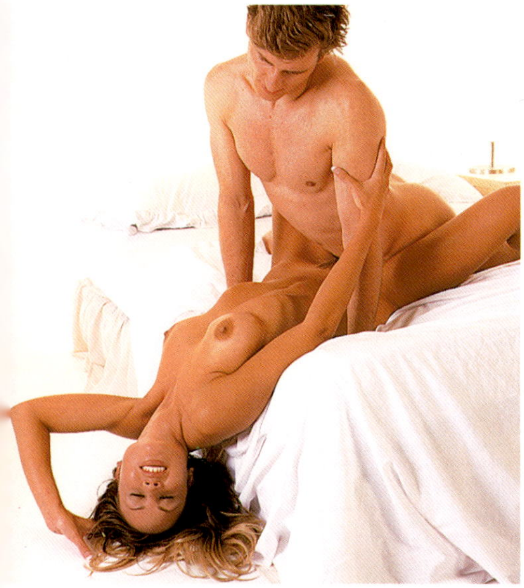

„AUSTRALISCHE" STELLUNG

Diese Stellung eignet sich nur für gesunde, durchtrainierte Paare. Der Frau schießt in dieser Position das Blut in den Kopf, was sie während ihres Höhepunktes regelrecht in Ekstase versetzen kann. Sie liegt nach hinten gebeugt über der Bettkante und stützt sich mit den Händen am Boden auf, während der Kopf den Boden berührt.

KOPFÜBER

Wenn die Frau den Oberkörper zurückwölbt, kann sie Orgasmen erfahren, die an Intensität alles übertreffen, was sie bis dahin erlebt hat. In der so genannten „australischen Stellung" liegt sie über der Bettkante, wobei ihr Kopf praktisch den Boden berührt, während ihr Partner in sie eindringt. Durch das in den Kopf fließende Blut kann der Höhepunkt für sie eine extreme Steigerung erfahren. Besonders athletische Partner können die so genannte „Schubkarren-Stellung" ausprobieren – dabei hebt der Mann die Beine der Frau an, während sie mit gesenktem Kopf auf den Händen den Boden entlangläuft. In der einfacheren Variante dieser etwas anstrengenden Stellung stützt sich die Frau mit dem Ellbogen auf dem Bett ab.

QUICKIE

Wenn Sie beide die Lust übermannt, ist manchmal gerade noch genügend Zeit, rasch den nächstgelegenen Tisch freizuräumen, bevor Sie sich gegenseitig die Kleider vom Leib reißen, um die berühmte Szene aus dem Film „Wenn der Postmann zweimal klingelt" nachzustellen ... Sollte kein Tisch in der Nähe sein – kein Problem! Sex im Stehen, gegen eine Wand oder eine Tür gelehnt (aber vorher noch kurz vergewissern, dass sie zu ist!) ist ein unvergessliches Erlebnis. Und wenn die Frau die Hüfte des Partners mit ihren Beinen umklammert und sich zurücklehnt, kann sie Kopfüber-Sex auf die Schnelle erfahren.

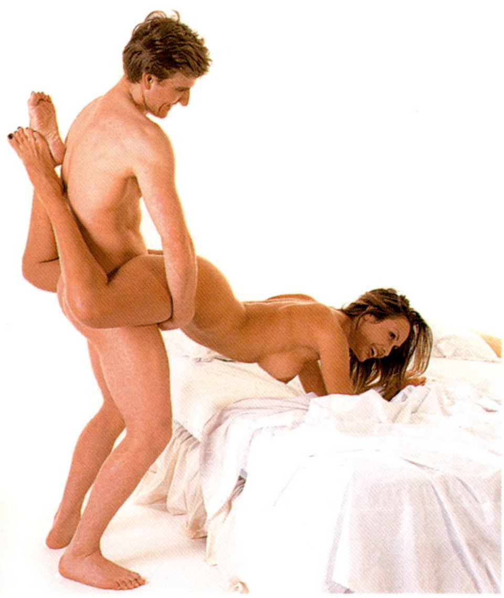

SCHUBKARRE

In dieser Spielart stützt die Frau ihren Oberkörper auf dem Bett ab, während sich ihr Partner zwischen ihre Beine stellt. Dann ergreift er ihre Schenkel und hebt die Beine nach oben. Durch kleine Bewegungen kann er in dieser Position den Penetrationswinkel verändern.

AUF DEM SIEDEPUNKT …

So macht es im Stehen am meisten Spaß … Für Sex „auf die Schnelle" schmiegen sich beide Partner eng aneinander und küssen sich in atemloser Erwartung …

… RAN AN DEN MANN

Langsam hebt die Frau ein Bein seitwärts an, umklammert ihren Partner und presst dabei ihren Körper gegen seinen. Er stützt sie am unteren Rücken ab und dringt in sie ein.

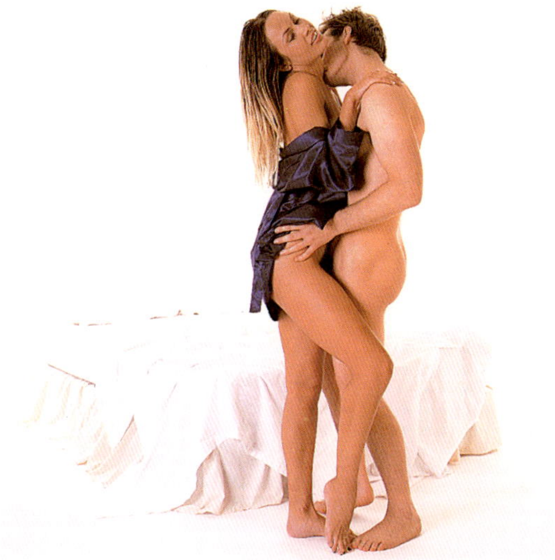

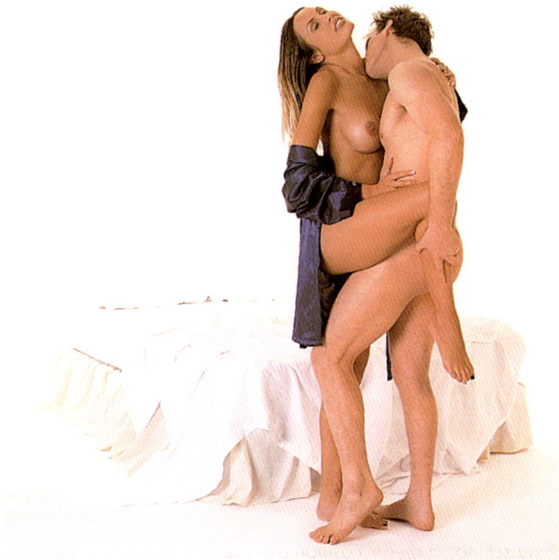

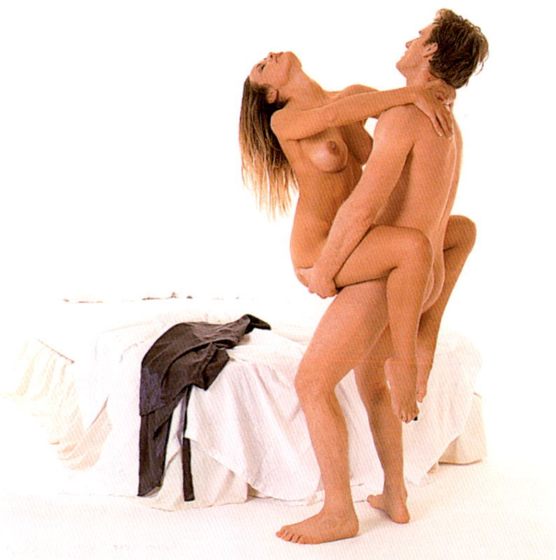

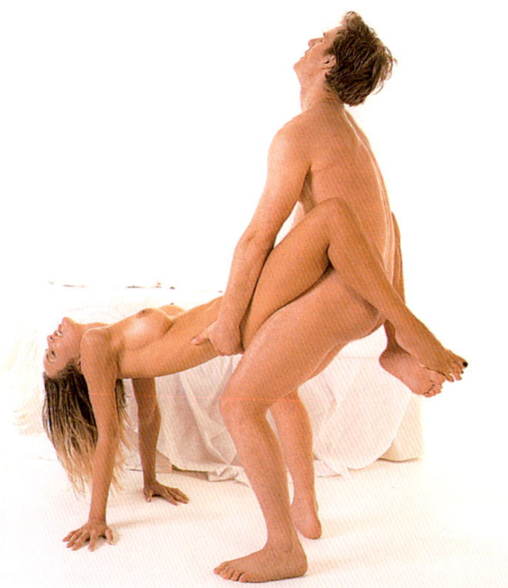

GUT FESTHALTEN …

Während der Mann seine Partnerin gut festhält, hebt sie ihr anderes Bein hoch und drückt den Schenkel fest gegen seine Hüfte, sodass sie seine Taille nun mit beiden Beinen umklammert. Dann hält sie sich mit beiden Händen an seinem Hals fest und er beginnt mit den Beckenstößen. Für zusätzlichen Halt kann sie sich nach hinten an eine Wand lehnen.

STANDFESTE ANGELEGENHEIT!

Diese reizvolle Stellung für Fortgeschrittene erfordert von beiden Partnern viel Kraft und Biegsamkeit. Die Frau lehnt sich kopfüber nach hinten und stützt sich mit den Händen am Boden ab, während der Mann sie sicher fest hält. Das Blut, das ihr dabei in den Kopf schießt, verleiht ihrem Orgasmus eine ganz neue Dimension.

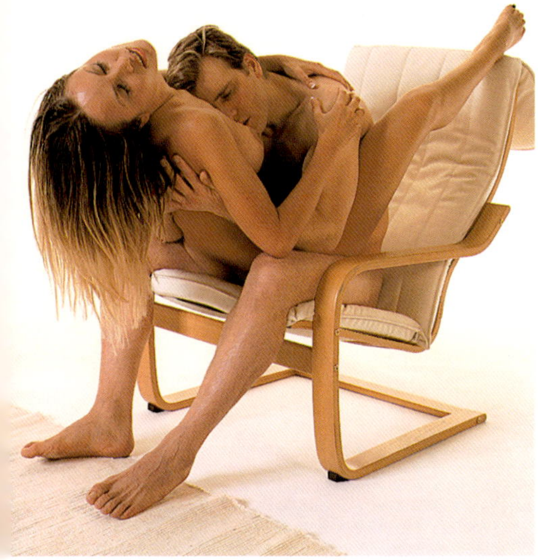

SEX IM SITZEN

Sex auf einem Stuhl, wobei die Frau rittlings auf ihrem Partner sitzt, bietet etliche Vorteile. Viele Paare finden, dass ihnen die härtere Unterlage einen besseren Halt gibt als eine weiche Matratze und die Frau die Tiefe und das Tempo des Eindringens durch Schaukelbewegungen ihres Beckens leichter kontrollieren kann. Liebesspiel im Sitzen ermöglicht auch sehr spontanen Sex, da die Frau jederzeit die Initiative ergreifen kann, indem sie einfach auf den Schoß ihres Partners klettert. So kann aus heftigem Petting im Nu die leidenschaftlichste Umklammerung werden – nachdem sich das Paar mit ein paar wenigen Handgriffen der wichtigsten Kleidungsstücke entledigt hat. In einem bequemen Sessel kann Sex besonders langsam und genüsslich ausgeübt werden. Der Mann sitzt unten und die Frau rittlings auf seinem Schoß, wobei sie ihn mit den Beinen umklammert. In dieser Position kann sie Eindringtiefe und -tempo so steuern, dass es für sie und ihren Partner am lustvollsten ist. Der Mann hat dabei nicht viel mehr zu tun als die Brüste, den Hals und die Schultern seiner Partnerin mit Händen und Mund zu liebkosen.

SESSELSEX

OBEN: *Ein bequemer Sessel bietet ungeahnte Möglichkeiten. Während der Mann sitzt, klettert die Frau rittlings auf seinen Schoß und umschlingt ihn mit ihren Beinen. Wenn er ihren Rücken abstützt, kann sie sich kopfüber so weit zurücklehnen, dass ihre Hände auf dem Boden liegen.*

„SLAWISCHE" STELLUNG I

UNTEN: *Die Frau liegt rücklings auf der Bettkante, während ihr Partner vor dem Bett steht und in sie eindringt; dabei hält er ihre Knöchel hoch über ihren Kopf. Da er in dieser Position sehr tief eindringen kann, muss er darauf achten, nicht zu heftig und nicht zu weit zu stoßen.*

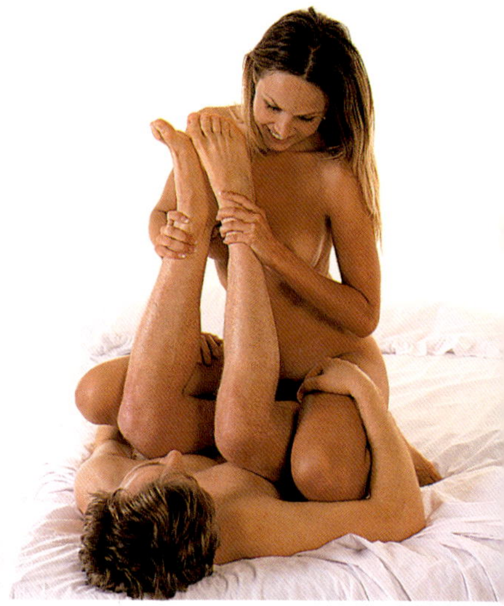

„SLAWISCHE" STELLUNG II

Rollentausch – diesmal übernimmt die Frau die Führung. Ihr Partner liegt auf dem Rücken, die Knie zur Brust gezogen und die Unterschenkel nach oben gestreckt. Sie hockt sich auf ihn und legt seine Füße gegen ihre Schultern. (In dieser Position hat sie fast die totale Kontrolle.)

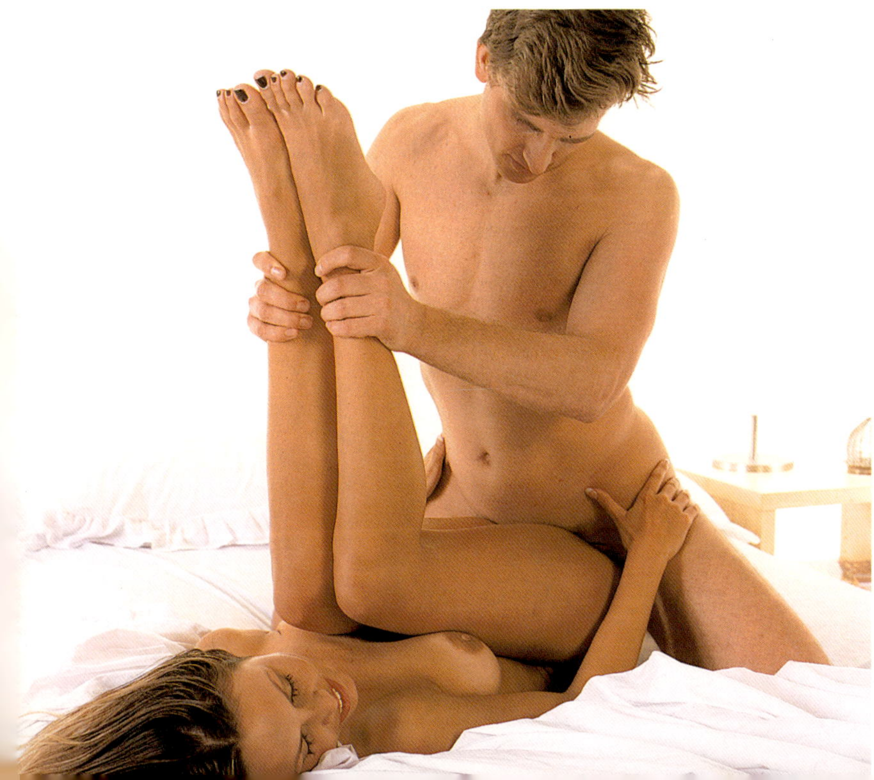

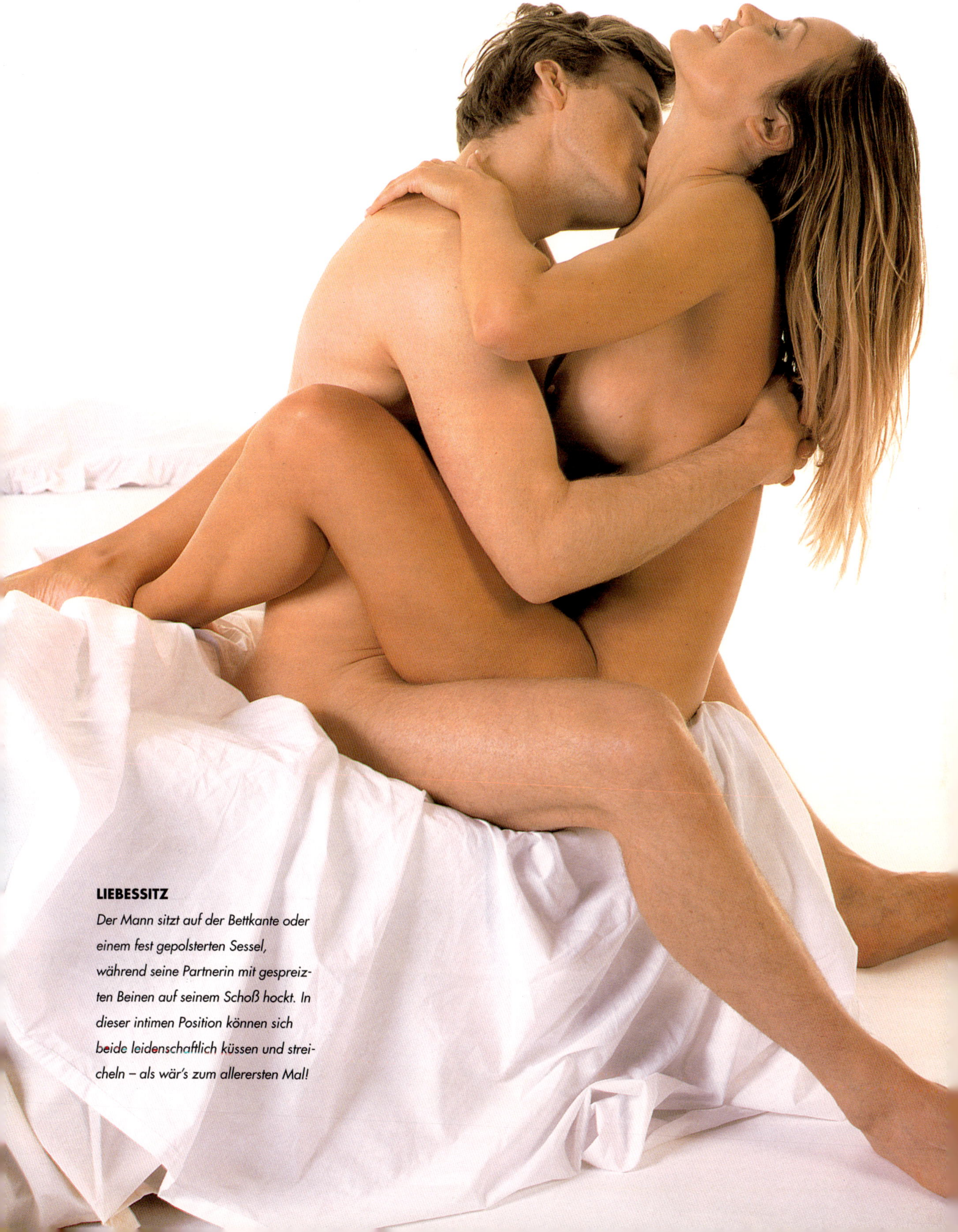

LIEBESSITZ

Der Mann sitzt auf der Bettkante oder einem fest gepolsterten Sessel, während seine Partnerin mit gespreizten Beinen auf seinem Schoß hockt. In dieser intimen Position können sich beide leidenschaftlich küssen und streicheln – als wär's zum allerersten Mal!

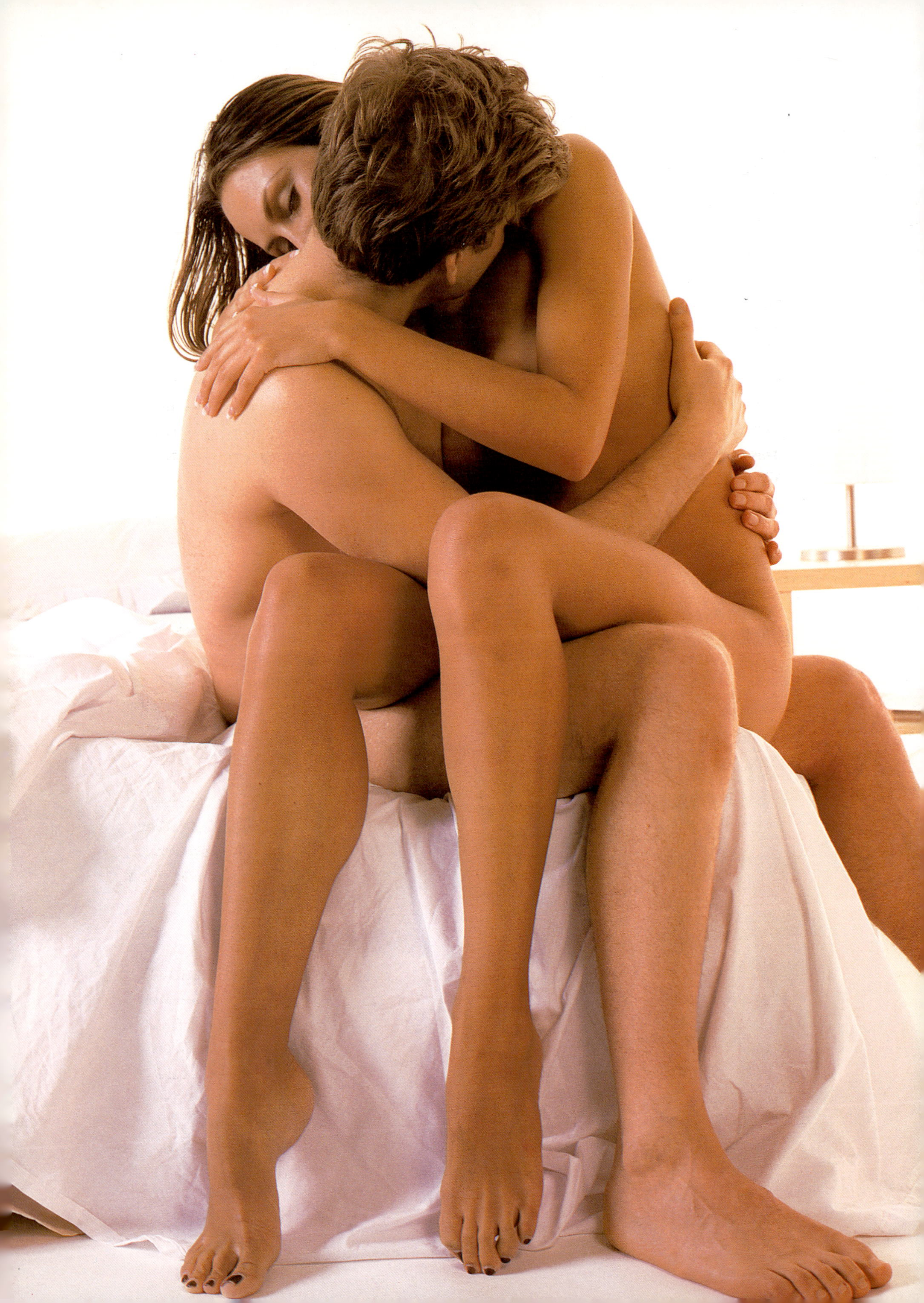

Safety First

Beim Ausprobieren von außergewöhnlichen oder athletischen Stellungen ist stets Vorsicht geboten.

- **Einige der hier gezeigten Stellungen erfordern viel Kraft und Gelenkigkeit. Machen Sie sich vorher mit ein paar von unseren gymnastischen Sex-Übungen fit (siehe Seiten 24–29).**
- **Schieben Sie Sofas, Couchen oder Sessel gegen eine Wand, damit sie nicht umkippen können.**
- **Vergewissern Sie sich immer, dass Türen zum Anlehnen sicher verschlossen sind.**
- **Legen Sie zum Schutz Kissen oder Polster auf den Boden – zum Beispiel, wenn die Gefahr besteht, von einer Bettkante zu fallen.**
- **Zwingen Sie Ihren Partner nicht zu einer Stellung, die ihr oder ihm unbehaglich ist.**
- **Nehmen Sie keine Stellung ein, die Schmerzen bereitet oder eine Verletzungsgefahr in sich birgt.**

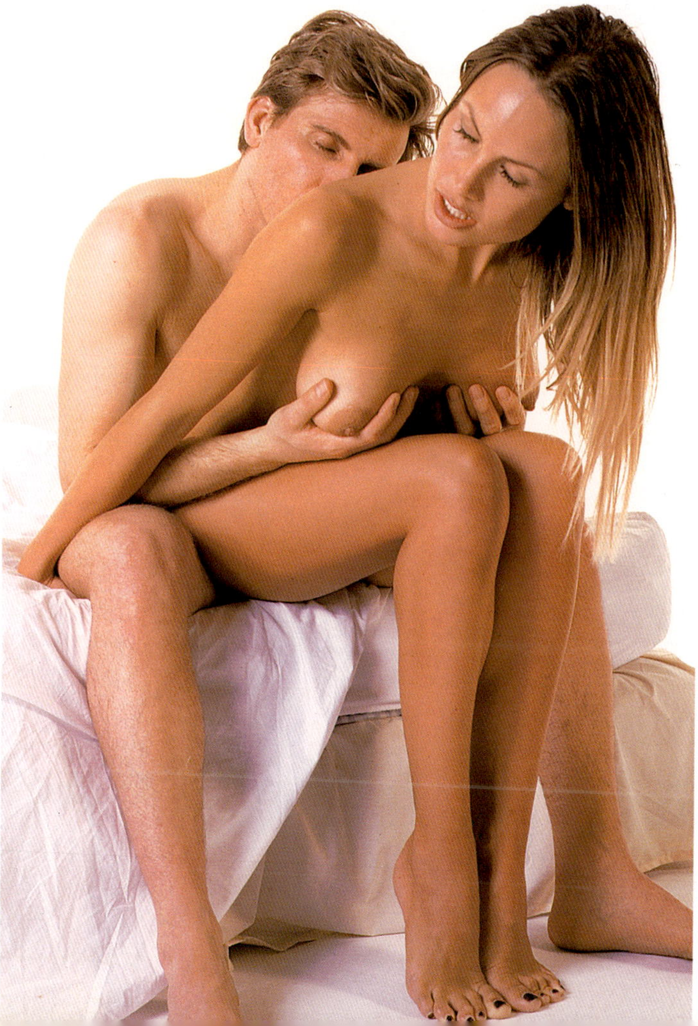

SEITLICHE SITZSTELLUNG

GEGENÜBER: *Bei dieser reizvollen Sessel-Variante setzt sich die Frau seitlich auf den Schoß ihres Partners und kann durch rutschende und kreisende Bewegungen für Stimulation sorgen. In dieser Position ist ihr Genitalbereich für manuelle Liebkosungen besonders zugänglich. Obwohl die Bewegungsfreiheit insgesamt eher eingeschränkt ist, ist diese Stellung gut geeignet, das Liebesspiel auszudehnen.*

ABGEWANDTE SITZSTELLUNG

Hier sitzt die Frau von ihrem Partner abgewandt auf dessen Schoß, leicht nach vorne gebeugt, und hält sich an seinen Oberschenkeln fest. Dabei bewegt sie ihr Becken auf seinem Penis auf und nieder und kann so alle Vorteile des Eindringens von hinten voll auskosten.

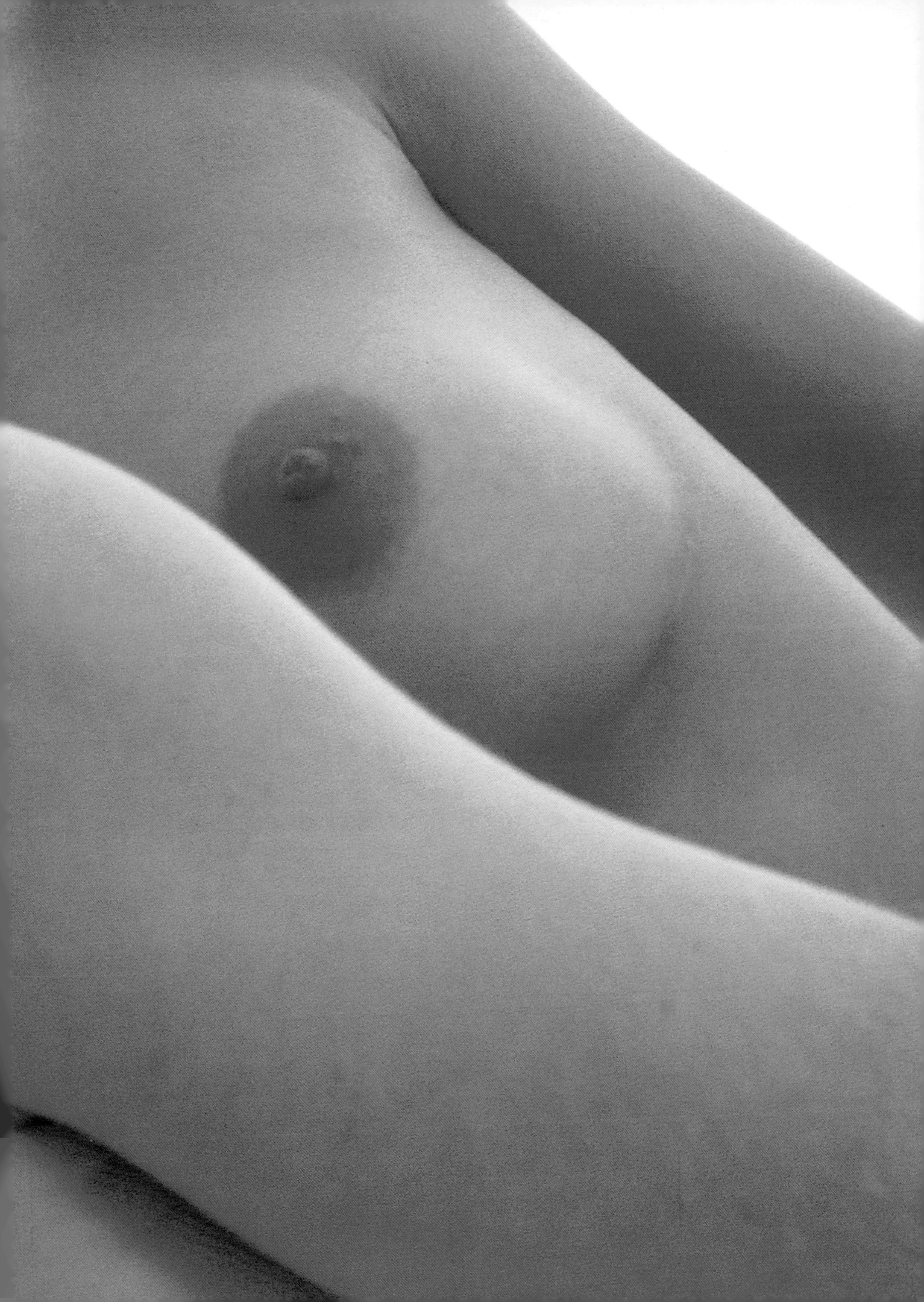

„Irren ist menschlich, aber es fühlt sich einfach göttlich an."

MAE WEST

10 GÖTTLICHER SEX

VIELE PAARE MÖCHTEN IHREM SEXUALLEBEN EINE SPIRITUELLE DIMENSION VERLEIHEN, UM IHRE BEZIEHUNG ZU VERTIEFEN UND DIE LEBENSENERGIE VOLL AUSZUSCHÖPFEN, DIE UNS ALLEN INNEWOHNT. EIN WEG DORTHIN FÜHRT ÜBER DEN INDISCHEN MYSTIZISMUS, IN DEM DER LIEBESAKT ALS HÖCHSTER AUSDRUCK DER HEILIGEN VEREINIGUNG ZWISCHEN MANN UND FRAU GILT.

Tipp

Wenn die Vagina zur Trockenheit neigt oder leicht wund wird – was besonders beim ausgedehnten Liebesakt eintreten kann – hilft ein künstliches Gleitmittel aus der Apotheke.

KAMASUTRA

Viele Menschen verbinden körperliche Liebe auf indische Art mit einem Buch namens „Kamasutra", dem „Leitfaden der Liebe". Der indische Weise Vatsyayana Maharishi, auch „Der große Seher Vatsyayana" genannt, verfasste dieses Liebeslehrbuch im 4. Jahrhundert n. Chr. Es beschreibt 64 Liebeskünste, die so genannten „Chatushshashti", sowie acht Möglichkeiten des Küssens. Vatsyayana betrachtete den Geschlechtsverkehr als „göttliche Vereinigung" und „Verherrlichung des Schöpfungsaktes". Er befürwortete eine offene Sexualerziehung für Männer und Frauen vor der Hochzeit und glaubte, dass Geschlechtsverkehr niemals sündhaft sei – außer, wenn er lieblos ausgeführt wird!

Viele der im Kamasutra beschriebenen Sexualpraktiken – etwa das Vorspiel, Oralverkehr und die Frau-oben-Positionen – wurden im Westen noch bis weit in das 20. Jahrhundert hinein als schockierend empfunden. Heute sind sie jedoch nichts Ungewöhnliches mehr. Vatsyayana wusste bereits, dass Frauen zu multiplen Orgasmen fähig sind und betonte immer wieder, wie wichtig es ist, dass die Frau den Liebesakt genauso, wenn nicht noch stärker genießt wie der Mann – wenn nötig, auch mithilfe eines künstlichen Penis oder Dildo. Viele der im Kamasutra enthaltenen Positionen zielen auf die Verlängerung des Liebesaktes ab, um die volle Befriedigung der Partnerin sicherzustellen. Ein sensibler Liebhaber erkundet die Bedürfnisse und Neigungen seiner Partnerin und sorgt dafür, dass sie gänzlich befriedigt ist, bevor er seinen eigenen Orgasmus zulässt.

TANTRA

Die spirituelle Seite des Geschlechtsverkehrs findet ihren Ausdruck im tantrischen Sex. Tantra bedeutet „göttlicher Pfad" und betont die meditative Komponente des Liebesspiels und die Verlängerung des eigentlichen Liebesaktes. Der Orgasmus gilt als Verschwendung von wertvoller Lebensenergie, die besser dazu verwendet werden sollte, das spirituelle Bewusstsein der Partner auf eine höhere Ebene zu bringen. Der sexuelle Akt wurde als Verschmelzung von Gegensätzen betrachtet – dem männlichen (aktiven) Prinzip und dem weiblichen (passiven) Prinzip – die im Wesen der Natur liegt. Durch die Unterdrückung egoistischer Bedürfnisse mithilfe bestimmter Atem- und Meditationstechniken kann ein Paar seine körperlichen, emotionalen und geistigen Energien vereinigen und dadurch ein tieferes Maß an Miteinander, Ehrlichkeit und gegenseitigem Verständnis erlangen.

ZWEI HERZEN IM GLEICHTAKT

GEGENÜBER: *Meditation kann dem Liebesspiel eine spirituelle Dimension verleihen. Atmen Sie tief ein und aus und befreien Sie Ihren Geist von allen störenden Gedanken. Atmen Sie tief weiter und legen Sie dann eine Hand auf das Herz des Partners oder der Partnerin. Gleichen Sie Ihre Atemrhythmen einander an, sodass Ihre beiden Herzen schließlich wie eines schlagen.*

VERLÄNGERUNG DES LIEBESAKTES

Der Frau fällt das Hinauszögern des Orgasmus einfacher als dem Mann, da sie bis zu viermal länger dazu benötigt und zu mehreren Höhepunkten fähig ist. Das Hauptziel des Paares besteht also darin, den Orgasmus des

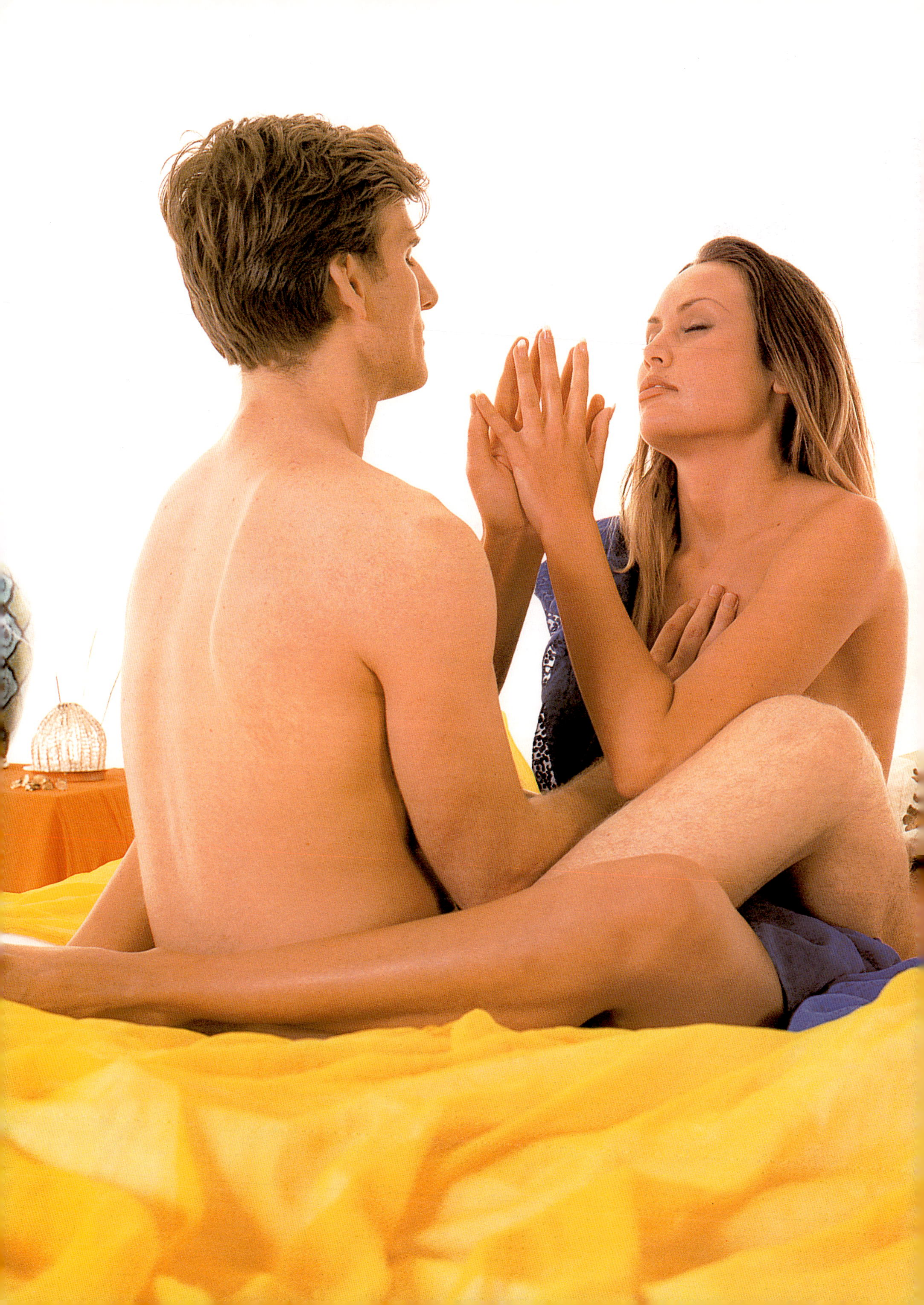

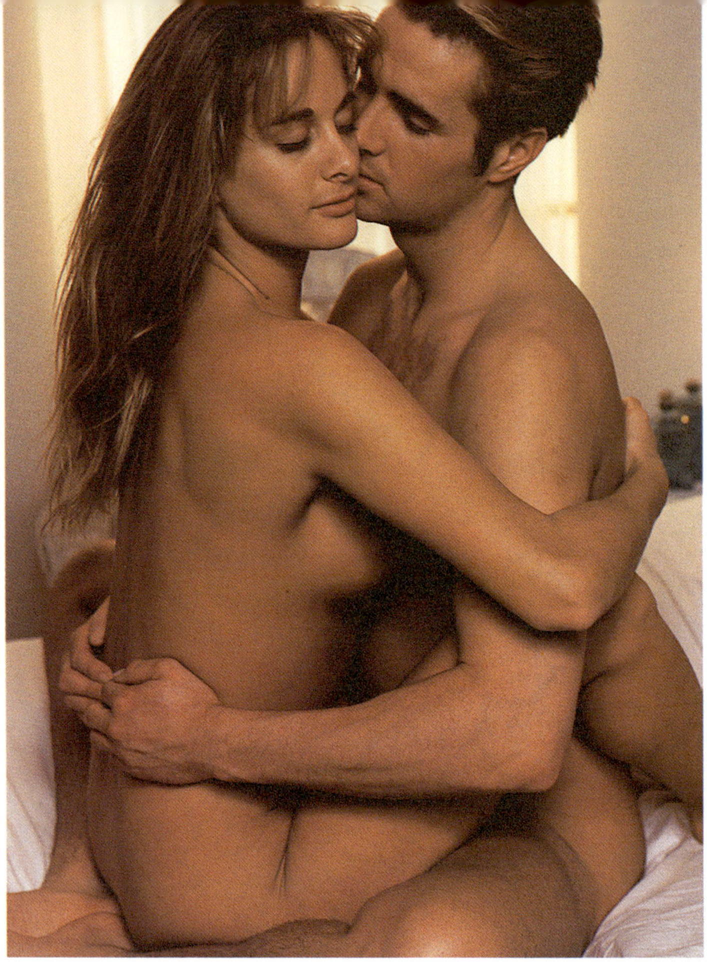

LEBENSENERGIE

Schmiegen Sie sich – tief durchatmend – aneinander und vollziehen Sie die sexuelle Vereinigung. Spüren Sie, wie bei jedem Einatmen die Lebensenergie Ihres Partners in sie hineinströmt und wie Sie ihm bei jedem Ausatmen von Ihrer Lebensenergie schenken. Mit etwas Übung können Sie lernen, für längere Zeit in dieser Stellung zu verharren und den Körper Ihres Partners mit zarten Küssen und liebevollem Streicheln zu verwöhnen.

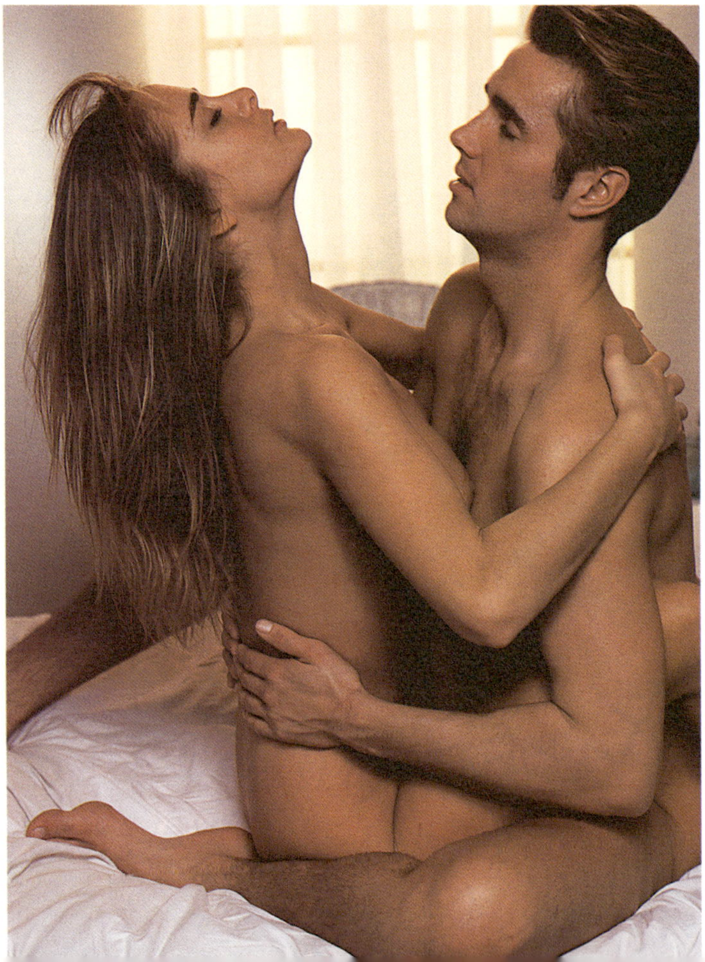

GEISTIGER HÖHEPUNKT

Wenn sich die Empfindung Ihres Einsseins steigert, werden Sie einen körperlichen und geistigen Höhepunkt erleben, der sich in einem Ausbruch sexueller Ekstase entlädt.

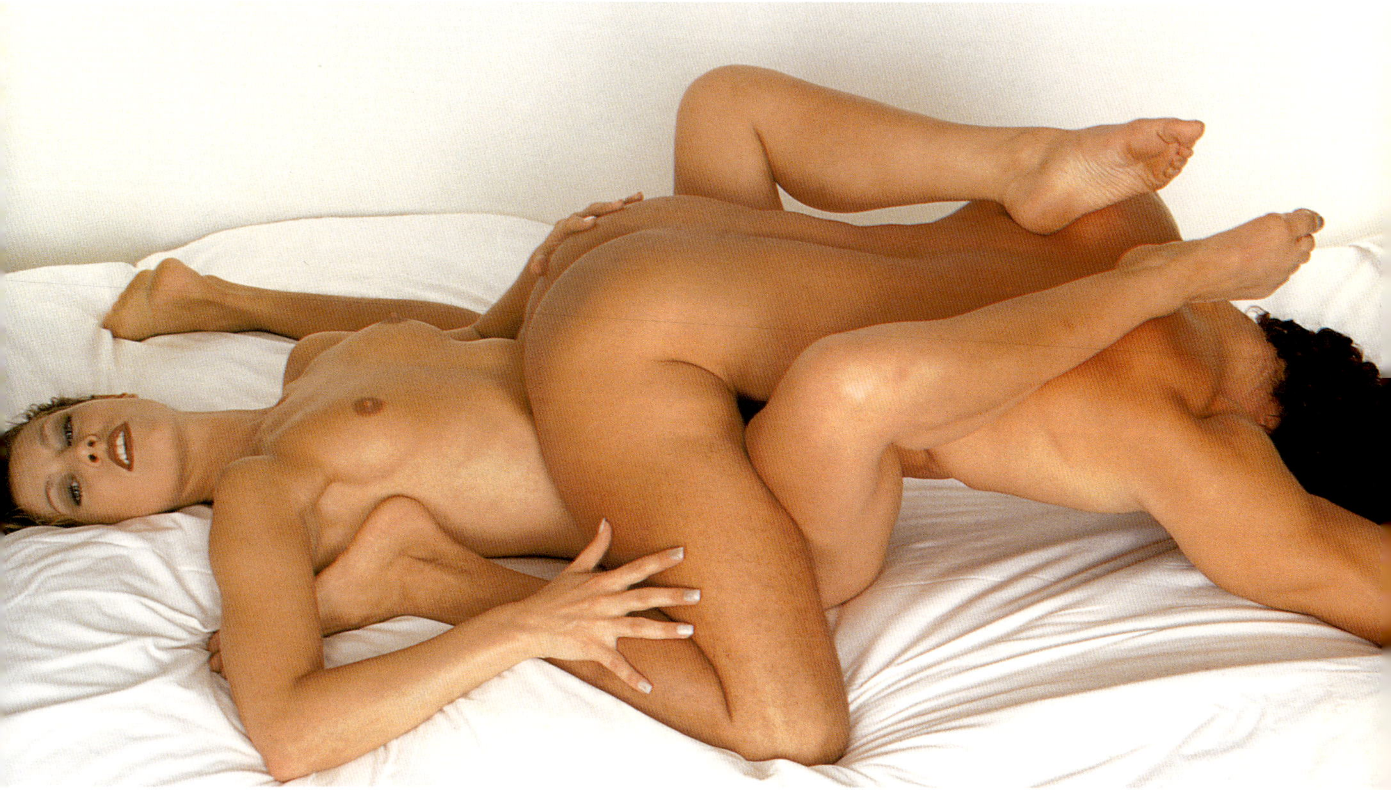

Mannes hinauszuzögern. Östliche Liebestechniken bieten dafür viele Möglichkeiten an. Eine Methode besteht zum Beispiel darin, tief zu atmen und nur langsame Beckenstöße auszuführen. Besonders geeignet sind hierzu Stellungen, in denen der Mann nur wenig Bewegungsfreiheit hat.

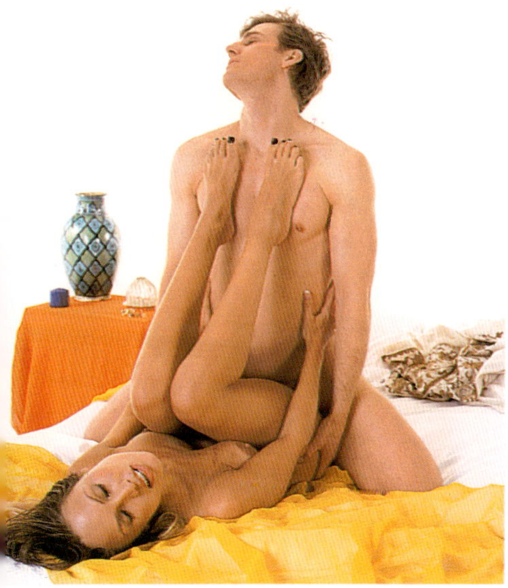

Die stärkste Stimulation des Penis erfolgt nämlich bei raschen, kurzen Stößen – mit langsamen, tiefen Stößen lässt sich der männliche Orgasmus somit hinauszögern. Das liegt daran, dass die Penisspitze am empfindlichsten und die Vagina nahe an ihrem Eingang am engsten (und sensibelsten) ist. Die Frau muss den Erregungsgrad ihres Partners erkennen, damit sie das Tempo gegebenenfalls verringern und seinen Penis tiefer in sich eindringen lassen kann. Das geht am besten, wenn sie oben liegt und die Führung übernimmt.

UNGEWÖHNLICHER WINKEL

Diese Position erfordert viel Geschmeidigkeit, ist aber, was die Intensität der Stimulierung betrifft, unübertroffen. Der Mann liegt auf seiner Partnerin, aber von ihr abgewandt. Er dringt in sie ein und führt in dieser Position seine rückwärts gerichteten Stoßbewegungen aus – wobei sich bisher ungekannte Empfindungen einstellen.

KLASSISCHE KAMA-STELLUNG

In dieser klassischen Stellung aus dem Kamasutra zieht die Frau ihre Knie nah an die Brust und legt ihre Füße auf die Brust des Mannes. In dieser Position kann der Mann besonders tief und langsam in seine Partnerin eindringen.

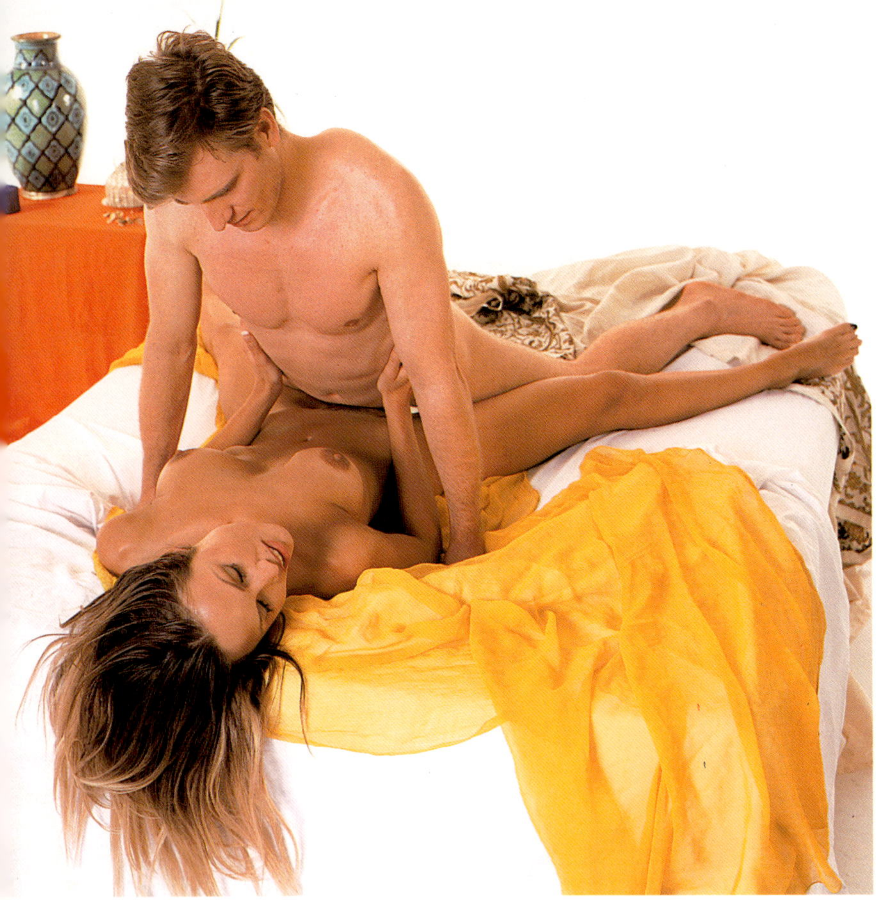

WEIT GEÖFFNET

Noch eine Stellung aus dem Kamasutra: Die Frau liegt mit weit gespreizten Beinen flach auf dem Rücken. Auch der Mann hat seine Beine weit geöffnet, was ihm nur langsame, rhythmische Beckenstöße erlaubt.

IN ZEITLUPE

UNTEN: *Die Frau setzt sich in der umgekehrten „Sankt-Georg"-Stellung (siehe S. 86) rittlings auf den Penis ihres Partners und lehnt sich dann zurück, bis sie auf seiner Brust ruht. In dieser Position sind dem Mann nur ganz kleine Beckenbewegungen möglich, aber dafür kann er die Brüste und die Klitoris seiner Partnerin stimulieren.*

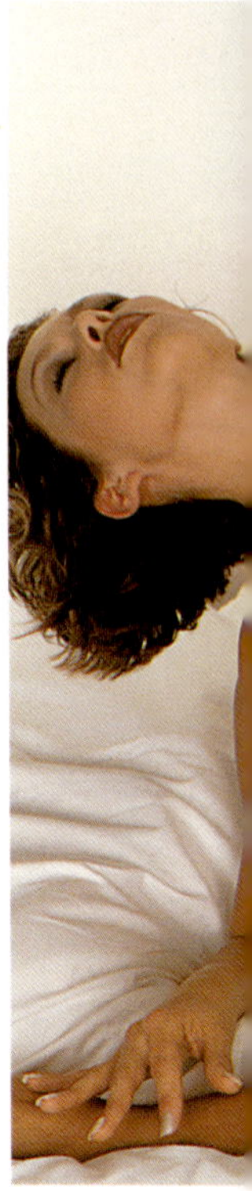

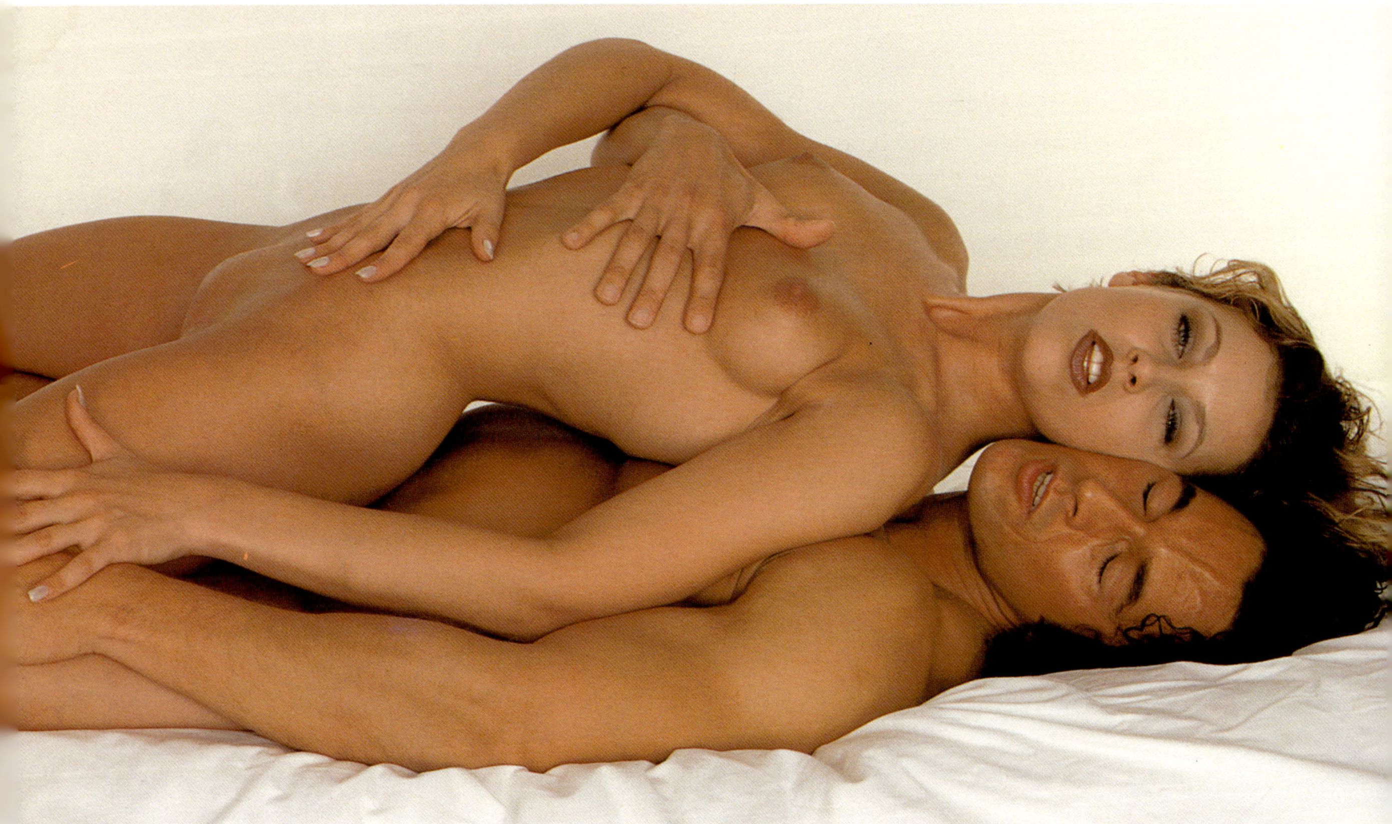

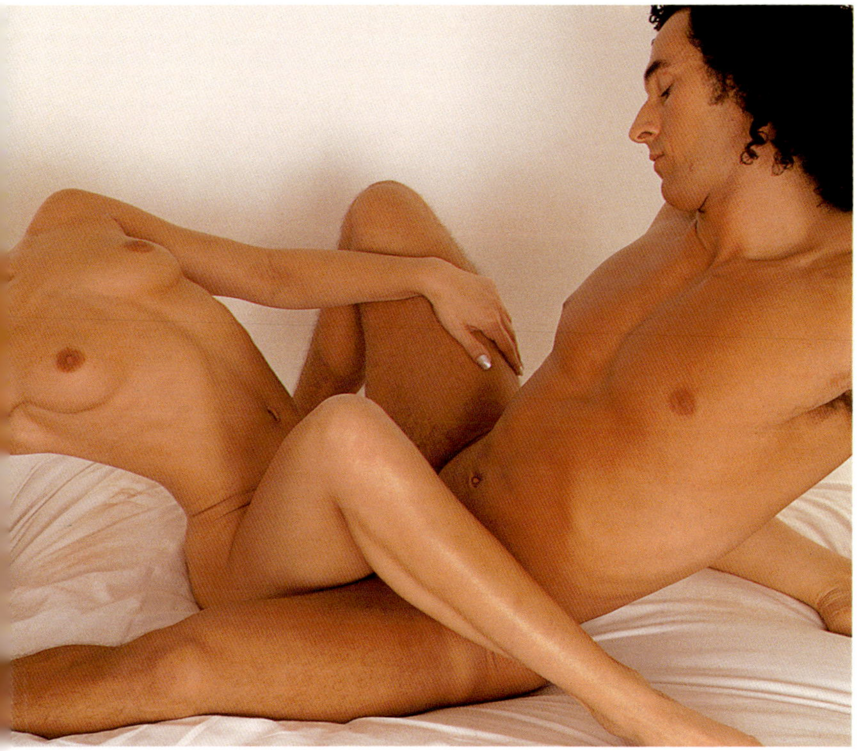

X-STELLUNG

In dieser Position liegt von jedem Partner ein Bein über und ein Bein unter dem des Partners. Hierdurch wird die Bewegungsfreiheit stark eingeschränkt, sodass sich diese Position besonders gut eignet, um den Liebesakt langsam zu gestalten und genüsslich auszudehnen.

FROSCH-STELLUNG

Die Frau liegt flach auf ihrem Partner und legt ihre Füße auf seine – bei weit geöffneten Beinen. Diese Stellung bietet größtmöglichen Hautkontakt, aber nur wenig Bewegungsspielraum, sodass die Stimulation durch die Reibung der Genitalien minimal ist.

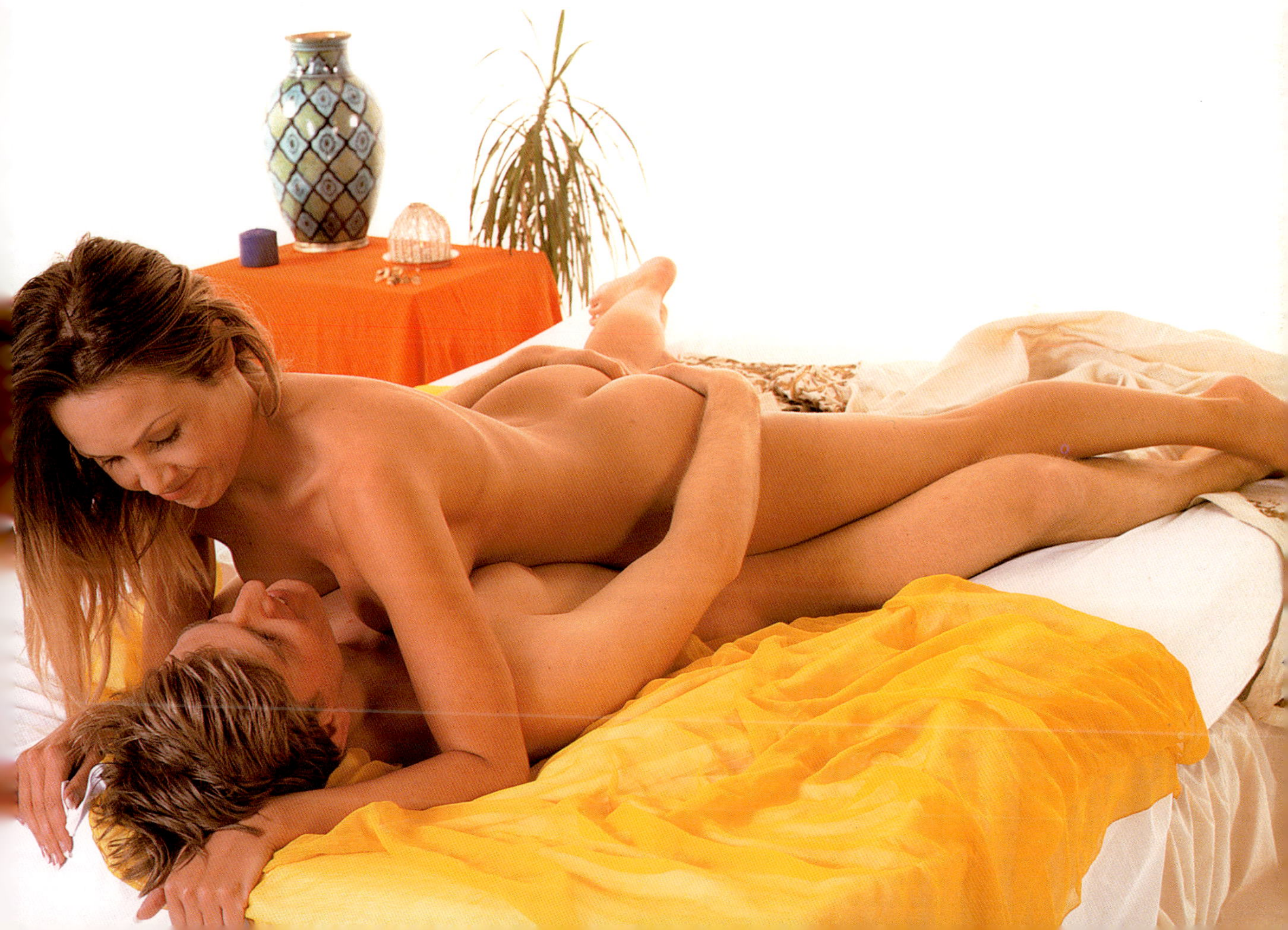

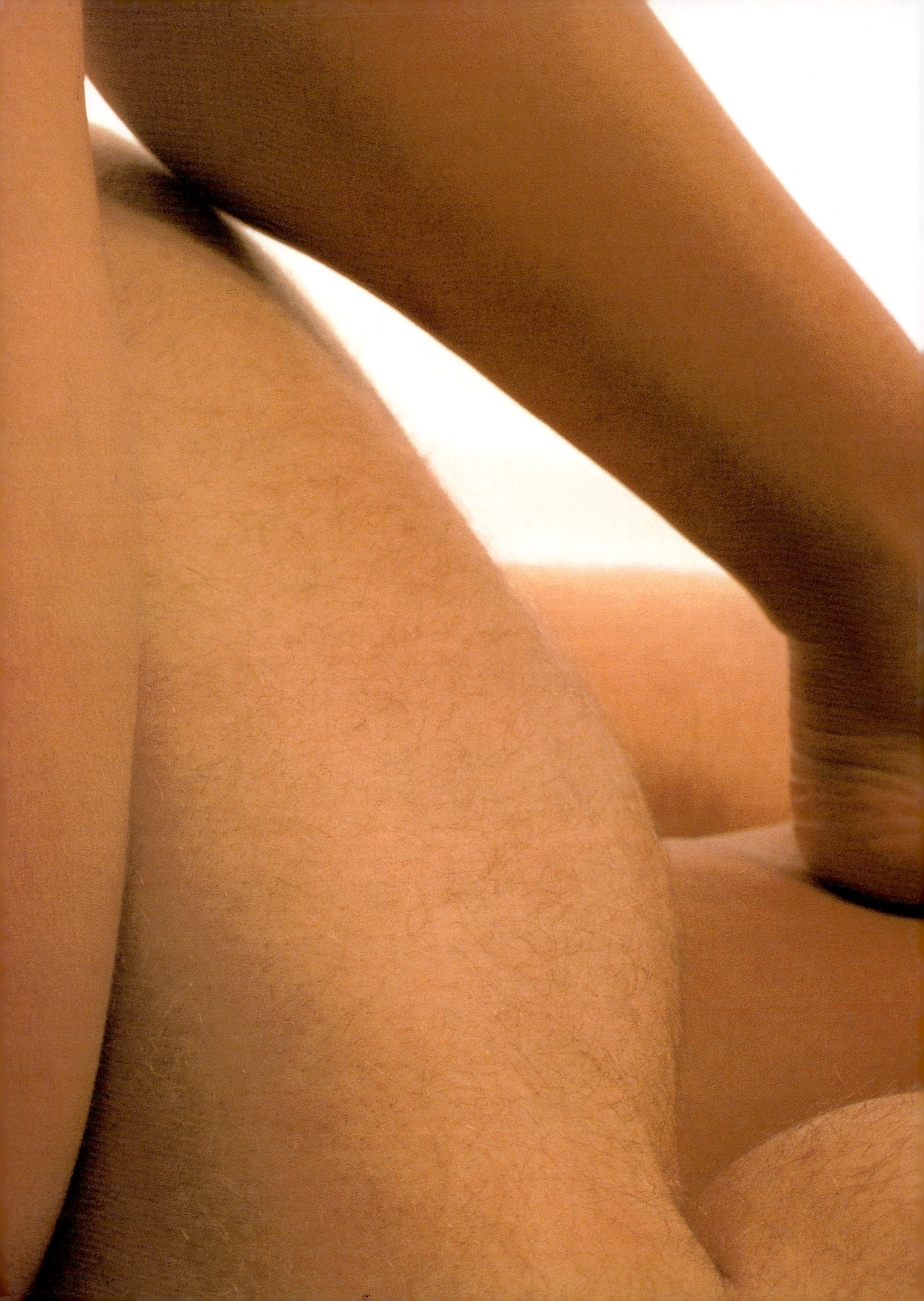

„Sex ist der größte Spaß, den ich je hatte, ohne dabei zu lachen."

WOODY ALLEN

11 TRAUM-PARTNER

DIE KRAFT DES GEISTES UND GANZ BESONDERS DER FANTASIE IST EINE WESENTLICHE KOMPONENTE BEIM SEX. EROTISCHE VORSTELLUNGEN WIRKEN NICHT NUR ERREGEND, SONDERN SORGEN AUCH FÜR DIE STEIGERUNG DES SEXUELLEN VERLANGENS BIS HIN ZUM ORGASMUS. WENN EIN PAAR DIE MÖGLICHKEITEN SEINES „GEISTIGEN LUSTZENTRUMS" VOLL AUSSCHÖPFT, ERÖFFNEN SICH BEIM LIEBESAKT GANZ NEUE DIMENSIONEN.

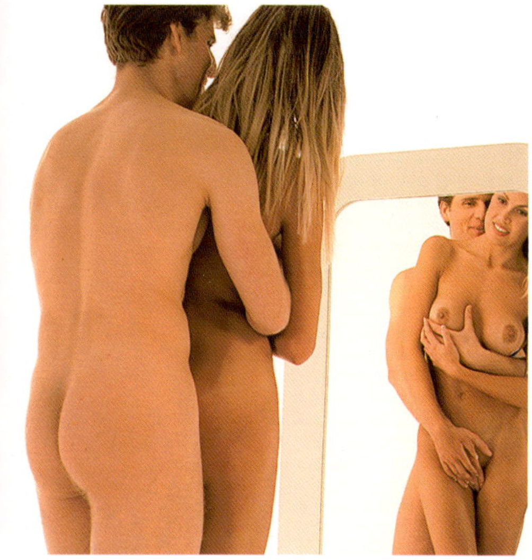

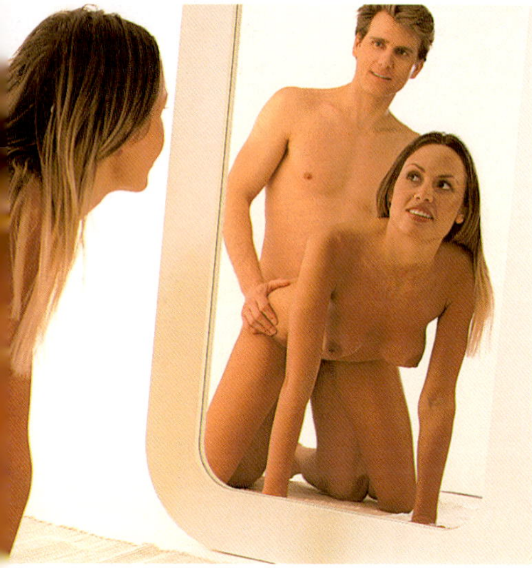

SPIEGELZAUBER

Mit einem Spiegel neben dem Bett – oder an der Decke genau darüber – können Sie den Körper Ihres Partners auf nie dagewesene Weise betrachten und die Lust auf Ihrem eigenen Gesicht beobachten, wenn Sie in seinen oder ihren Armen liegen. Sie sind dann beide aktive Mitwirkende und gleichzeitig Voyeure Ihres eigenen Liebesspiels – und werden jede Sekunde davon genießen!

DAS GEISTIGE LUSTZENTRUM

Das wichtigste Sexualorgan überhaupt ist das Gehirn. Spezielle Nervenbahnen sorgen für die Verbindung zwischen diesem „geistigen Lustzentrum" und den Geschlechtsorganen sowie anderen erogenen Zonen. Die Signale, die über diese Nervenbahnen geleitet werden, können die sexuelle Erregung entweder steigern (positive Rückkopplung) oder verringern (negative Rückkopplung). So können beispielsweise Erinnerungen, erotische Laute und Darstellungen, als auch der Anblick, die Berührung und die Stimme eines attraktiven oder geliebten Menschen sexuelles Verlangen auslösen, während sich Anspannung, Stress, Angst, Schuldgefühle, Selbstzweifel und ein negatives Selbstbild auf die sexuellen Gefühle hemmend auswirken.

Vorbereitung auf die Liebe

Bevor Sie sich dem Liebesspiel hingeben, achten Sie darauf, dass Sie beide innerlich darauf eingestellt sind – das heißt, sorgen Sie für ausreichend Zeit zum Entspannen, schalten Sie mögliche Störfaktoren aus und versetzen Sie sich in eine erotische Stimmung. Für viele Menschen spielen Verspieltheit und Fantasie eine wichtige Rolle, um ein sexuelles Verlangen zu verspüren und den Spaß am Sex zu steigern. Die meisten haben die eine oder andere erotische Fantasie, die sie lieber für sich behalten. Allerdings kann es sehr viel Spaß machen, seine geheimen Sehnsüchte mit dem Partner zu teilen und gemeinsam exotische Visionen zu entwickeln – oder sie sogar zusammen auszuprobieren.

Aufreizende Kleidung

Erotische Kleidung kann für Frauen wie für Männer ein starker sexueller Auslöser sein. Enge Jeans oder Shorts, durchsichtige Blusen, Boxershorts, Seidenstrümpfe und Strapse wirken auf viele Männer erregend. Auch die besondere Beschaffenheit bestimmter Materialien – Gummi, Leder, Spitze oder Seide – kann erotisierend wirken. Solche sexuellen Auslöser haben ihre Ursache häufig in der Kindheit oder der Pubertät und bleiben meist tief im Unterbewusstsein verborgen. Diese Vorlieben sind nichts, dessen man sich schämen müsste – scheuen Sie sich also nicht, Ihrem Partner zu sagen, dass ein bestimmter Gegenstand oder Kleidungsstil Sie besonders antörnt, und ermutigen Sie ihn, auch seine Vorlieben und Neigungen mit Ihnen zu teilen. Beziehungskonflikte entstehen häufiger durch mangelhafte Kommunikation als durch Offenheit.

Erotika

Das gemeinsame Betrachten von erotischen Magazinen, Büchern und Filmen kann für ein Paar sehr erregend sein. Ob ein bestimmtes Szenario für Sie geeignet ist und seinen Zweck erfüllt, richtet sich nach Ihren persönlichen Vorlieben und Abneigungen. Einem Mann genügen oft schon direkte sexuelle Darstellungen, während Frauen oft eine nachvollziehbare erotische Handlung mit sympathischen Darstellern vorziehen, die dem erotischen Geschehen einen menschlichen Hintergrund verleihen. Sich gegenseitig seine sexuellen Wünsche zu offenbaren, kann einen faszinierenden Einblick in das Wesen des Partners vermitteln.

Manche Paare nehmen gern ihr eigenes Liebesspiel auf Video auf, um es sich später gemeinsam anzuschauen. Einfacher ist es, sich vor einem Spiegel zu lieben. Es kann sehr reizvoll und spannend sein, sich selbst zum ersten Mal erregt zu sehen und die Bewegungen des eigenen Körpers in der Umarmung des Partners zu beobachten.

SPIELE FÜR ERWACHSENE

Lassen Sie die verruchte Femme fatale aus sich heraus, die Sie schon immer einmal sein wollten. Jetzt, wo Sie sich Ihrer Kleidung entledigt haben, ist Ihr Partner an der Reihe. Öffnen Sie seine Hose zur Abwechslung mit den Zähnen.

Tipp

Frauen, die sich auf eine romantische Begegnung einstellen und sich diese im Geiste bereits vorher fantasievoll ausmalen, sind in der Regel später rascher erregbar und genießen den Sex mehr als Frauen, die das nicht tun.

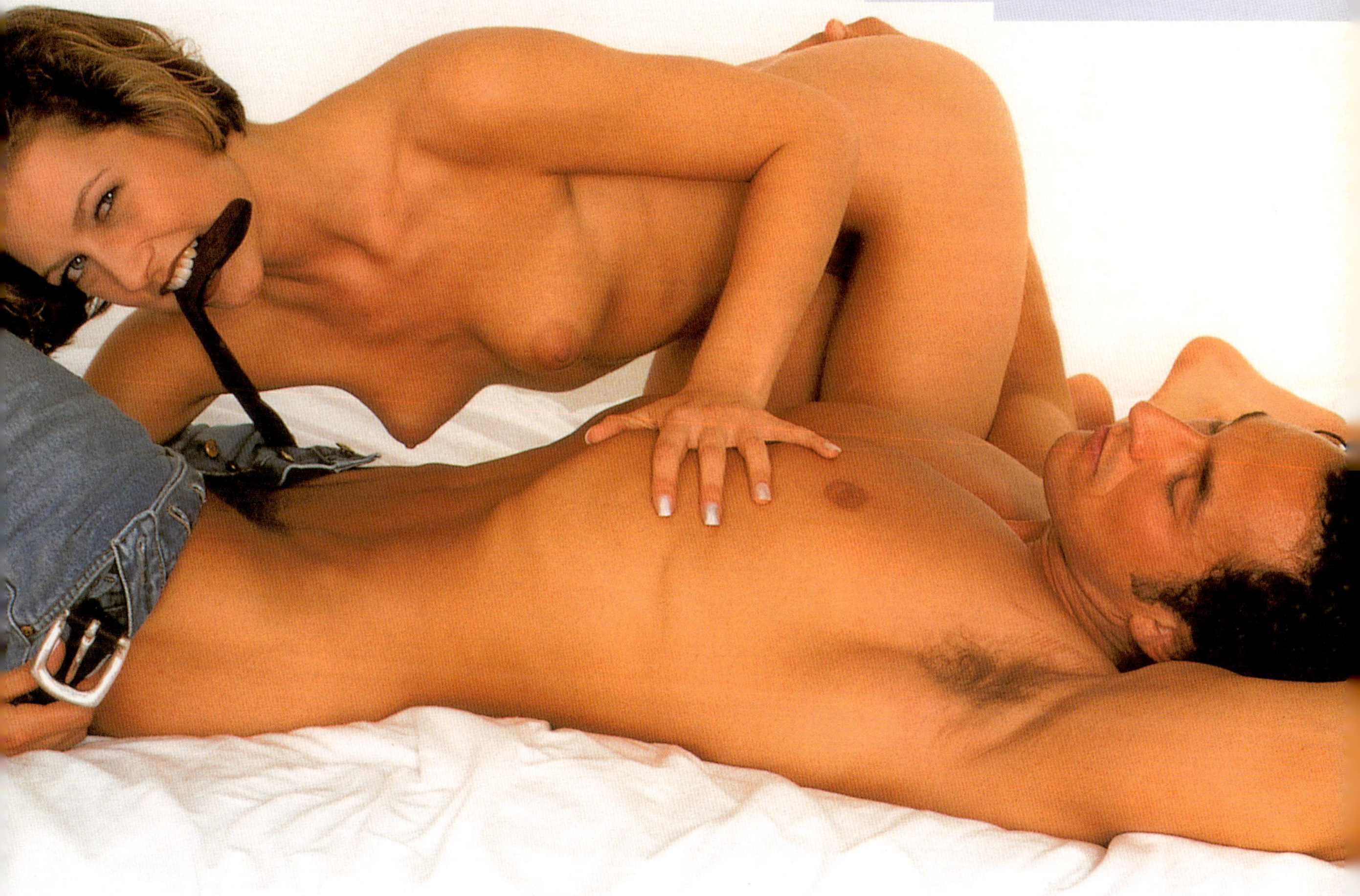

Tatsache

Sexualforscher haben herausgefunden, dass Frauen beim Träumen einen Orgasmus haben können.

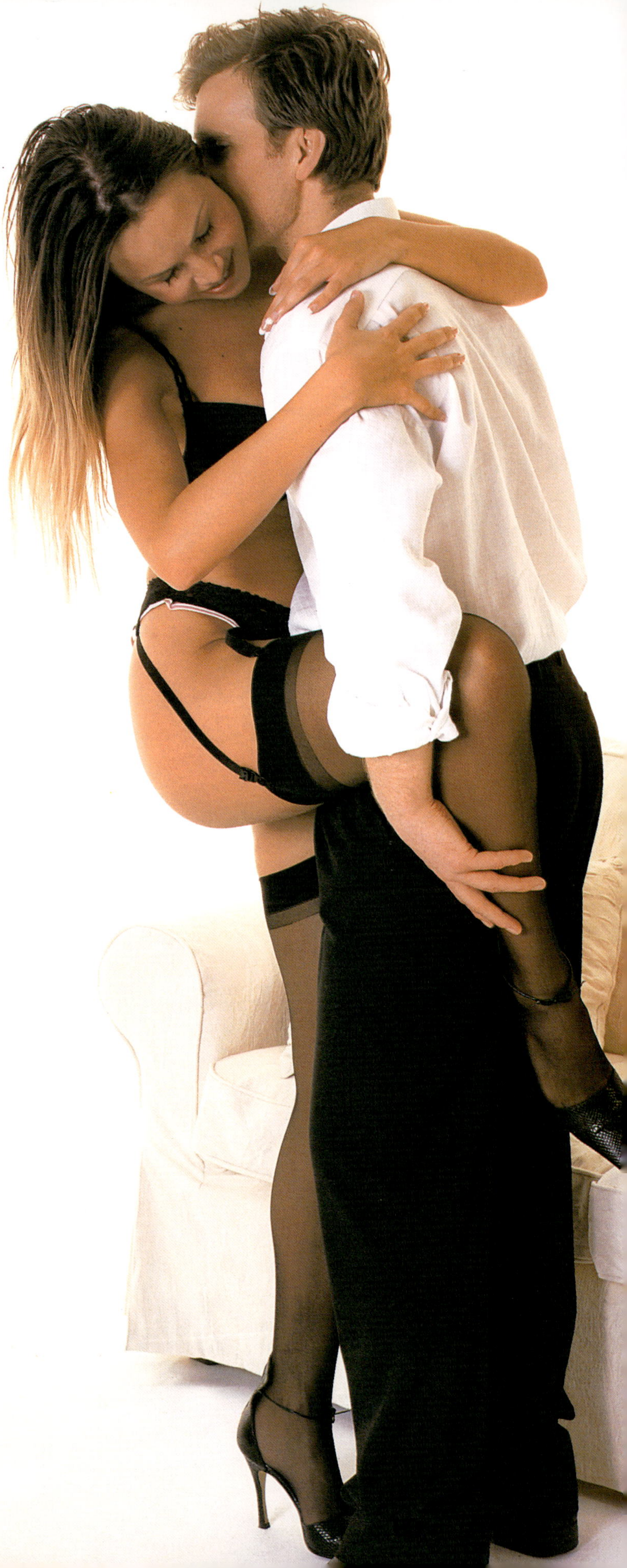

SEXY DESSOUS

Ein aufreizender Büstenhalter, sexy Höschen, Strapse und Seidenstrümpfe können auf einen Mann höchst erregend wirken – vor allem, wenn Sie solche Unterwäsche normalerweise nicht tragen.

EROTISCHE DARSTELLUNGEN

Gemeinsam ein erotisches Magazin zu betrachten bietet eine gute Möglichkeit, über persönliche sexuelle Vorlieben und Abneigungen zu sprechen. Es kann für einen Mann höchst aufschlussreich sein zu erfahren, was Frauen wirklich gerne sehen wollen. Machen Sie sich auf Überraschungen gefasst …

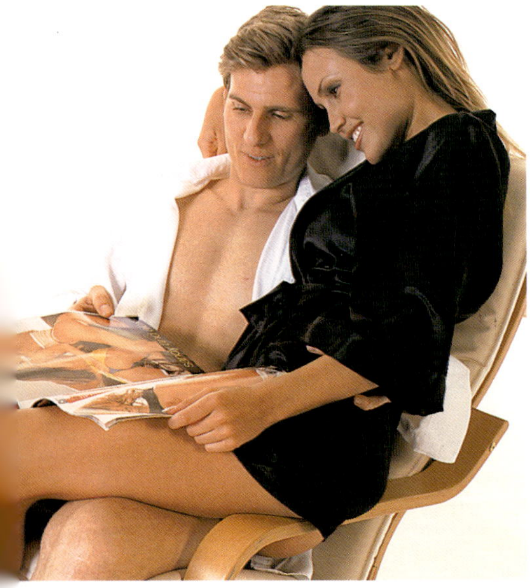

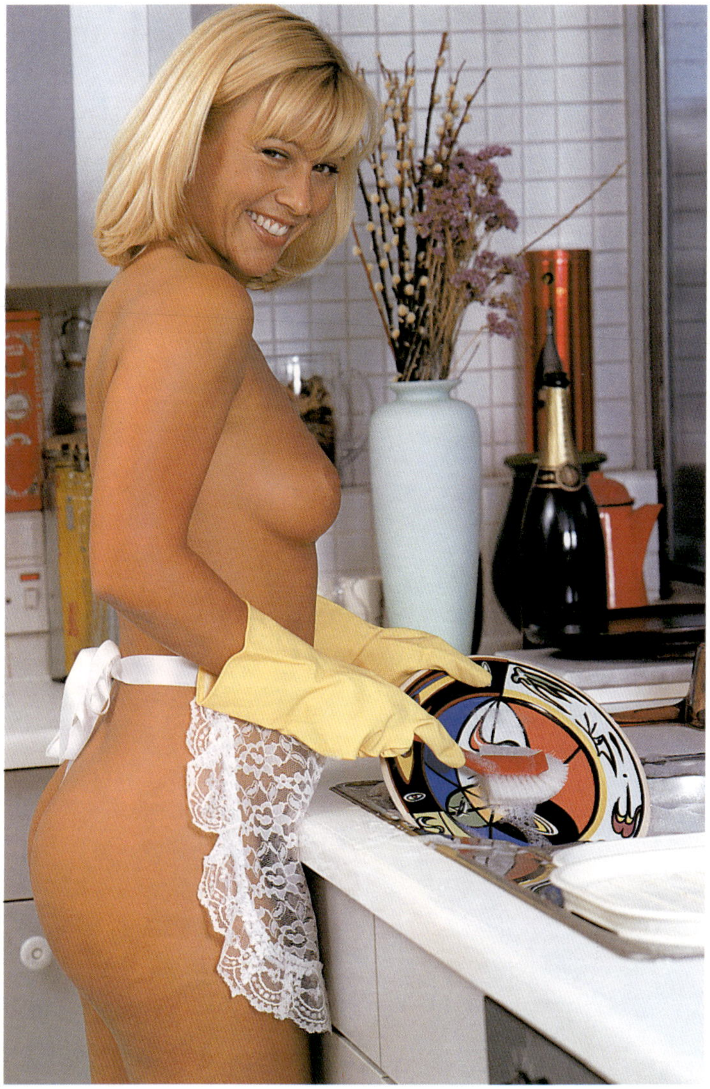

GAR NICHT HAUSBACKEN

Selbst die alltäglichsten Arbeiten können Spaß machen, wenn man seiner Fantasie freien Lauf lässt und eine erotische Komponente hineinbringt.

MASKERADE

Masken bringen ein mysteriöses Flair in Ihr Liebesspiel. In Ihrer Fantasie kann sich Ihr Partner dabei in jede Person verwandeln, als die Sie ihn oder sie sehen möchten.

HEIMLICHE STRIPPERIN

Eine Frau kann ihren Sexappeal zur Geltung bringen – und jede Menge Spaß dabei haben! – wenn sie ihrem Partner einen Striptease vorführt. Der Ausdruck auf seinem Gesicht, wenn sie sich zu aufreizender Hintergrundmusik lasziv vor ihm dreht und windet und Stück für Stück entkleidet, ist unbezahlbar – vor allem, wenn er überhaupt nicht mit so etwas gerechnet hat. Er darf sich dann natürlich gern an ihrer Vorführung beteiligen … Das nächste Mal ist dann vielleicht er an der Reihe und legt einen Strip hin. Striptease ist nur eine Möglichkeit von vielen Rollenspielen, mit denen ein Paar seine sexuellen Fantasien ausleben kann. Eine andere wäre, sich als Filmstar oder eine Figur aus einer anzüglichen Werbung zu verkleiden und mit viel Fantasie der Leinwandheld oder die -diva zu werden, die man schon immer gerne mal sein wollte

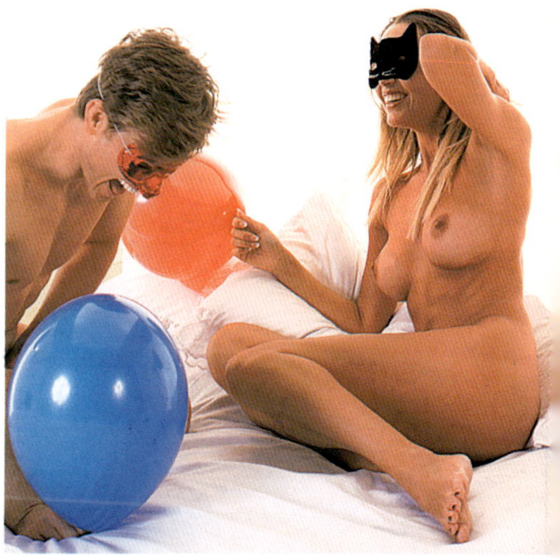

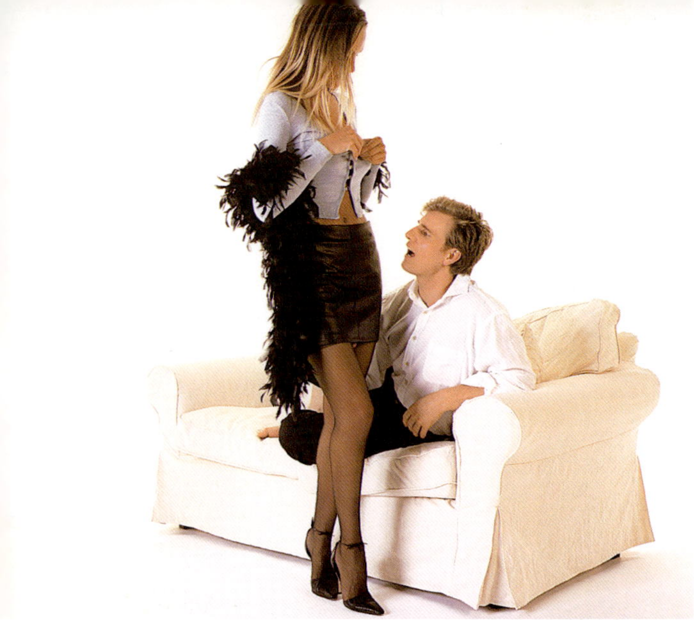

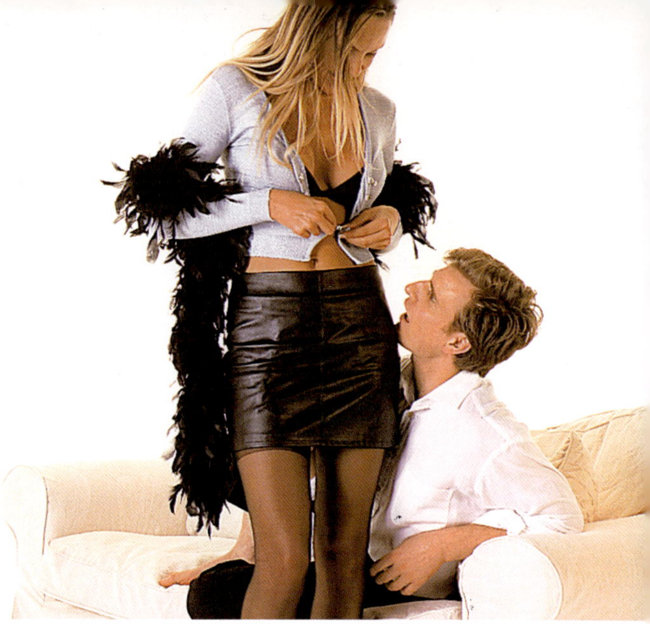

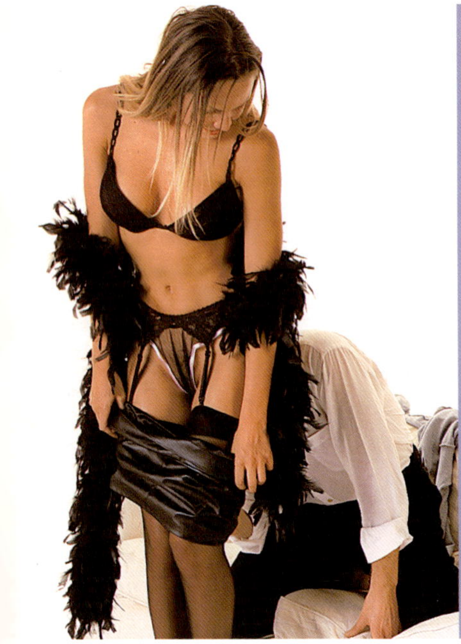

VERFÜHRERISCHE STRIPPERIN

Bei einem Strip können Sie zeigen, was Sie haben und können. Ziehen Sie Ihre schärfsten Kleidungsstücke an, sorgen Sie für verführerische Hintergrundmusik und bewegen Sie sich dazu im aufreizenden Rhythmus. Seien Sie so lasziv wie möglich und entblättern Sie sich Stück für Stück. Vergessen Sie nicht, dass keiner mit der Stoppuhr dasteht – Ihre Vorführung soll erotisch sein und Ihren Partner auf Touren bringen, also nehmen Sie sich Zeit. Sie sind die Hauptdarstellerin – selbst wenn Ihr Publikum nur aus Ihrem Partner besteht! Reizen Sie Ihren Partner, aber lassen Sie ihn noch schmoren … Wenn die letzte Hülle gefallen ist, wird Ihr Zuschauer sicher schon ganz wild darauf sein, zum zweiten Teil der Vorstellung überzugehen, in dem er einen aktiveren Part übernehmen darf.

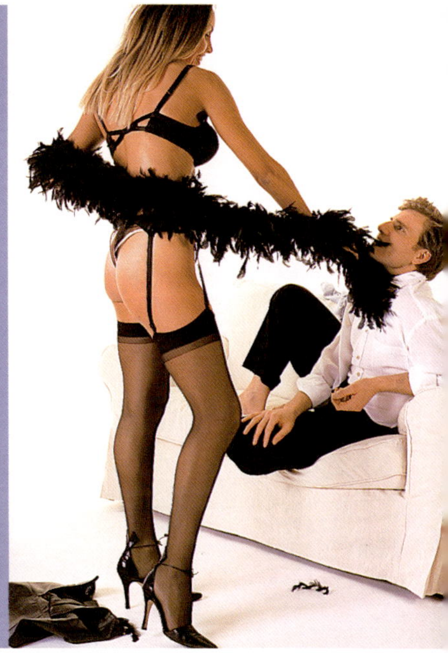

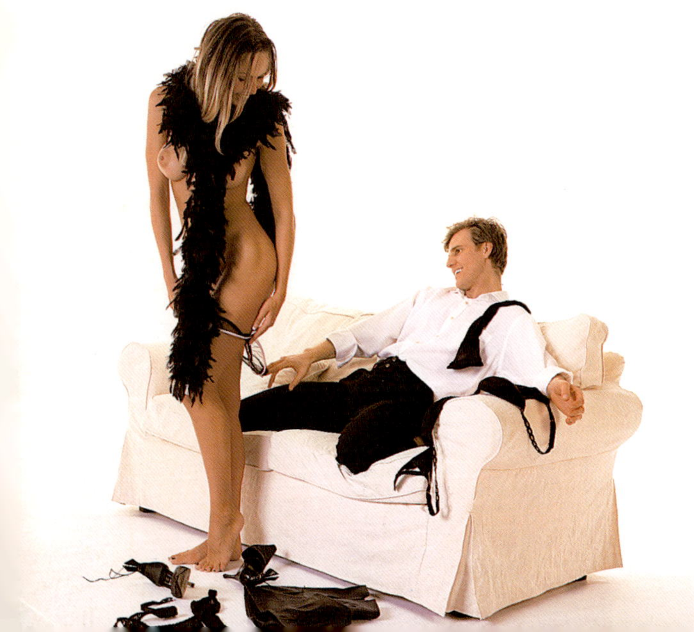

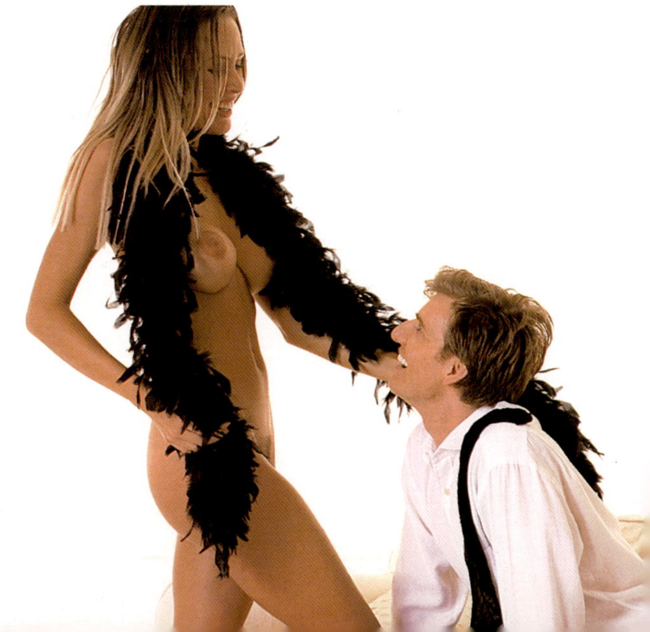

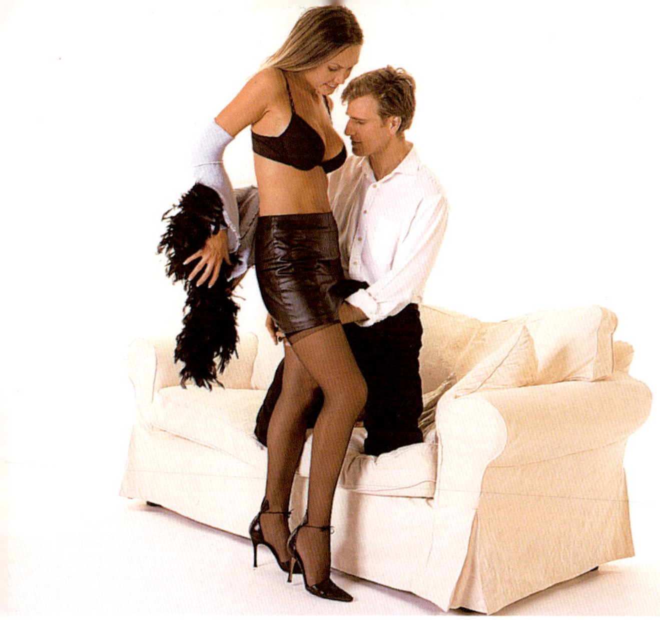
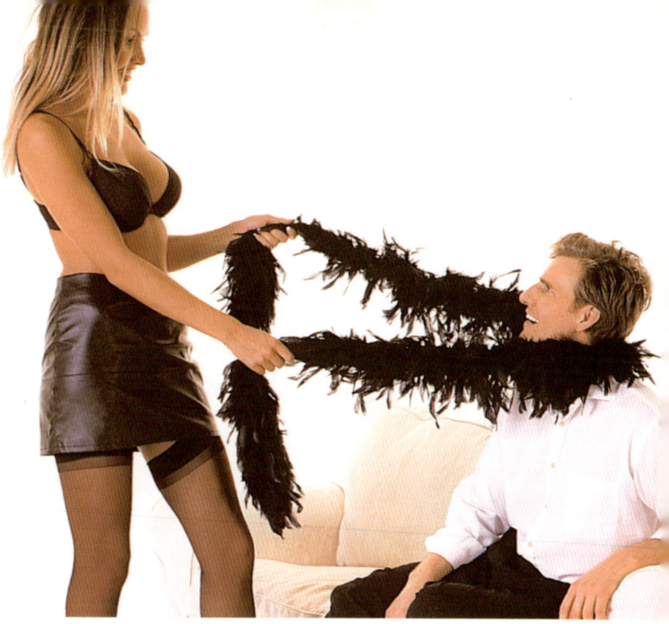
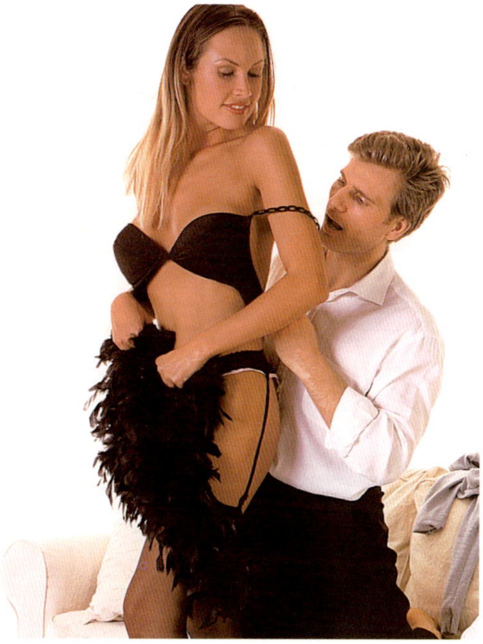
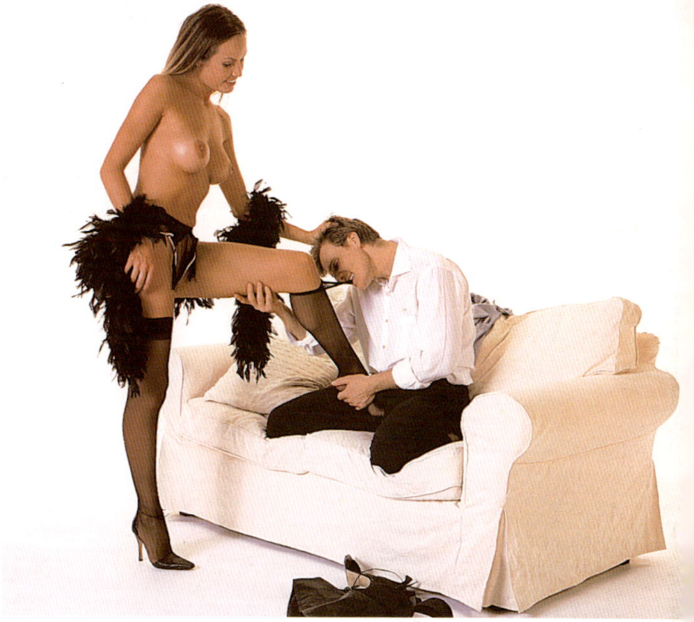
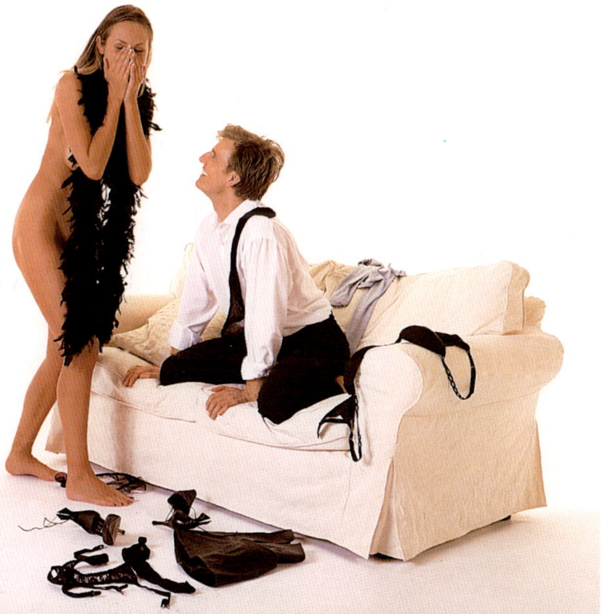
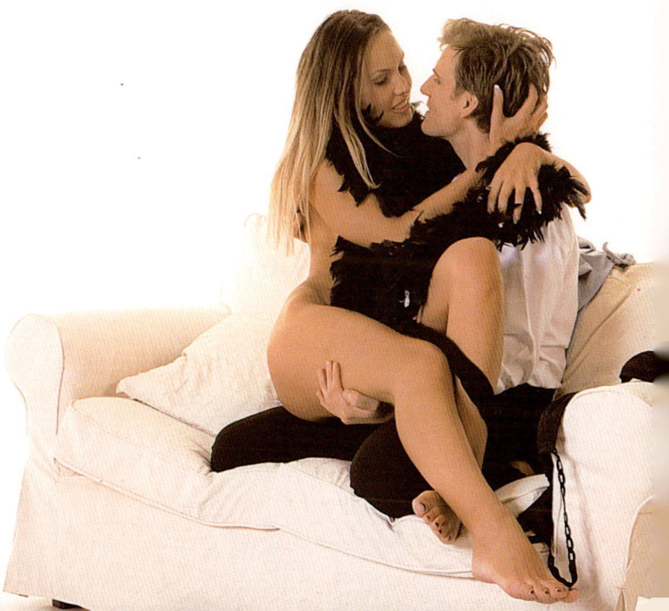

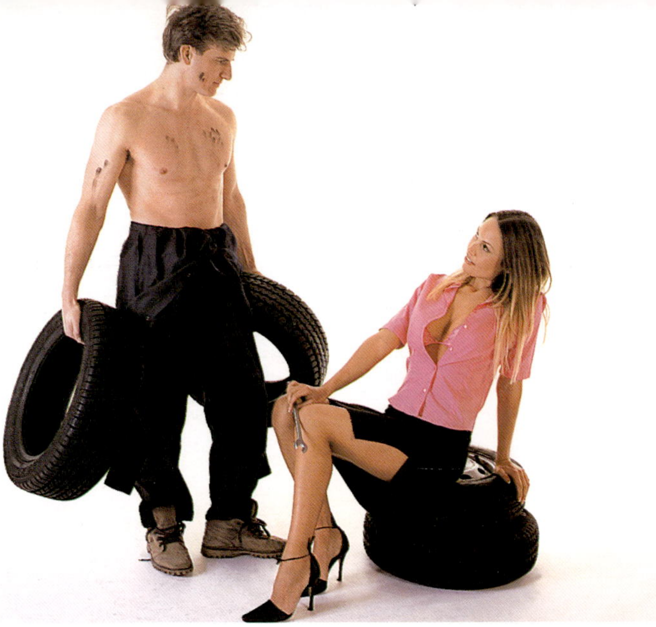

AUTOMECHANIKER

Wenn Ihre Partnerin Sie nur in Anzug und Krawatte kennt, wird es sie angenehm überraschen, wenn Sie sich ihr einmal von dieser Seite zeigen.

BAUARBEITER

Welche Wunschträume Sie auch haben – es macht einfach Spaß, sie im Rollenspiel auszuleben. Requisiten wie ein Schutzhelm helfen dabei.

EASY RIDER

Wenn ein Bikertyp in schwerer Lederjacke der Traum Ihrer schlaflosen Nächte ist, sprechen Sie Ihren Partner doch einfach mal darauf an.

ZIMMERMÄDCHEN

GEGENÜBER: *An der Kleidung eines Zimmermädchens muss irgendetwas dran sein, das Männer immer wieder in Fahrt bringt (wobei Hausarbeit auf dem Tagesplan nicht unbedingt an erster Stelle steht ...)!*

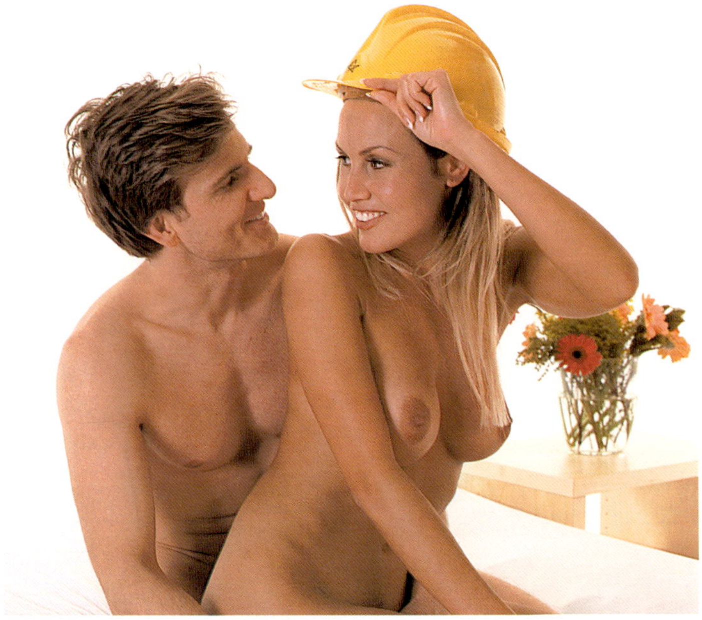

Weibliche Fantasien

Dies sind die beliebtesten Fantasien von Frauen – sagen Umfragen:

- **Mit dem derzeitigen Partner schlafen.**
- **Mit einem Ex-Geliebten schlafen.**
- **Mit einem Filmstar/einem berühmten Mann schlafen.**
- **Mit jemandem an einem besonders romantischen, exotischen oder ungewöhnlichen Ort schlafen.**
- **Oral stimuliert werden.**
- **Eine unwiderstehliche sexuelle Verführerin sein.**
- **Sanfte sado-masoschistische Praktiken (Fesseln, Schlagen).**

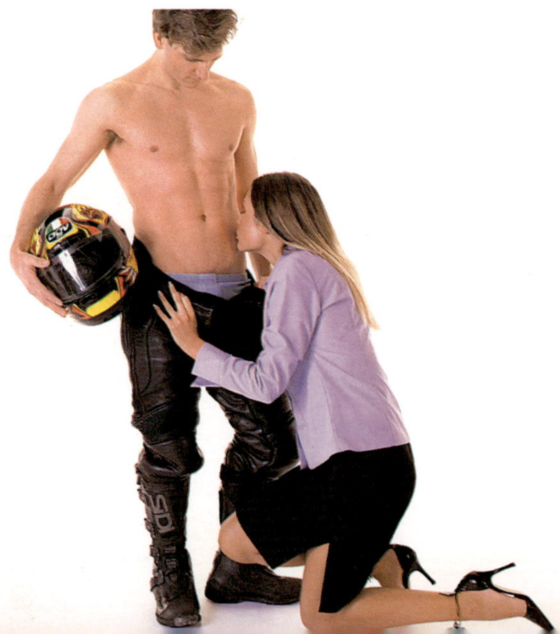

Männliche Fantasien

Laut Umfragen sind dies die beliebtesten Fantasien von Männern:

- **Mit der derzeitigen Partnerin schlafen.**
- **Mit einer Ex-Geliebten schlafen.**
- **Gruppensex.**
- **Partnertausch.**
- **Fremde beim Liebesspiel beobachten.**
- **Sexuell dominant sein.**
- **Sanfte sado-masoschistische Praktiken (Fesseln, Schlagen).**

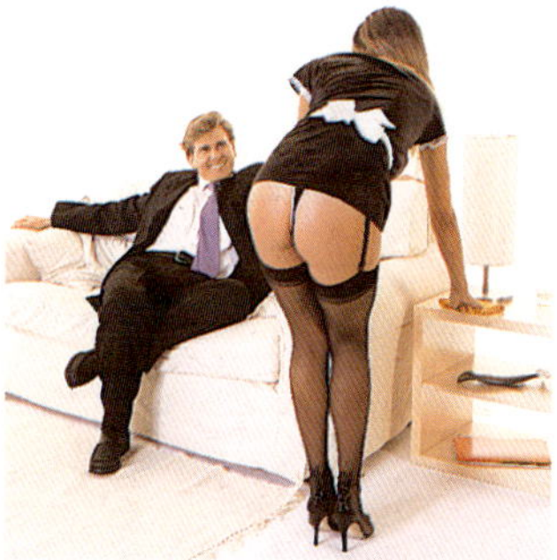

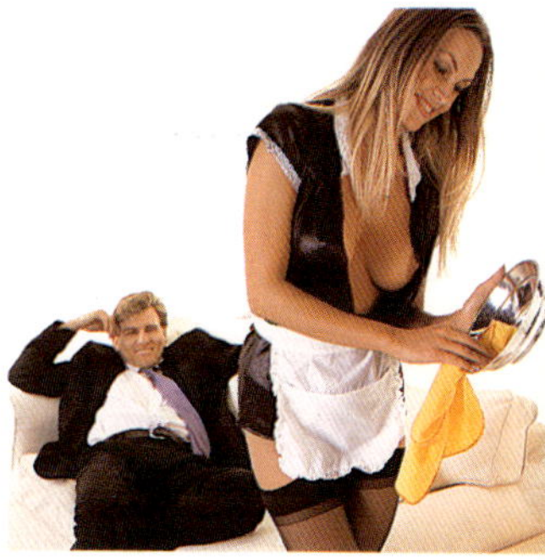

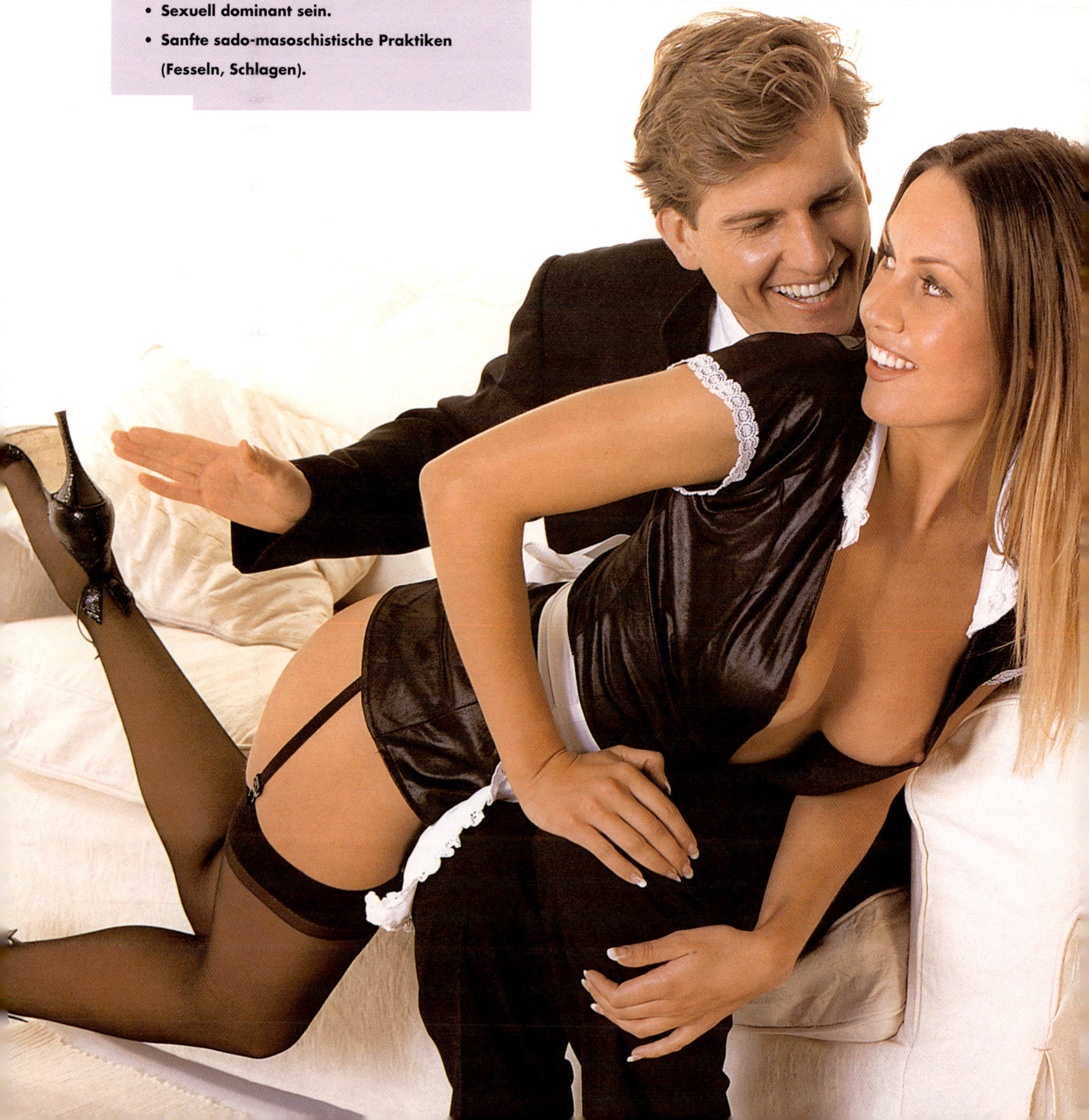

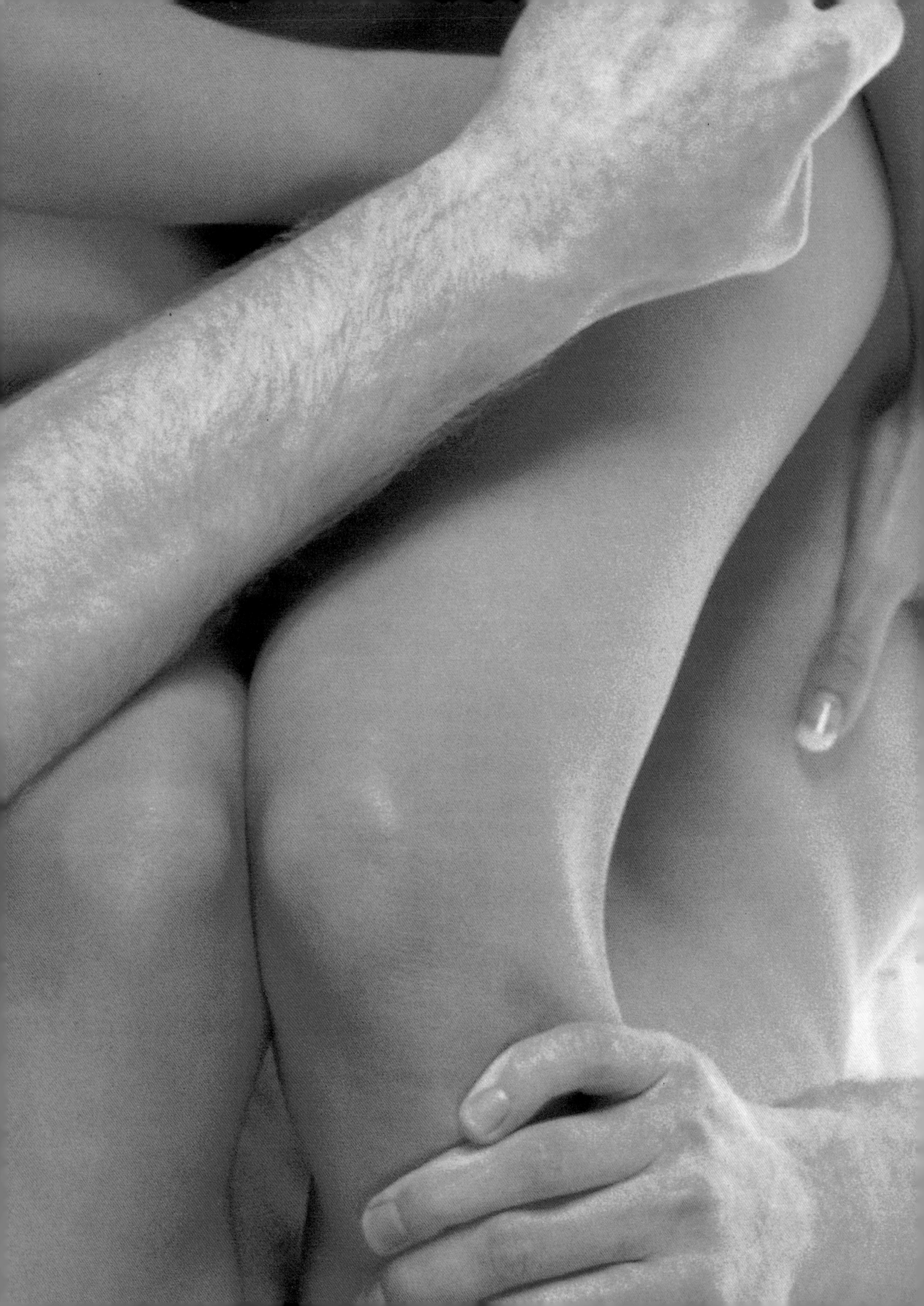

„Ich bin ganz für die Wiedereinführung körperlicher Züchtigung, aber nur wenn beide damit einverstanden sind.“

GORE VIDAL

12 SPASS UND SPIEL

LIEBESSPIELE MACHEN SPASS, LOCKERN DIE EROTISCHE ZWEISAMKEIT AUF UND HELFEN EINEM PAAR, SICH DEN SPANNUNGEN UND EINEM MÖGLICHEN LEISTUNGSDRUCK ZU ENTZIEHEN. BEIDE PARTNER WERDEN DURCH DIE SPIELE ERFINDUNGSREICHER UND KÖNNEN SICH DABEI AUFREGENDEN NEUEN EROTISCHEN EMPFINDUNGEN UND UNGEAHNTEN SINNLICHEN VERGNÜGUNGEN HINGEBEN.

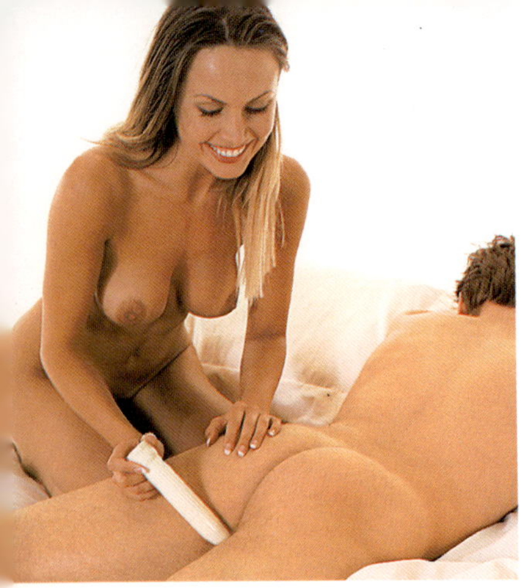

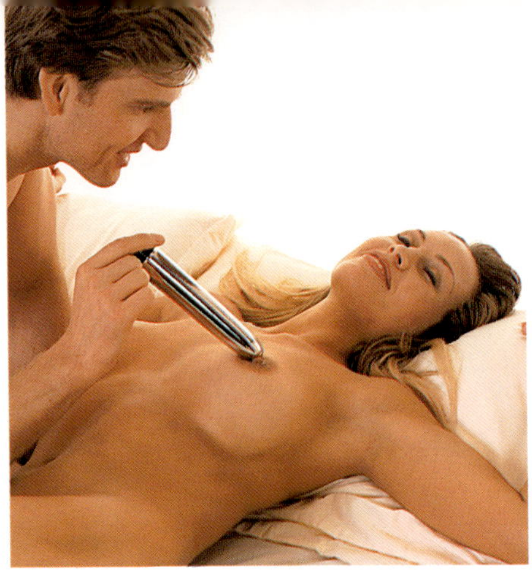

SEXSPIELZEUGE

Bei dem Wort „Liebespiele" denken die meisten Leute in erster Linie an Sexspielzeuge. Heutzutage gibt es davon ein so vielfältiges Angebot, dass einem ein Sexshop vorkommt wie Aladdins Wunderhöhle voller sinnlicher Zügellosigkeiten. Das älteste Sexspielzeug überhaupt ist der Dildo – ein künstlicher Penis, auf den bereits im Kamasutra verwiesen wurde. Dildos können sehr wirklichkeitsgetreu aussehen, sind aber oft mit auffälligen Noppen besetzt, um die Stimulation zu steigern.

„GOOD VIBRATIONS"

OBEN LINKS: *Als reizvolle Einlage beim Vorspiel können Sie einen Vibrator an den Damm Ihres Partners legen und ihm dadurch einen prickelnden Genuss verschaffen.*

WUNDERWAFFE

OBEN RECHTS: *Wenn Sie einen Vibrator an die nackte Haut Ihrer Partnerin halten und sanft reiben, werden Sie damit bei ihr geradezu explosive Empfindungen auslösen.*

SOLO

GEGENÜBER: *Wenn Sie allein sind und in Erregung geraten, können Sie Ihren Genitalbereich mit einem Vibrator stimulieren und auf diese Weise auch mehr über Ihre eigene Sexualität herausfinden. Mit Ihrer freien Hand verwöhnen Sie andere Bereiche Ihres Körpers.*

Die neuzeitliche Variante des Dildos, der batteriebetriebene Vibrator, ist in vielerlei Formen und Größen erhältlich und ruft starke Empfindungen hervor. Viele Frauen sagen, er sei eine sichere Möglichkeit, einen Orgasmus zu erreichen, ob durch Stimulierung der Klitoris, der Schamlippen oder des Damms oder durch Einführung in die Vagina. Männer können mit diesem Gerät am Penis, am Hodensack, am Damm oder im Analbereich lustvolle Empfindungen hervorrufen.

Die meisten Vibratoren sind in etwa einem Penis nachempfunden, einige sind jedoch eher eierförmig und können in die Vagina eingeführt werden. Die bekannten Liebeskugeln bestehen aus beschichtetem Metall und sind in der Regel nicht batteriebetrieben; sie werden in die Vagina eingeführt, wo sie beim Aneinanderreiben einen sexuellen Reiz ausüben. Ein Klitorisstimulator soll das Eindringen des Penis in die Scheide erleichtern. Dieses ringförmige Hilfsmittel wird auf den Penis gestreift und besitzt einen kleinen Höcker, der bei jeder Vorwärtsbewegung die Klitoris stimuliert.

Hausgemachte Vergnügungen

Aber Sie brauchen nicht unbedingt einen Sexshop aufzusuchen – zu Hause gibt es Möglichkeiten genug. Besonders starke Wirkung haben Temperaturunterschiede. So kann es für einen Mann höchst erregend sein, wenn er einen Eiswürfel über die Brustwarzen seiner Partnerin gleiten lässt. Ähnlich genießen es viele Frauen, an einem Eis zu schlecken und sich dann dem Penis ihres Geliebten zu widmen. Eine steife Vogelfeder, die leicht und spielerisch über die inneren Oberschenkel oder die Vulva gestrichen wird, kann bei einer Frau Stürme der Wollust entfesseln und auch ein Haarfön – auf „kalt" gestellt – kann sich höchst prickelnd anfühlen. Der Mann kann damit zart über die Haut seiner Partnerin blasen, wenn sie feucht aus der Dusche steigt … oder er befeuchtet ihre Haut mit Mund und Zunge und bläst dann mit gespitzten Lippen darüber.

Sexuelle Hygiene

Ein Vibrator muss wie jeder andere Gegenstand, der in den After eingeführt wurde, sorgfältig mit Seife und Wasser gewaschen werden, ehe er in die Vagina eingeführt wird oder in ihre Nähe kommt. Sie können auch ein Kondom über den Vibrator streifen, das Sie dann später wegwerfen.

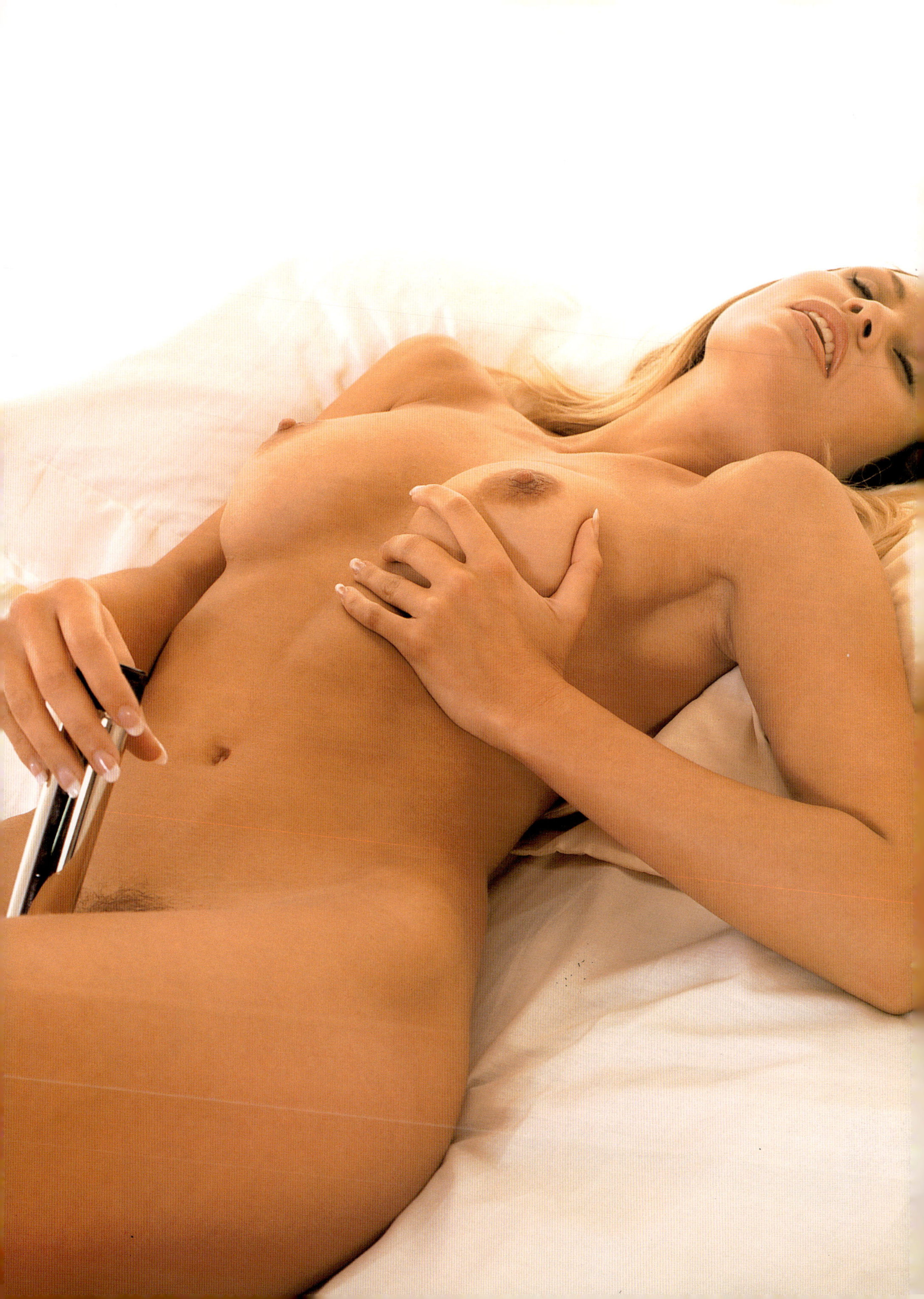

Sexy blinde Kuh

Verbinden Sie Ihrer Partnerin die Augen. Spreizen Sie sanft Ihre Beine auseinander und streichen Sie dann ganz langsam mit den Händen über ihre Brüste und ihren Bauch, weiter hinunter bis zum Schamhügel und dann an den Innenseiten der Oberschenkel entlang (sparen Sie ihre Vulva vorläufig aus). Fahren Sie fort ohne jedoch ihre Genitalien zu berühren, bis sie sichtlich erregt ist. Halten Sie einige Sekunden inne, um ihre Erwartung zu steigern. Fahren Sie dann ganz sachte mit einem Finger über ihre Vulva. Wenn Sie den richtigen Zeitpunkt abgewartet haben, wird sie aufstöhnen und durch ihren Körper wird ein ungeheures Lustgefühl strömen, fast wie ein milder Elektroschock.

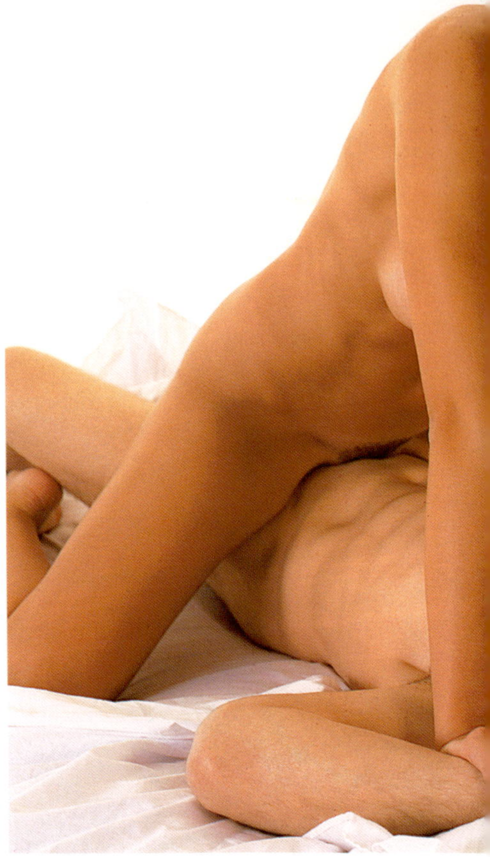

VÖLLIGE UNTERWERFUNG

Sie sitzen rittlings auf Ihrem Partner und halten seine Hände über seinem Kopf fest. In dieser Stellung bestimmen Sie Tempo und Bewegungen des Liebesaktes.

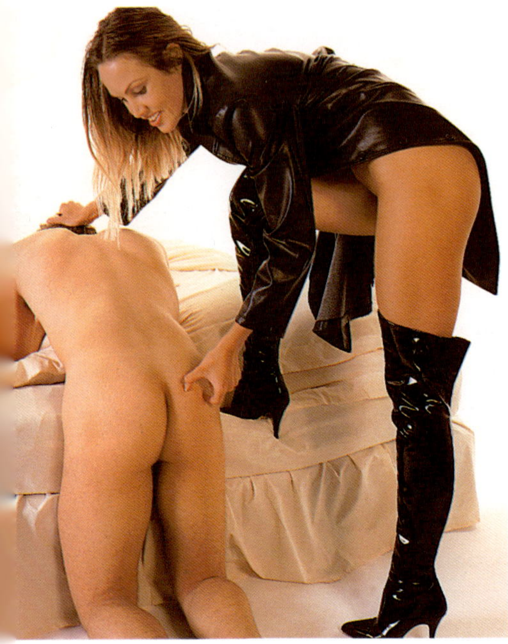

SKLAVE UND MEISTERIN

Viele Männer sind immer wieder erstaunt, wieviel Genuss es ihnen bereitet, sich dem Willen ihrer Partnerin zu unterwerfen und ihr – buchstäblich! – völlig freie Hand zu lassen.

MACHTSPIELCHEN

Partner, die sonst Wert auf Gleichberechtigung legen, haben oft viel Spaß an pikanten Rollenspielen, bei denen es um Fetische oder Macht geht – etwa „Domina"-Verhalten oder spielerisches Fesseln und Schlagen. Viele Menschen genießen es auch, sich ihrem Partner zu unterwerfen, weil sie sich auf diese Weise von eventuellen versteckten sexuellen Schuldgefühlen, die vielleicht in ihrer Kindheit entstanden sind, befreien und sich ihrem Partner gänzlich hingeben können. Andere wiederum schätzen das prickelnd-pikante Gefühl, über den anderen Kontrolle auszuüben. Anschließend können sie ihrem Partner dann erlauben, sie in Erregung zu versetzen.

Vergessen Sie jedoch nie, dass es sich letztlich nur um ein Spiel handelt. Wenn sich einer dem anderen unterwirft, dann nur, weil er oder sie dieser Rolle zustimmt. Daher sollte man zum Beispiel bei Fesselungsspielen die Bänder nur lose um Handgelenke und Knöchel legen, damit jeder sie abstreifen kann, wann immer er möchte.

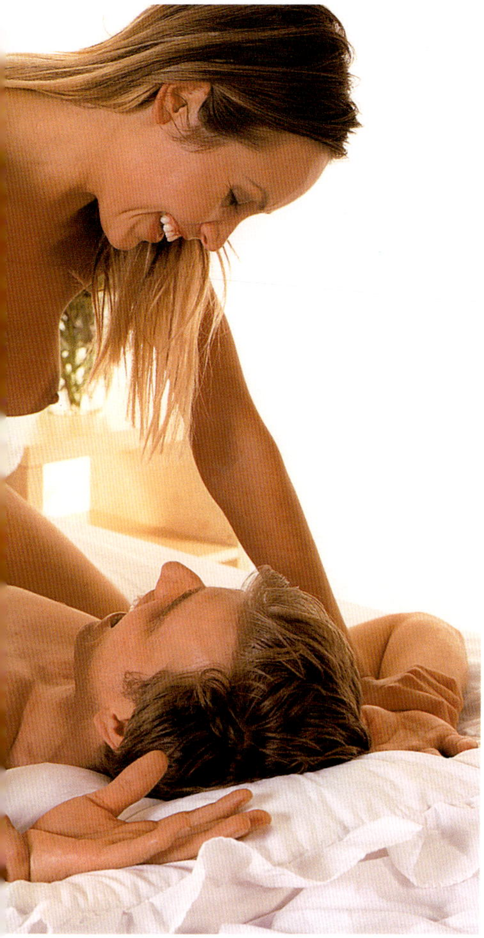

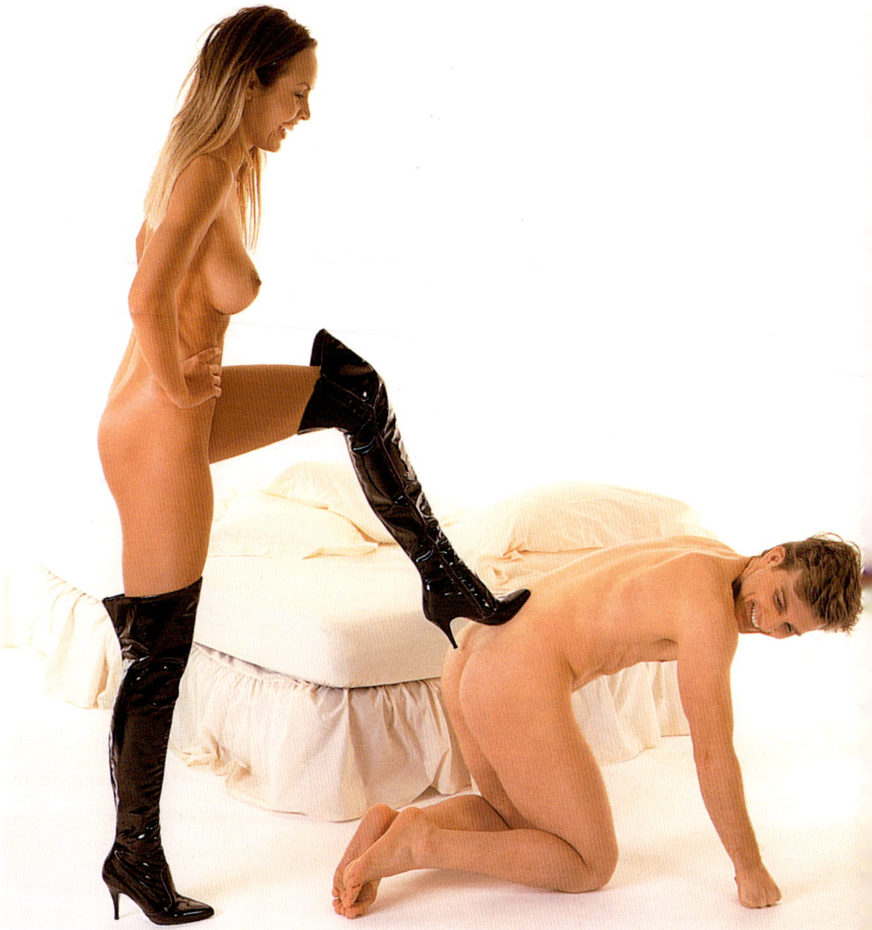

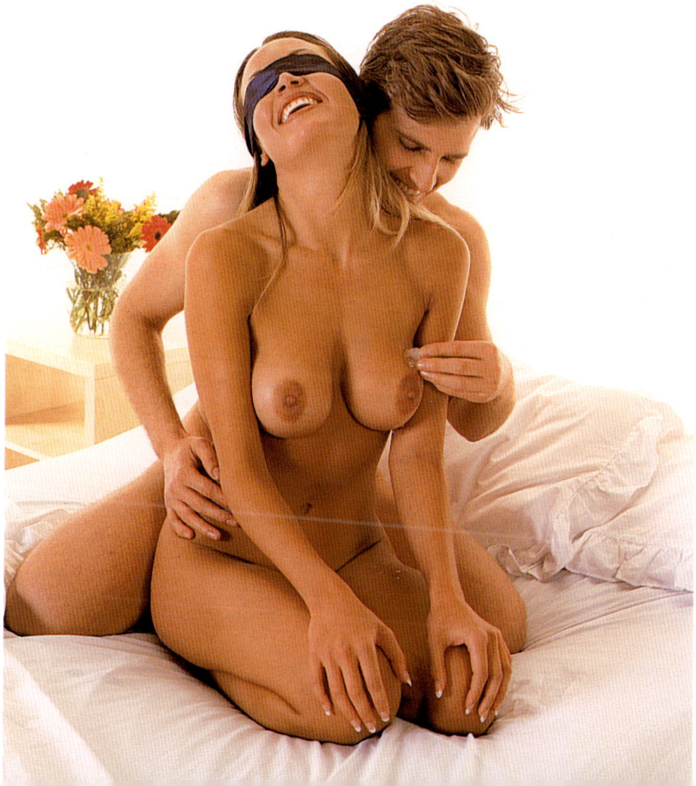

DIE DOMINA

Manche Frau findet es sexuell sehr erregend, sich kniehohe Lederstiefel oder andere „Sadomaso"-typische Kleidung anzuziehen und ihren nackten Partner zu „zwingen", alles zu tun, was sie von ihm verlangt.

EIS IST HEISS

Die extreme Kühle eines Eiswürfels, mit dem Sie sanft über die Brustwarze ihrer Partnerin gleiten, kann bei ihr verblüffende erotische Empfindungen auslösen – anschließend wird sie es genießen, wenn Sie ihre Brust mit dem Mund gleich wieder angenehm aufwärmen …

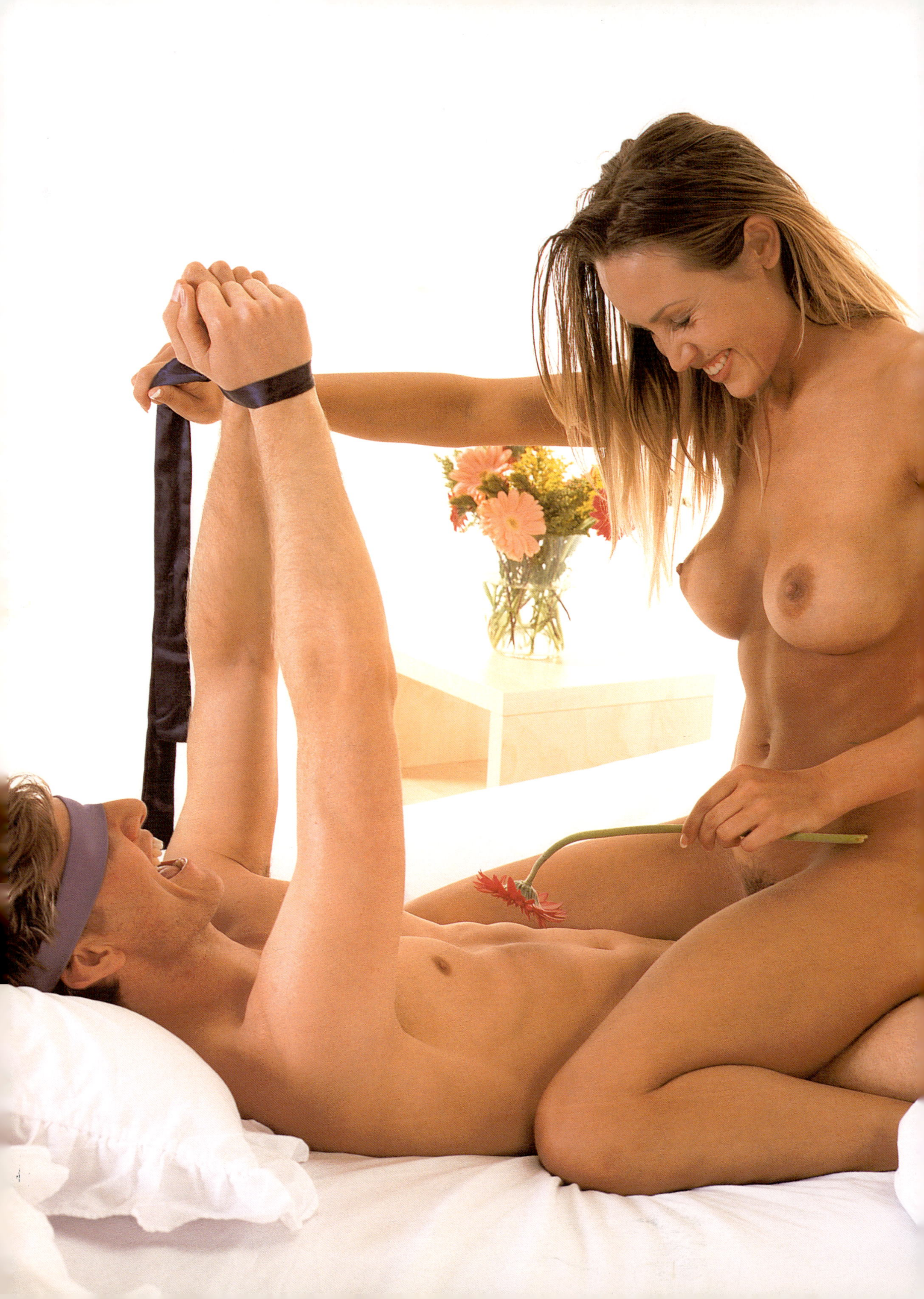

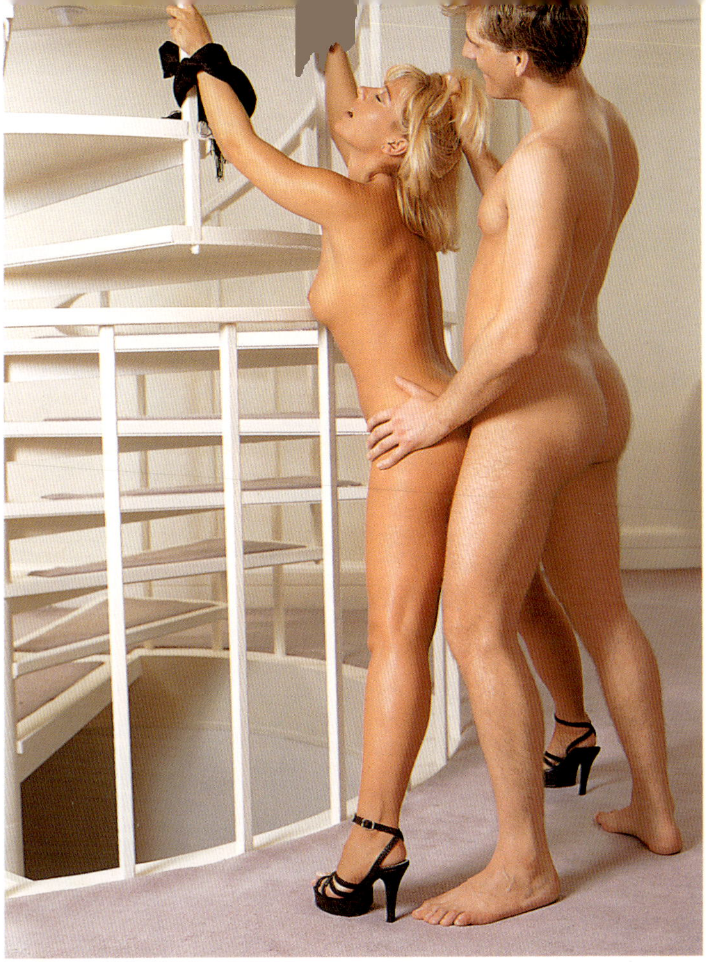

FESSELUNGSKÜNSTLER

LINKS UND GEGENÜBER: *Sie haben alles voll in der Hand – genießen Sie diese Situation in vollen Zügen. Necken und reizen Sie Ihren Partner bis zur höchsten Erregung – und wenn er oder sie kurz vor dem Orgasmus steht, halten Sie sich plötzlich ganz zurück, bis Ihr „Opfer" Sie anfleht weiterzumachen …*

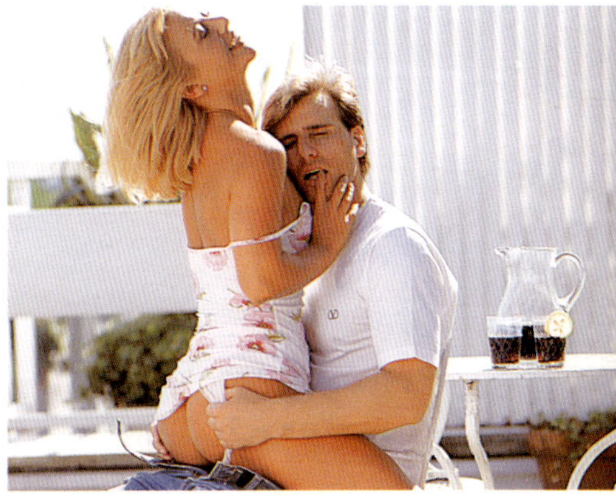

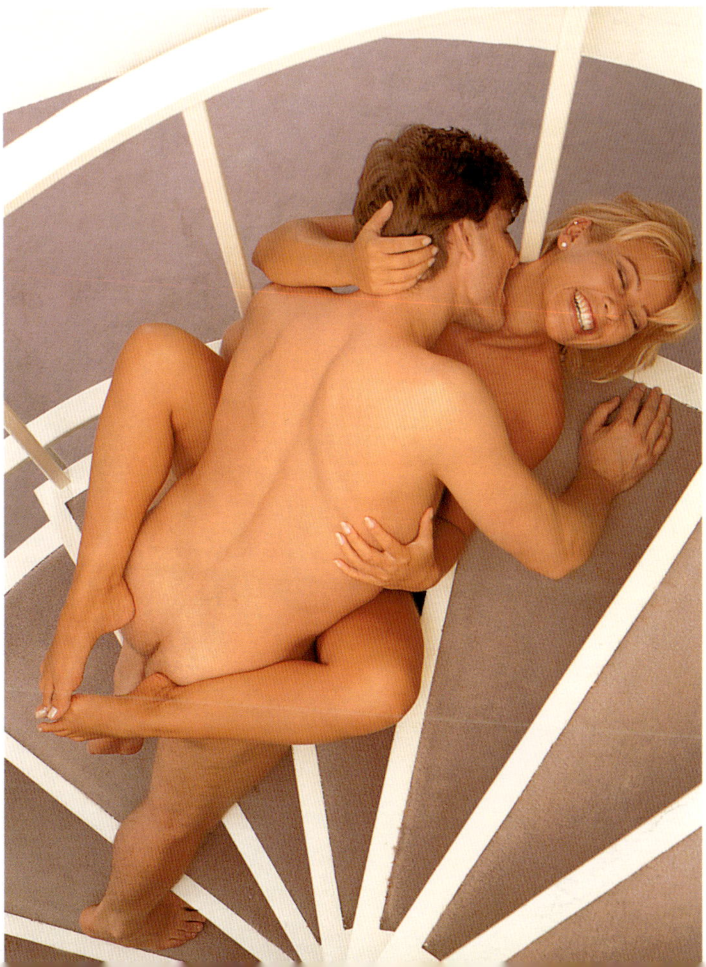

UNTER FREIEM HIMMEL

Ein abenteuerlustiges Paar kann es auch einmal im Garten treiben. Sie können es in der Fantasie tun oder in die Tat umzusetzen, wenn Sie mutig genug sind.

TREPPE INS PARADIES

Lieben Sie sich in der Diele, auf dem Küchenfußboden oder auf der Treppe – einfach an einem Ort, der ungewöhnlich ist und Ihrem Liebesleben eine neue, pikante Note verleiht!

Zur Sicherheit

- **Benutzen Sie im Badezimmer niemals einen Haarfön, der am Stromnetz hängt, da sonst die Gefahr eines lebensgefährlichen Stromschlags besteht.**
- **Blasen Sie niemals – ob mit dem Mund, einer Luftpumpe oder einem Haarfön – Luft in Ohren, Mund, Nase oder Vagina. Auf diese Weise können Luftbläschen in den Blutkreislauf gelangen, was tödliche Folgen haben kann.**

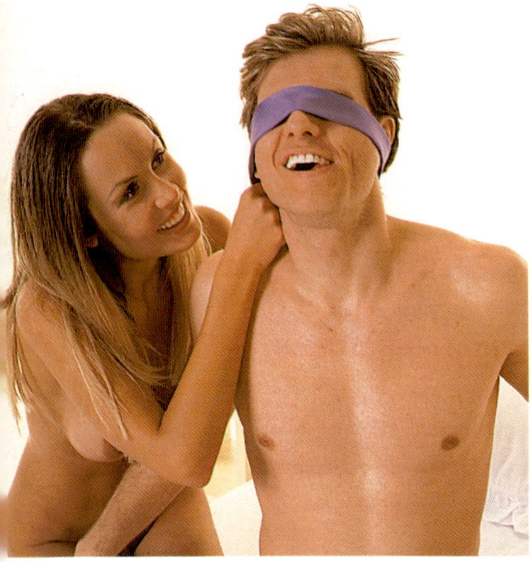

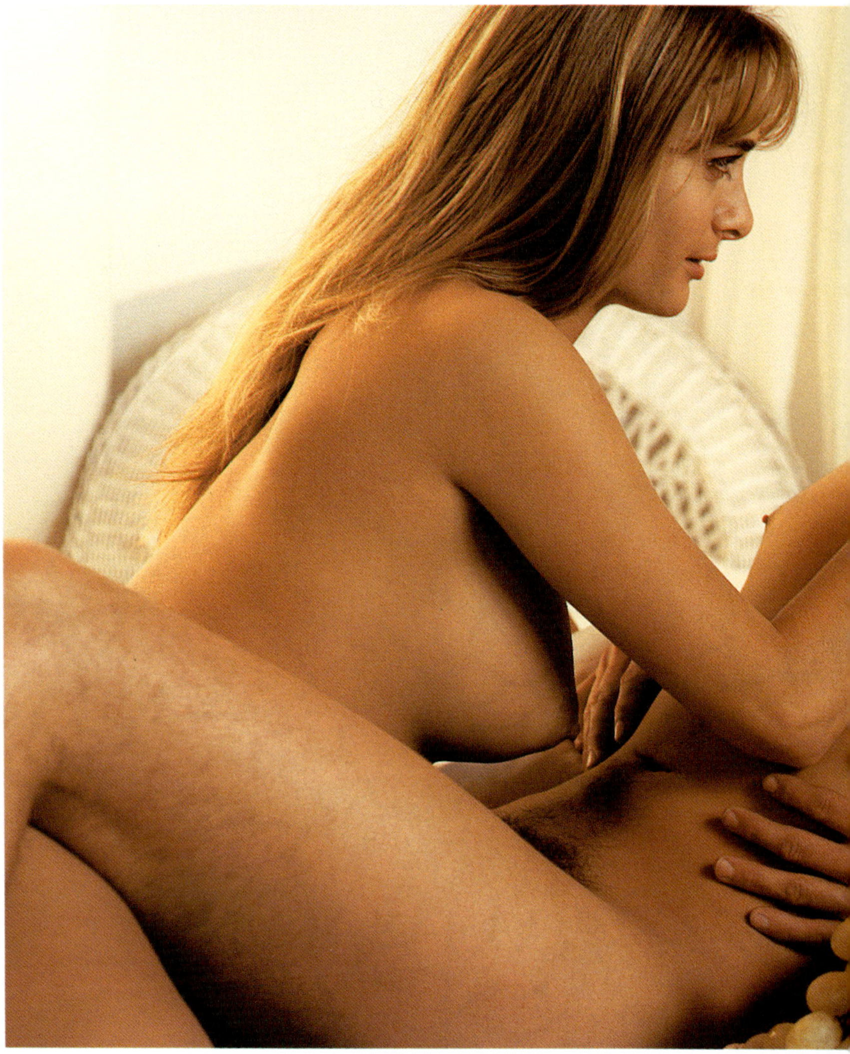

VERBORGENE GELÜSTE

Verbinden Sie Ihrem Partner die Augen und experimentieren Sie mit neuartigen Empfindungen. Das festigt das Band des Vertrauens zwischen Ihnen.

SAHNIGER SCHMAUS

Schwelgen Sie in einem Festmahl der besonderen Art ... verteilen Sie Sprühsahne auf dem Körper Ihres Partners oder Ihrer Partnerin und schlecken Sie die süße Pracht dann ganz langsam und genüsslich mit der Zungenspitze ab.

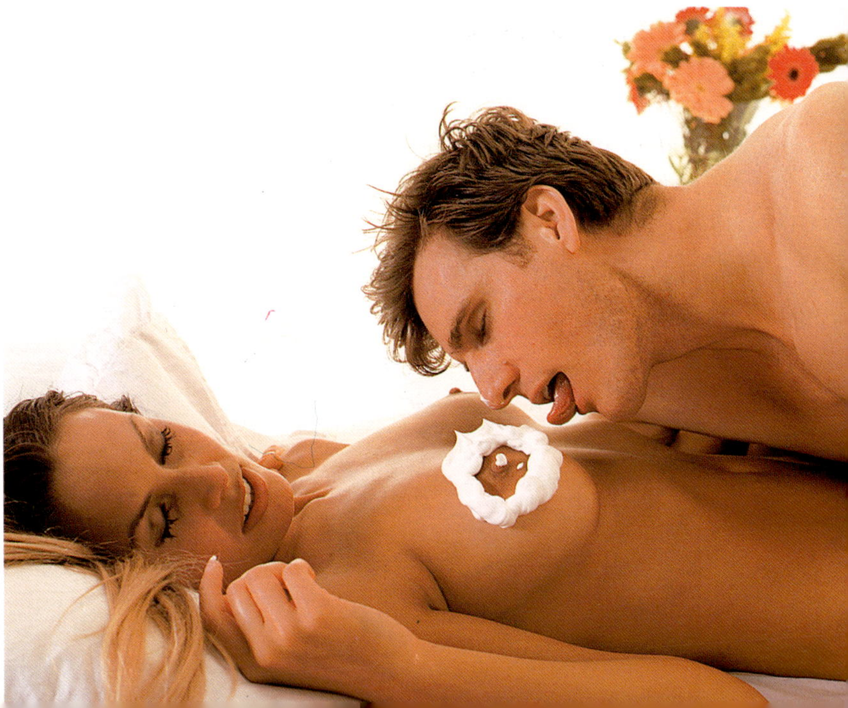

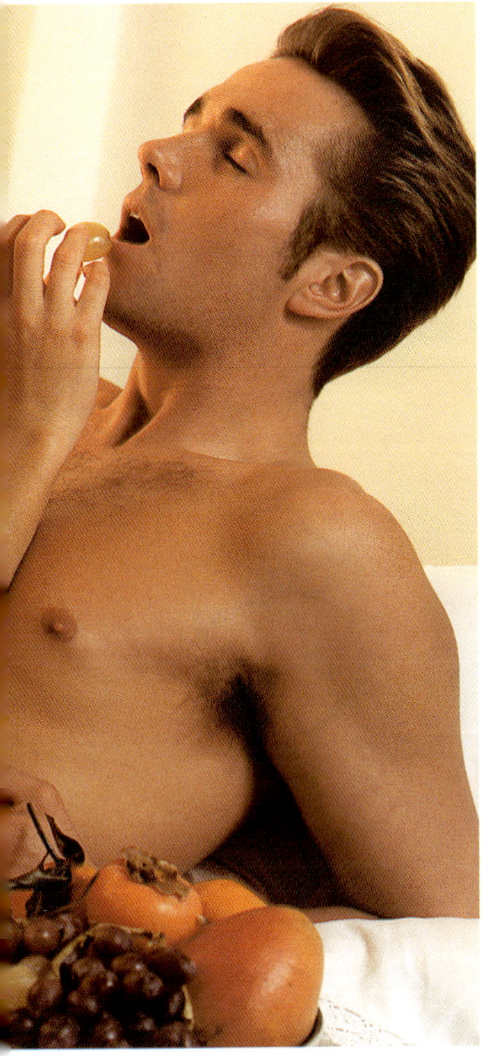

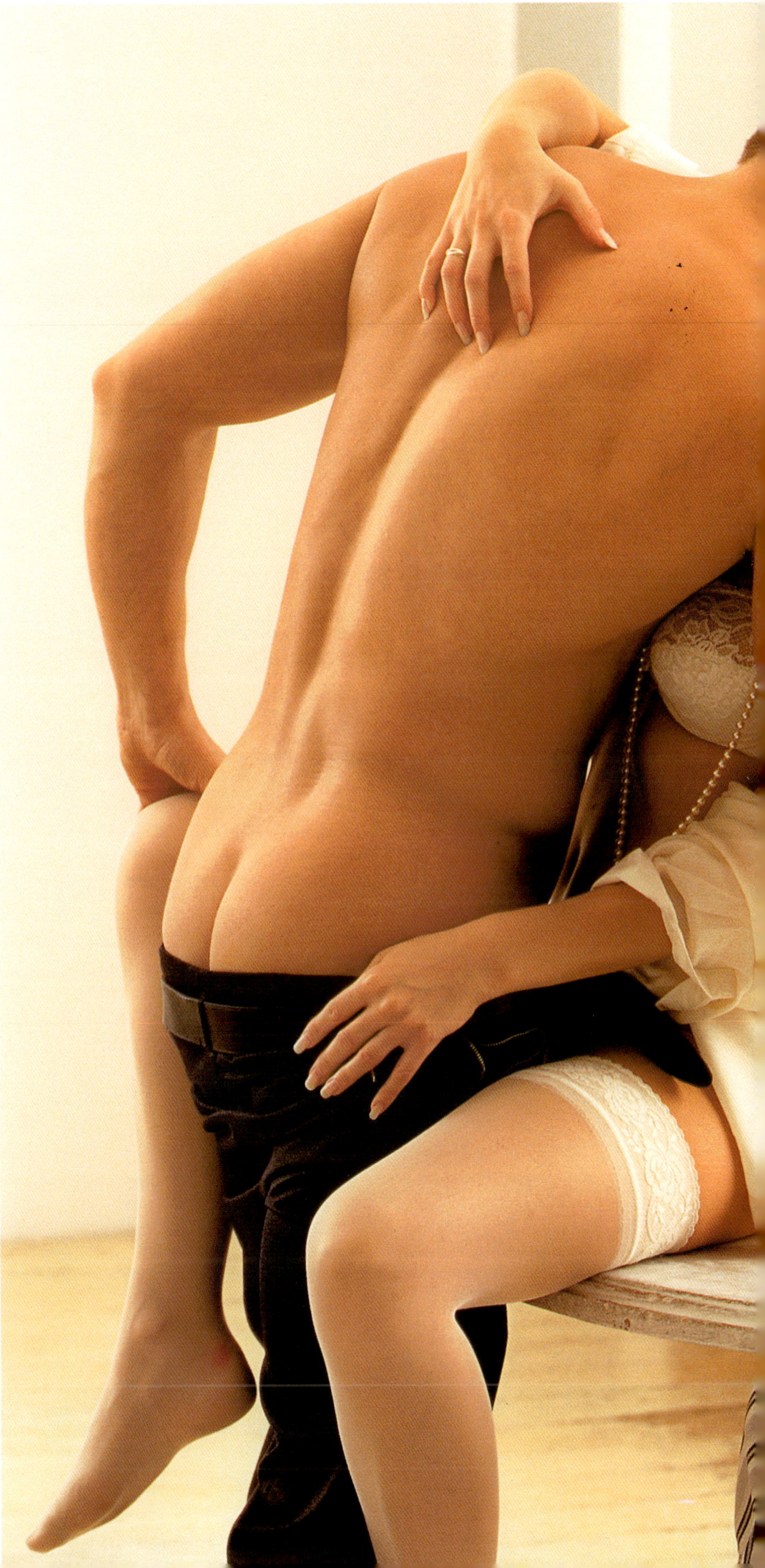

EROTISCHE FRÜCHTCHEN

Zelebrieren Sie Ihre ganz persönliche römische Essorgie und kitzeln Sie die Geschmacksknospen Ihres Partners mit den köstlichsten Leckereien.

OHNE UMSCHWEIFE

Genießen Sie den elektrisierenden Taumel, wie ihn nur ein Quickie bieten kann. Wenn Sie beide so hochgradig erregt sind, dass Sie es nicht mehr bis ins Schlafzimmer schaffen, lieben Sie sich einfach, wo und wann Ihnen der Sinn danach steht.

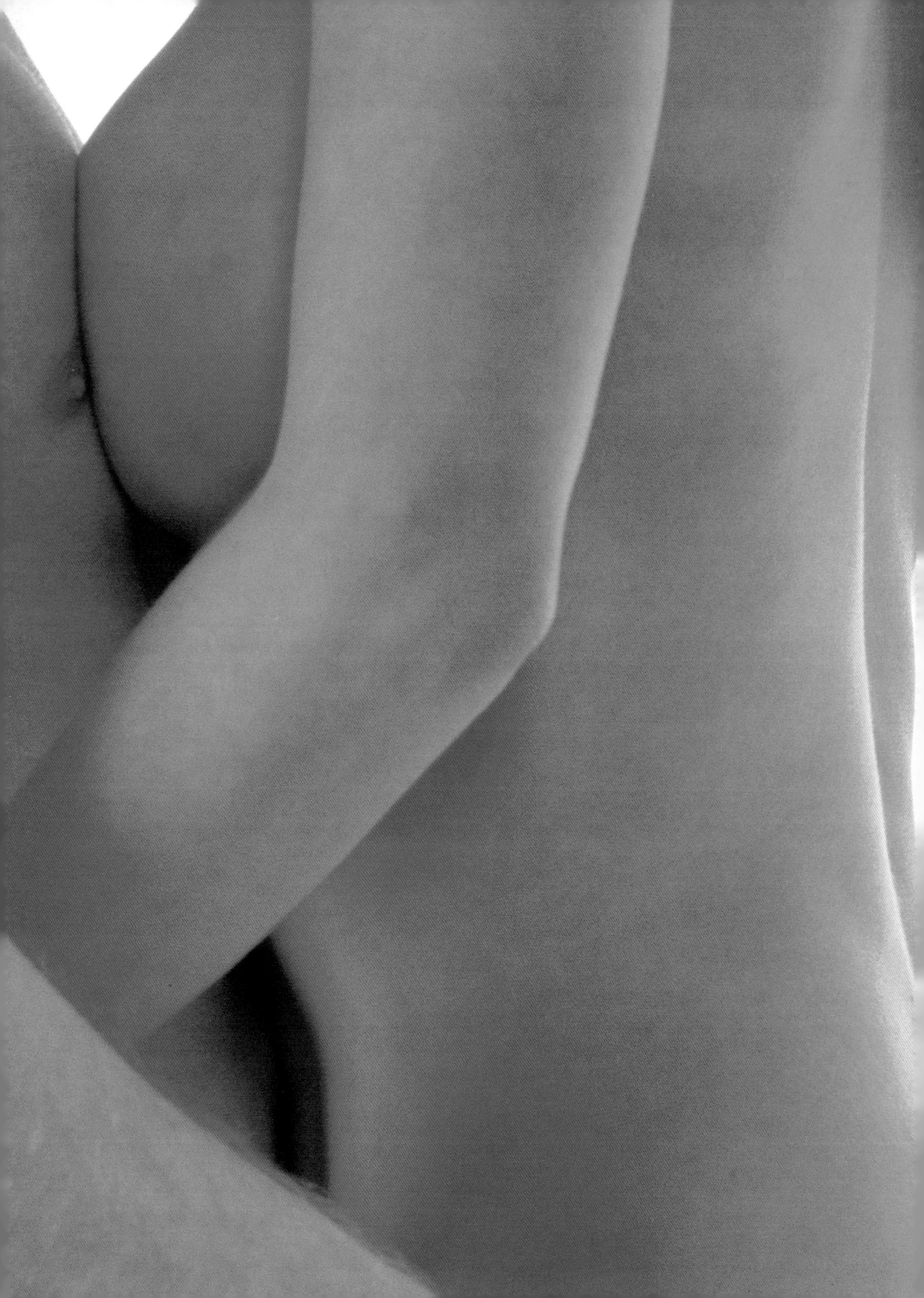

„Gäbe es keine Taschendiebe, hätte ich überhaupt kein Sexualleben mehr.“

RODNEY DANGERFIELD

13

SEXUELLE PROBLEME ÜBERWINDEN

SCHWIERIGKEITEN IM SEXUALBEREICH KÖNNEN IM LEBEN EINES PAARES IMMER UND AUCH AUS DEN VERSCHIEDENSTEN URSACHEN AUFTRETEN. MIT VIEL OFFENHEIT, GEDULD UND VERSTÄNDNIS KÖNNEN BEIDE PARTNER JEDOCH VERSUCHEN, SIE ZU LÖSEN – ODER ZU LERNEN, TROTZ VERÄNDERTER UMSTÄNDE EINE FÜR BEIDE SEITEN BEFRIEDIGENDE SEXUELLE BEZIEHUNG AUFRECHT ZU ERHALTEN.

DARÜBER REDEN!

Sexuelle Probleme sollten niemals stumm erlitten werden – in vielen Fällen lassen sie sich bereits lösen, wenn man einfach miteinander darüber spricht. Alle Hausärzte sind entsprechend ausgebildet und können ein Paar beraten.

SEXUELLE PROBLEME DER FRAU

Ein verbreitetes sexuelles Problem bei Frauen sind Schmerzen beim Geschlechtsverkehr (Dyspareunie). Sex darf niemals wehtun, allerdings kann es vorkommen, dass besonders junge, sexuell noch unerfahrene Frauen aus Hemmungen oder aus Angst vor Schmerzen oder einer Schwangerschaft während des Geschlechtsverkehrs übermäßig verspannt sind, was dann tatsächlich Schmerzen auslösen kann. In schwerwiegenderen Fällen kann eine Frau auch unter schmerzhaften Muskelkrämpfen der Scheide leiden. Andere Schmerzursachen wie Trockenheit der Scheide oder Schwierigkeiten aus mangelndem sexuellen Verlangen, verminderte sexuelle Erregbarkeit oder Orgasmus-Unfähigkeit (Anorgasmie) lassen sich häufig auf eine ungeeignete Stellung, auf seelische Probleme oder Beziehungskonflikte zurückführen. Auch während der Schwangerschaft kann es Schwierigkeiten geben.

Schmerzhafter Geschlechtsverkehr

In vielen Fällen beruhen die Schmerzen während des Geschlechtsverkehrs auf Trockenheit der Scheide. Ursache kann eine mangelnde Erregung der Frau sein. Das lässt sich vermeiden, wenn der Partner dem Vorspiel mehr Zeit widmet. Auch nach der Geburt eines Kindes kann eine Trockenheit der Scheide zum Problem werden – ebenso in späteren Lebensjahren, wenn sich die Schleimhäute der Scheide zurückbilden und weniger Gleitsekret produzieren. Hält das Problem an, sollte ein Arzt zu Rate gezogen werden. Als vorläufige Lösung kann ein künstliches Gleitmittel angewendet werden, etwa ein Gel auf Wasserbasis, das in Apotheken erhältlich ist (auch Speichel eignet sich vorübergehend). In einigen Fällen beruhen die Schmerzen auf einer organischen Störung, z.B. einer Entzündung der Bartholin-Drüsen, die sich zu beiden Seiten des Scheideneingangs befinden.

Vaginismus

Beim Vaginismus ziehen sich die Muskeln am Scheideneingang beim Einführen eines Penis oder auch nur eines Fingers so stark zusammen, dass ein Geschlechtsverkehr unmöglich wird. Diese Reaktion kann auf einer organischen Störung oder auf einem traumatischen Erlebnis in der Vergangenheit beruhen, sodass die Frau jede sexuelle Betätigung mit Schmerzen in Verbindung bringt. Auch andere psychische Ursachen sind vorstellbar, etwa Schuld- oder Angstgefühle aufgrund kultureller Tabus. Um die eigentliche Ursache herauszufinden, sollte ein Arzt aufgesucht werden.

Selbsthilfe bei Vaginismus

Oft erweist sich schon mehr Vertrautheit mit dem eigenen Körper als nützlich – so kann die Frau bei völliger Entspannung mit einem Handspiegel ihre Genitalien betrachten und mit den Fingern erkunden und dabei lernen, ihre Scheidenmuskeln zu entspannen. Sobald sie sich an das Gefühl der eigenen Finger gewöhnt hat, kann sie ihren Partner bitten, sie mit den Fingern zu streicheln, ohne dass es zum Geschlechtsverkehr kommt – bis sie sich bei seiner Berührung nicht mehr verkrampft. Sexualtherapeuten stellen auch Kunststoffstäbe zur Verfügung (von Fingergröße bis zu dickeren Ausführungen), mit denen eine Frau selbst ihre Scheide weiten und „trainieren" kann. Hierzu muss sie ganz entspannt sein und zunächst den kleinsten Stab verwenden. Ist sie mit dem Gefühl des Eindringens vertraut geworden und kann sich vorstellen, nun auch einen erigierten Penis aufzunehmen, sollte sie es zunächst mit einer der Frau-oben-Positionen (siehe Seiten 66 und 68) versuchen – dabei kann sie Eindringtempo und -tiefe selbst kontrollieren.

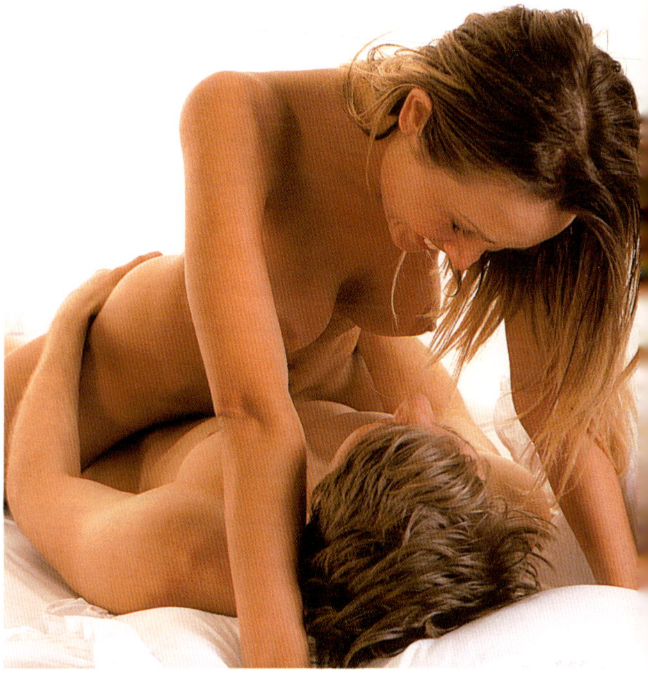

SEXUELLE HINGABE

Viele Frauen haben Schwierigkeiten, sich während des Geschlechtsverkehrs einfach fallenzulassen. Verscheuchen Sie alle Befürchtungen oder Schuldgefühle und lassen Sie sich einfach treiben …

Stellungen während der Schwangerschaft

Nicht wenige Frauen verspüren gerade während der Schwangerschaft ein gesteigertes sexuelles Verlangen – vermutlich aufgrund der erhöhten Hormonspiegel – befürchten aber, dass Geschlechtsverkehr in ihrem Zustand schädlich sein könnte. Untersuchungen haben jedoch deutlich bewiesen, dass behutsamer Sex selbst nach der 29. Schwangerschaftswoche weder der Mutter noch dem Baby schadet und sogar den Verlauf der Schwangerschaft günstig beeinflusst. Tiefe Penetrationen und Mann-oben-Stellungen sollten allerdings vermieden werden. Am besten sind seitliche Stellungen sowie Frau-oben-Positionen (siehe Seiten 66–71), damit kein Druck auf den Bauch ausgeübt wird. Gegenseitige Masturbation und Oralverkehr können jedoch in der Regel jederzeit gefahrlos praktiziert werden.

Orgasmusstörungen

Um zum Höhepunkt zu gelangen, muss sich eine Frau wohl fühlen. Es ist daher wichtig, dass ihr Partner für die richtige Atmosphäre sorgt, einfühlsam erkundet, wie er sie am besten erregen kann und sich ausgiebig dem Vorspiel widmet, bevor er eine Penetration versucht. Manche Frauen haben Schwierigkeiten, allein durch die Penetration einen Orgasmus zu erreichen, kommen jedoch bei manueller Stimulierung rasch zum Höhepunkt. Dies kann auf mangelhafte Reibung des Penis in der Scheide, aber auch auf psychologische Ursachen oder Beziehungsprobleme zurückzuführen sein. In diesem Falle sollte sie mit ihrem Partner verschiedene Stellungen ausprobieren, die es ihr oder ihm ermöglichen, ihre Klitoris zu stimulieren – etwa seitliche Stellungen oder Positionen, bei denen sich die Frau oben befindet (siehe Seiten 66–71).

Brücken-Methode

Eine andere Alternative ist die Brücken-Methode – so genannt, weil sie gewissermaßen einen Übergang zwischen zwei Arten der Stimulierung ermöglicht. Der Mann liebkost dabei zunächst die Klitoris, die Vagina und andere erogene Zonen seiner Partnerin mit der Hand oder einem Vibrator, bis sie kurz vor dem sexuellen Höhepunkt steht. Dann dringt er mit dem Penis in sie ein, wobei er sie eventuell gleichzeitig weiter manuell stimuliert.

SEXUELLE PROBLEME DES MANNES

Unerfahrenheit, Versagensängste, starke Anspannung oder übermäßige Erregtheit können dazu führen, dass ein Mann zu rasch zum Orgasmus gelangt (vorzeitige Ejakulation), also bevor seine Partnerin sexuell befriedigt ist. Im Verlauf eines Lebens können Stress, Angst/Trauer oder eine Krankheit aber auch dazu führen, dass ein Mann Schwierigkeiten bekommt, überhaupt eine Erektion zu erleben (Impotenz oder erektile Dysfunktion) oder normal zu ejakulieren (ausbleibende und retrograde Ejakulation). Manchmal treffen verschiedene Faktoren zusammen, die einen Teufelskreis auslösen.

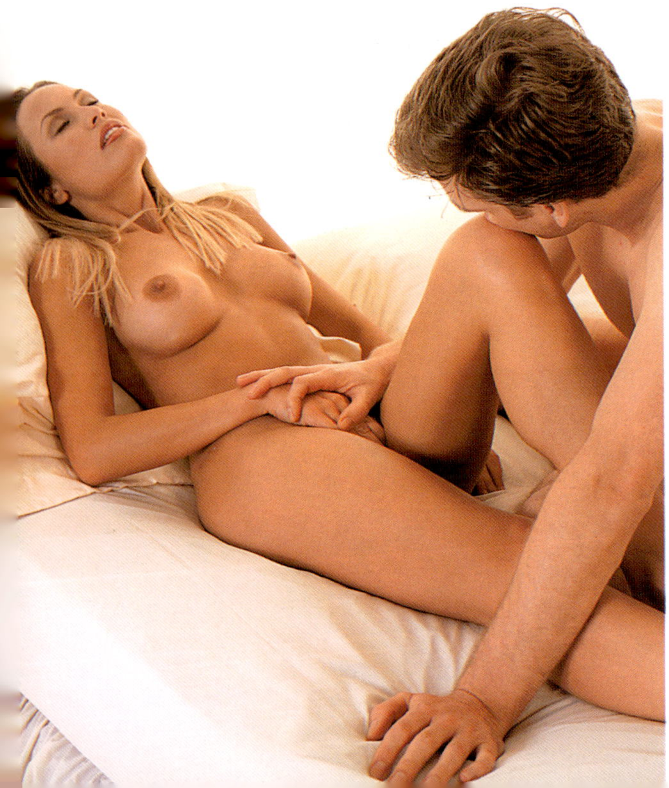

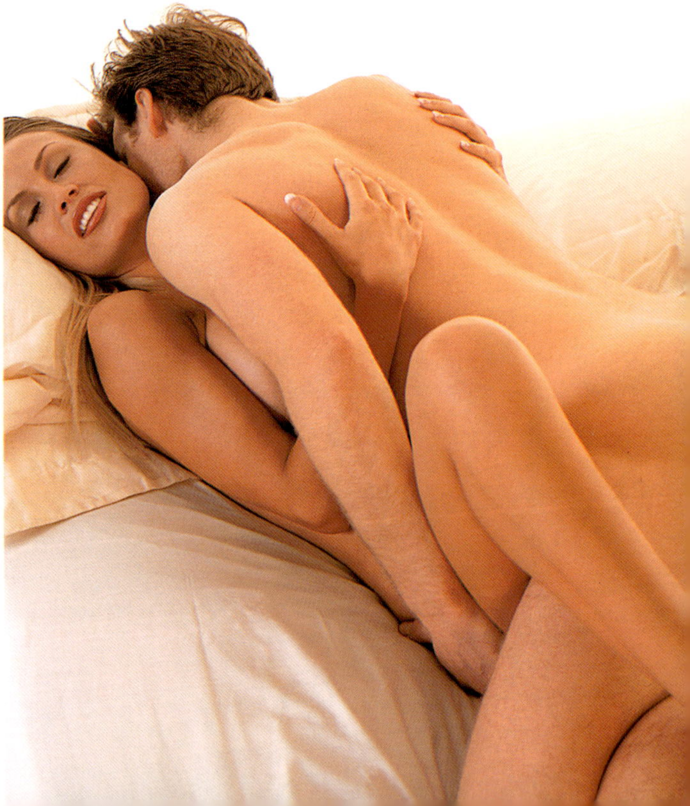

ERREGUNG ...

UNTEN LINKS: Die Anwendung der Brücken-Methode kann hilfreich sein, wenn eine Frau Schwierigkeiten hat, allein durch Penetration zum Orgasmus zu gelangen. Ihr Partner bemüht sich dabei, sie während des Vorspieles zu erregen und stimuliert sie weiterhin manuell oder mit einem Vibrator.

... UND HÖHEPUNKT

Ist die Frau schließlich hochgradig erregt, dringt er in sie ein und verschafft ihr den Orgasmus mit Stoßbewegungen seines Penis.

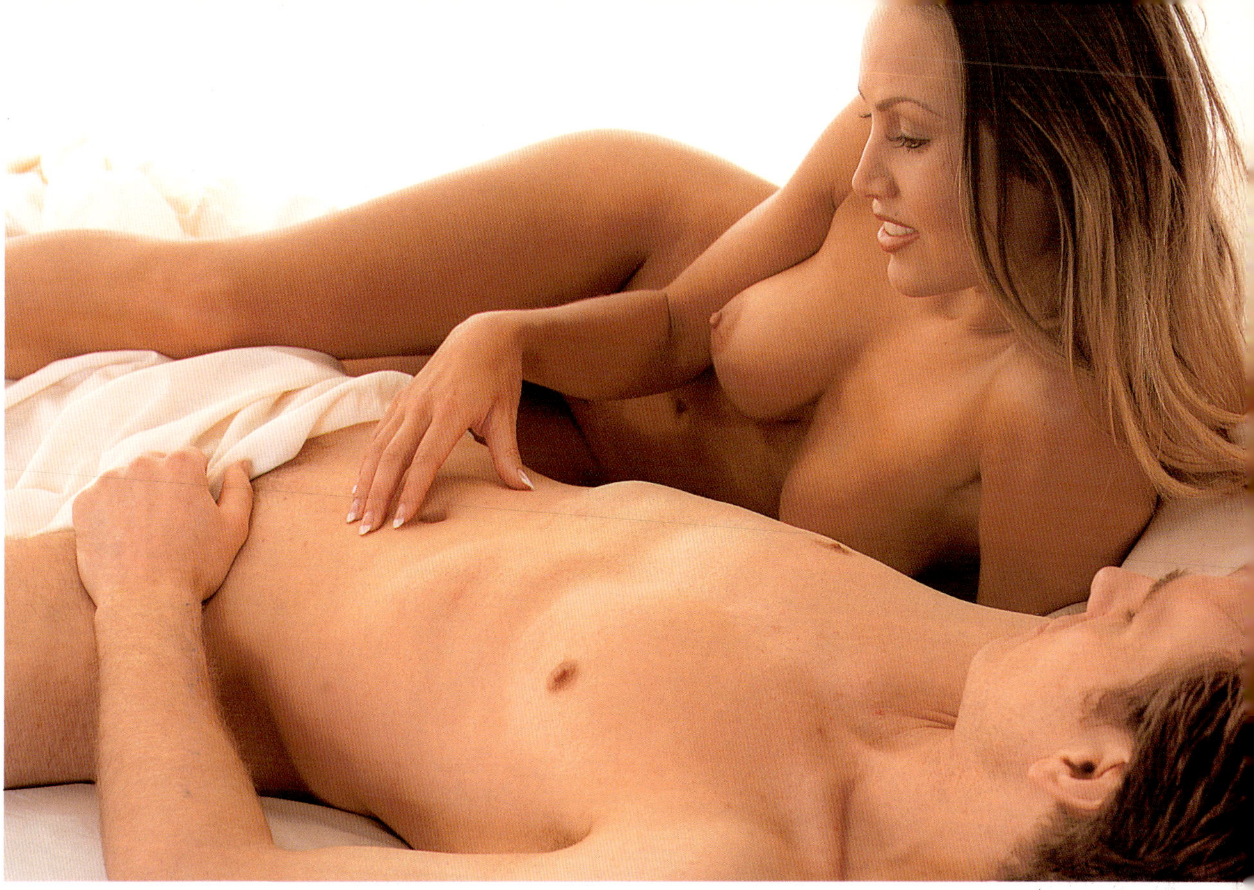

So kann Stress beispielsweise zu einer vorübergehenden Impotenz führen, die ihrerseits neue Ängste auslöst, dass sich dieses Problem wiederholen könnte – was die Situation natürlich noch verschlimmert. Über kurz oder lang kann die Störung dann chronisch werden.

Ejakulationsstörungen

Ein häufiges sexuelles Problem ist der vorzeitige Samenerguss. Mit etwas Übung können aber die meisten Männer lernen, ihren Orgasmus hinauszuzögern. Manchen fällt es leichter, das Liebesspiel und den nachfolgenden Geschlechtsakt auszudehnen, wenn sie bereits vorher ejakuliert haben. Auch ein Kondom kann hilfreich sein, weil es die Empfindlichkeit des Penis etwas verringert, aber es gibt noch andere Techniken, wie in Kapitel 2 und 10 beschrieben. Bleibt das Problem bestehen, sollte ein Arzt konsultiert werden, um organische oder psychische Ursachen auszuschließen. Auch eine Sexualtherapie oder eine Partnerschaftsberatung kann hilfreich sein.

DRUCKTECHNIK („SQUEEZE"-TECHNIK)

Die Drucktechnik ist eine wirksame Methode, um einen vorzeitigen Samenerguss zu verhindern. Sie wird am besten von der Frau durchgeführt, die rittlings auf ihrem Partner sitzt (siehe Seite 68) und so Tempo und Geschwindigkeit der Penetration unter Kontrolle hat. Ihr Partner signalisiert ihr, wenn

SINNLICHES KONZENTRATIONSTRAINING ...

Diese Technik kann helfen, mangelndes sexuelles Verlangen bei Mann oder Frau neu zu entfachen. Die Partner müssen allerdings eine gewisse Zeit investieren und einen Ort finden, an dem sie nicht gestört werden und sich vollkommen entspannen können. Wichtig ist, dass dabei nie der Druck entsteht, irgendein Ziel erreichen zu müssen oder bestimmte sexuelle Leistungen zu erbringen. In den ersten Stadien kommt es lediglich zu gegenseitigen Berührungen, wobei die sexuell besonders ansprechbaren Körperregionen ausgelassen werden.

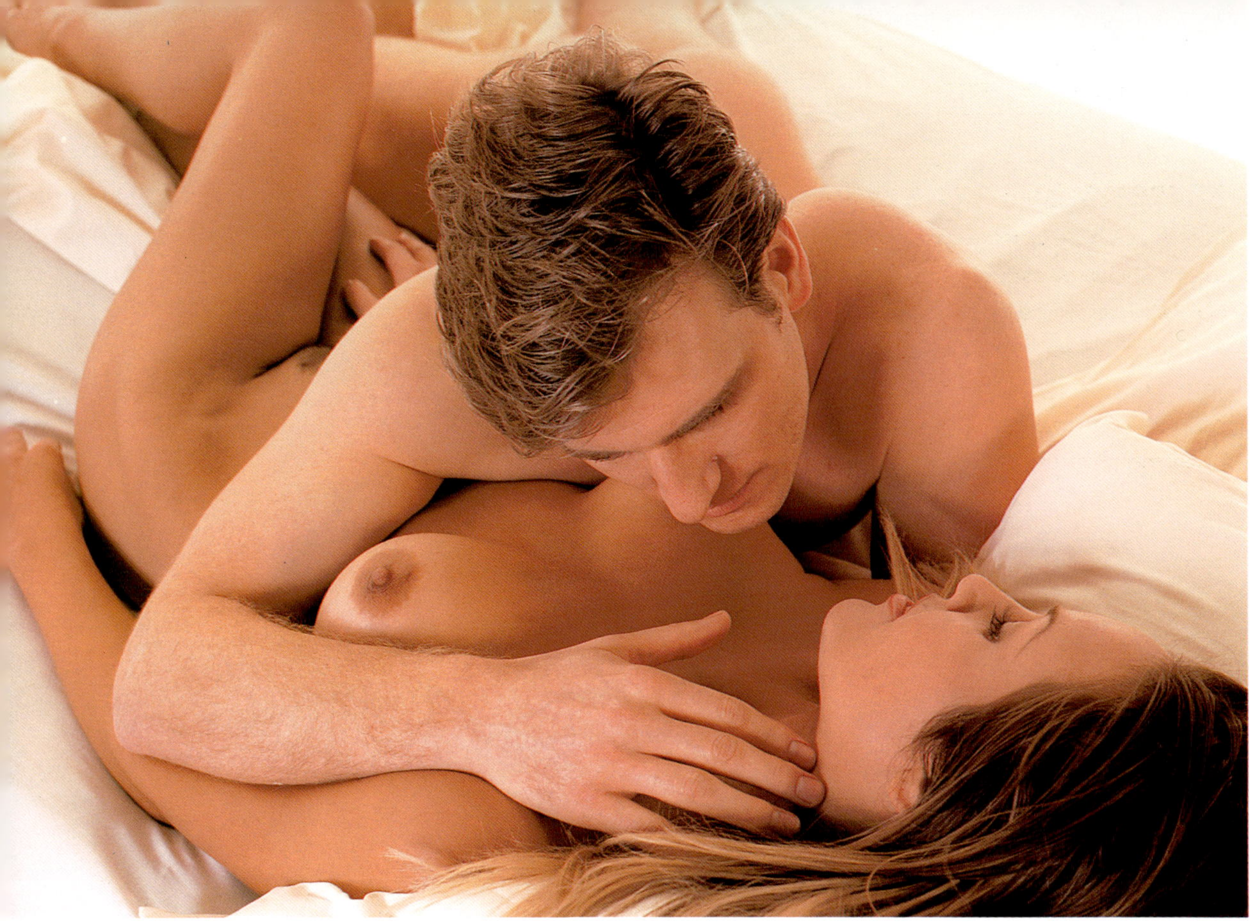

… UND LIEBEVOLLE BERÜHRUNG

In den späteren Stadien des sinnlichen Konzentrationstrainings lernt jeder der Partner, liebevolle Berührungen zu empfangen und zu geben und beides zu genießen. Über kurz oder lang werden dann auch die erogenen Zonen mit einbezogen, bis es schließlich zum Geschlechtsverkehr kommt.

er kurz vor der Ejakulation ist. Sie legt dann den Daumen auf das Vorhautbändchen und Zeige- oder Mittelfinger auf die Einkerbung unterhalb der Eichel und drückt die Finger dann etwa vier Sekunden lang zusammen. Der Ejakulationsreflex wird dabei unterdrückt und der Samenerguss hinausgezögert. Dieser Griff kann jedesmal kurz vor dem Samenerguss durchgeführt werden – maximal dreimal. Wird er bei jedem Geschlechtsakt angewandt, stellt sich ein Trainingseffekt ein und der Mann kann die Ejakulation bald selbst unterdrücken. Die Drucktechnik wirkt auch an der Peniswurzel.

Andere sexuelle Störungen beim Mann sind die ausbleibende oder verzögerte Ejakulation und die retrograde (zurückfließende) Ejakulation, wobei das Sperma nach rückwärts in die Harnblase gerät. Eine verzögerte Ejakulation kann psychische Ursachen haben (etwa Versagensangst) oder organisch bedingt sein (zum Beispiel Diabetes oder als Nebeneffekt eines Medikaments). Die Ursache sollte man von einem Arzt feststellen lassen. Die retrograde Ejakulation wird durch eine Funktionsstörung des Blasenschließmuskels oder durch eine neurologische Störung verursacht, kann aber auch nach einer Operation im Beckenbereich auftreten. Diese Störung ist nicht behandelbar; manchmal hilft eine gefüllte Blase beim Geschlechtsverkehr.

SEXPROBLEME VON MANN UND FRAU

Beziehungskonflikte, Stress, Versagensängste, eingefahrene Gewohnheiten und sexuelle Verhaltensmuster, die ihren Reiz verloren haben, können die Intimität blockieren und verhindern, dass Mann und Frau sinnlich aufeinander reagieren können. Mit bestimmten Massagetechniken (siehe Kapitel 5) lassen sich Stress und Spannungen lindern; auch Meditation und Atemtechniken (siehe Kapitel 10) können helfen. Sowohl Medikamente, als auch Genussmittel können zu sexuellen Störungen führen. Insbesondere Alkohol mag zwar anfangs Hemmungen abbauen, im Übermaß verringert er aber die sexuelle Leistungsfähigkeit und kann sogar langfristig organische Störungen hervorrufen (siehe Kasten).

Sinnliches Konzentrationstraining

Bei mangelndem sexuellen Verlangen empfehlen Sexualtherapeuten häufig ein sinnliches Konzentrationstraining. Dabei lernen die Partner, sich in Gegenwart des anderen zu entspannen, sexuelle Versagensangst zu überwinden und miteinander intim zu sein, ohne sich unter dem Druck zu fühlen, irgendein bestimmtes Ziel zu erreichen. Das Training verläuft in drei Stufen. In der 1. Stufe berühren sich die Partner nur abwechselnd auf liebevolle, einfühlsame Weise, wobei die sexuell empfindlichen Körperstellen ausgelassen werden. Wichtig ist hierbei, sich sehr viel Zeit zu lassen. Das Paar erkundet sich auf diese Weise zweimal pro Woche – anfangs 20 Minuten pro Sitzung, im Laufe der folgenden acht Sitzungen steigert sich die Dauer dann auf bis zu 60 Minuten pro Sitzung.

Anfangs erfolgt das gegenseitige Streicheln ohne Worte. Das Paar konzentriert sich ganz auf das gegenseitige Berühren und Streicheln, wobei jeweils einer aktiv ist und genießt, wie sich der Körper des anderen anfühlt, um anschließend die Liebkosungen des anderen zu empfangen. Nach zwei Wochen können die Brüste mit einbezogen werden, und das Paar beginnt mit neuen Empfindungen zu experimentieren – etwa mithilfe von Federn, Duftölen, einfachen Sexspielzeugen oder verschiedenen Stoffgeweben.

Nach vier Wochen kann das Paar zu Stufe 2 übergehen. Dabei wird so fortgefahren wie bisher, die Partner erkunden und streicheln sich aber nun gleichzeitig und konzentrieren sich dabei auf das Geben und Empfangen von Empfindungen. Später kann auch der Genitalbereich mit einbezogen werden und das Paar kann über gegenseitiges Masturbieren bis zum Orgasmus fortschreiten.

In Stufe 3 praktiziert das Paar das Gleiche wie in Stufe 1 und 2, um dann zum Geschlechtsverkehr mit Penetration überzugehen, allerdings ohne Bewegungen. In den nächsten Sitzungen können dann behutsame Beckenstöße hinzukommen und schließlich auch der Orgasmus – wenn beide Partner dazu bereit sind. Jetzt sollte das Paar imstande sein, ohne jeglichen Zeit- oder Leistungsdruck liebevollen, einfühlsamen Sex miteinander zu haben.

Sex und Drogen

Genussmittel wie Alkohol, Nikotin, Haschisch und harte Drogen können sowohl bei Männern, als auch bei Frauen zu sexuellen Dysfunktionen (Störungen) führen, besonders, wenn sie im Übermaß konsumiert werden. Auch Medikamente werden mit sexuellen Störungen in Verbindung gebracht. Dazu zählen krampflösende, blutdrucksenkende und harntreibende Mittel, Antidepressiva sowie rezeptfreie Erkältungs- und Schlafmittel. Wenn Sie den Verdacht haben, dass eines Ihrer Medikamente die Ursache eines sexuellen Problems sein könnte, fragen Sie unbedingt Ihren Arzt!

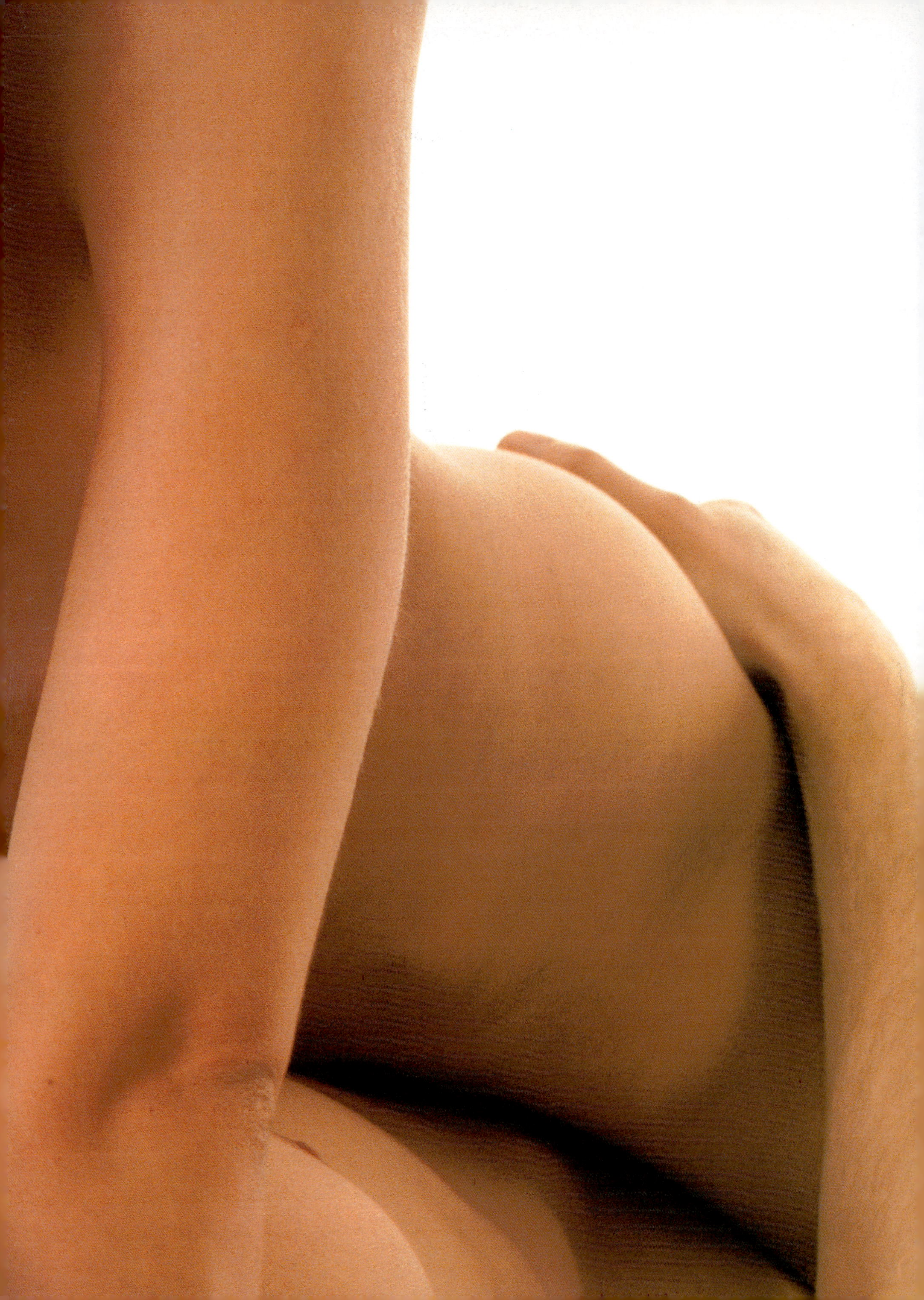

„Ein promiskuitiver Mensch ist jemand,

der mehr Sex hat als Sie.“

VICTOR LOWNES

14

AUF NUMMER SICHER

SEX KANN DER GRÖSSTE SPASS SEIN, DEN ZWEI ERWACHSENE MITEINANDER HABEN KÖNNEN – ABER DAZU GEHÖREN AUCH VERANTWORTUNG UND DIE REIFE, GEWISSE REGELN EINZUHALTEN. UNGESCHÜTZTER GESCHLECHTSVERKEHR – INSBESONDERE MIT PARTNERN, ÜBER DEREN SEXUELLE VERGANGENHEIT MAN NICHTS WEISS – KANN ZU EINER UNERWÜNSCHTEN SCHWANGERSCHAFT FÜHREN UND IHRE GESUNDHEIT UND UNTER UMSTÄNDEN SOGAR IHR LEBEN BEDROHEN.

AUSWAHL DER VERHÜTUNGSMITTEL

Es gibt heute eine breite Auswahl an Verhütungsmethoden, wovon die meisten von der Frau anzuwenden sind. Welche Methode für Sie am geeignetsten ist, hängt von Ihrem Alter und Ihrer Krankengeschichte ab; Ihr Arzt wird Sie da beraten. Weit verbreitet sind hormonelle und mechanische Mittel, die meisten bieten bei korrekter Anwendung ein hohes Maß an Sicherheit – bei nur geringen Nebenwirkungen und Risiken. Für die Frau gibt es außerdem eine „Notfall-Verhütung" in Form der „Pille danach". Diese ist bis zu fünf Tage wirksam, nachdem sie ungeschützten Geschlechtsverkehr hatte oder befürchten muss, dass ihre übliche Verhütungsmethode versagt hat. Eine weitere Form der Verhütung ist die operative Sterilisation, die bei Mann und Frau gleichermaßen durchgeführt werden kann. Sie ist allerdings endgültig und kann im späteren Leben große Probleme aufwerfen.

Tipp

Kondome schützen nicht nur vor sexuell übertragbaren Krankheiten wie HIV, Herpes, Gonorrhö, Syphilis und Chlamydia-Infektionen, sondern verringern auch das Risiko von Gebärmutterhalskrebs.

HORMONELLE VERHÜTUNGSMETHODEN

Durch die Gabe der Hormone Östrogen und/oder Progesteron wird dem Körper eine Schwangerschaft vorgetäuscht, die Eierstöcke werden in ihrer Funktion eingeschränkt. Dadurch wird der Eisprung verhindert – es kann also nicht zu einer Empfängnis kommen. Zwei weit verbreitete hormonelle Verhütungsmittel sind die Kombinationspille, die Östrogen und ein Progestogen (synthethisches Progesteron) enthält sowie die Mini-Pille, die nur Progesteron enthält. Kombinationspillen müssen regelmäßig eingenommen werden – entweder 21 Tage lang plus einer 7-tägigen Pillenpause oder 28 Tage mit sieben wirkstofflosen Placebopillen. Die Einnahme der Mini-Pille muss täglich zu einem bestimmten Zeitpunkt erfolgen, mit einer Abweichung von nur drei Stunden – andernfalls ist der Schutz nicht mehr gewährleistet. Aber auch eine Langzeit-Verhütung mit Progestogen steht zur Verfügung. Bei einer Injektion schützt sie acht bis 12 Wochen vor einer unerwünschten Schwangerschaft, bei Implantaten (das sind kleine Kapseln oder Stäbchen, die unter die Haut eines Oberarms eingepflanzt werden) besteht der Schutz bis zu fünf Jahre.

- Vorteile: **Bequem und zuverlässig. Ermöglicht Spontaneität im Sexualleben. Manche Präparate schützen vor gynäkologischen Beschwerden oder verringern sie, z.B. eine entzündliche Beckenerkrankung.**
- Nachteile: **Kein Schutz vor Geschlechtskrankheiten. Einige Präparate können Nebenwirkungen haben und für ältere Frauen, Diabetikerinnen, Übergewichtige, Raucherinnen ungeeignet sein, ebenso für Frauen mit Herzbeschwerden oder Bluthochdruck. Regelmäßige ärztliche Kontrollen sind erforderlich.**

Keine Erdöl-Produkte!

Verwenden Sie bei der Benutzung von Kondomen aus Latex ausschließlich Gleitmittel auf Wasserbasis. Gleitmittel und andere Produkte (etwa Babyöle und pilzabtötende Cremes) auf Erdölbasis greifen das Latex an; es wird dann durchlässig oder reißanfällig. Kondome aus Polyurethan sind gegen solche Produkte widerstandsfähig.

Verhütung und Zuverlässigkeit

Die meisten Verhütungsmethoden haben eine hohe Zuverlässigkeitsrate; sie sagt aus, wie viele Frauen von 100 schwanger werden könnten, wenn sie eine bestimmte Methode ein Jahr lang anwenden würden. Als Beispiel: Ungeschützter Geschlechtsverkehr hat eine Rate von nur 20 % – von 100 Frauen, die innerhalb eines Jahres regelmäßigen Geschlechtsverkehrs ohne jegliche Verhütungsmethode haben, werden also 80 schwanger.

METHODE	ZUVERLÄSSIGKEIT (%)
Kombinationspille, Hormoninjektion/-implantat	**98–99**
Intrauterinpessar/Minipille	**97–98**
Kondom für den Mann oder die Frau (plus Spermizid)	**97–98**
Diaphragma/Portiokappe (plus Spermizid)	**97–98**
Spermizider Schwamm	**94–96**
Natürliche Verhütung (als einzige Methode angewandt) *	**85–90**
„Pille danach"/„Morning-after"-Pille	**80**
Spermizid (als einzige Methode angewandt) **	**75**
keine Verhütungsmethode	**20**

* Die Zuverlässigkeitsrate natürlicher Verhütungsmethoden steigt bei Verwendung eines mechanischen Verhütungsmittels an den fruchtbaren Tagen.

** Ein Spermizid als alleiniges Verhütungsmittel anzuwenden ist nicht empfehlenswert.

MECHANISCHE VERHÜTUNGSMITTEL

Die mechanischen Verhütungsmittel halten die Samen davon ab, die Eizelle zu erreichen und diese zu befruchten, das am häufigsten verwendete ist das Kondom aus Latex oder Polyurethan, das über den erigierten Penis gestreift wird. Damit es seinen Zweck erfüllt, muss der Mann seinen Penis kurz nach dem Samenerguss aus der Scheide seiner Partnerin herausziehen, d.h. bevor er wieder schlaff wird, weil das Kondom sonst herunterrutschen kann. Das Kondom für die Frau (Femidom) wird in die Scheide eingesetzt, wobei ein innerer Ring über dem Gebärmutterhals liegt und der äußere flach an den Schamlippen. Als zusätzlichen Schutz können chemische Spermizide angewandt werden (siehe unten).

Außer den Kondomen gibt es noch viele andere mechanische Verhütungsmethoden – zum Beispiel den spermiziden (Samen abtötenden) Schwamm zur Einführung in die Scheide, das Diaphragma, das den gesamten Gebärmutterhals abdeckt oder das Pessar (Portiokappe), das sich eng am Muttermund ansaugt. Schwamm, Diaphragma und Pessar müssen mindestens sechs

Fakt

1995 war fast die Hälfte aller Schwangerschaften in den USA ungewollt. Selbst ein Großteil der erwünschten Schwangerschaften waren ungeplant bzw. das Paar war nicht darauf vorbereitet.

Probleme mit der Pille

Wenn Sie die Pilleneinnahme einmal vergessen, sollten Sie sie so rasch wie möglich nachholen. Nehmen Sie dann die nächste Pille zur gewohnten Zeit ein und verwenden Sie während der folgenden sieben Tage zusätzlich ein mechanisches Verhütungsmittel. Fragen Sie vorsichtshalber Ihren Arzt. Das Gleiche gilt auch, wenn Sie erbrechen oder heftigen Durchfall haben. Einige Medikamente wie Antibiotika, Barbiturate und krampflösende Mittel können die Pille wirkungslos machen. Informieren Sie Ihren Gynäkologen stets über andere Medikamente, die Sie einnehmen.

- **Ziehen Sie unverzüglich Ihren Arzt zu Rate, wenn Sie unter Kopfschmerzen, Schmerzen in Brust, Magen oder Beinen, Seh- oder Hörstörungen, allgemeinem Juckreiz oder schwerer Atemlosigkeit oder blutigem Auswurf leiden.**

Stunden nach dem Geschlechtsverkehr in der Scheide verbleiben. Vor dem Einsetzen müssen Sie mit einem Schaum, einer Creme oder einem Gel mit einem spermiziden Wirkstoff (etwa Nonoxynol-9) bestrichen werden. Das Spermizid muss vor jedem Geschlechtsverkehr bzw. nach spätestens drei Stunden erneuert werden. Auch spermizide Zäpfchen können verwendet werden, die 10 bis 30 Minuten zum Auflösen brauchen.

- **Vorteile: Zuverlässig. Kondome schützen vor Geschlechtskrankheiten. Kaum Nebenwirkungen, geringes Gesundheitsrisiko.**
- **Nachteile: Beeinträchtigt die sexuelle Spontaneität. Kondome können die Empfindungsfähigkeit etwas herabsetzen. Verbleibt ein Pessar oder Diaphragma länger als 24 Stunden in der Scheide, besteht das geringe Risiko eines toxischen Schocksyndroms. Einige spermizide Substanzen können schwache allergische Reaktionen auslösen.**

INTRAUTERINPESSAR (IUP, SPIRALE)

Das Intrauterinpessar ist ein kleines Objekt aus Kunststoff, das meist mit einem dünnen Kupferdraht umwickelt ist; einige geben Progesteron ab. Die Spirale wird von einem Arzt eingesetzt und kann bis zu acht Jahre im Körper verbleiben. Sie wirkt spermienabweisend und verhindert die Einnistung einer befruchteten Eizelle in der Gebärmutter. Bei einem Intrauterinpessar besteht ein geringes Risiko, dass es zu einer Beckenentzündung oder zur Unfruchtbarkeit kommt.

- **Vorteile: Bequem und zuverlässig. Begünstigt die spontane Sexualität. Einige Spiralen bieten auch einen gewissen Schutz vor sexuell übertragbaren Krankheiten.**
- **Nachteile: Kann Beschwerden und Zwischenblutungen verursachen. Geringes Risiko von Beckenentzündungen, Unfruchtbarkeit und Bauchhöhlenschwangerschaften. Erfordert regelmäßige ärztliche Kontrollen.**

NATÜRLICHE VERHÜTUNGSMETHODE

Bei dieser Methode muss die Frau die fruchtbare Zeit ihres monatlichen Menstruationszyklus exakt bestimmen. An diesen Tagen wird dann Geschlechtsverkehr mit Penetration vermieden oder eine mechanische Verhütungsmethode angewendet. Die fruchtbaren Tage lassen sich anhand bestimmter Anzeichen feststellen. Kurz vor dem Eisprung verändert sich die Schleimhaut am Gebärmutterhals und es kommt zu einer vermehrten Aussonderung von elastischem, zähflüssigem und klarem Schleim in der Schei-

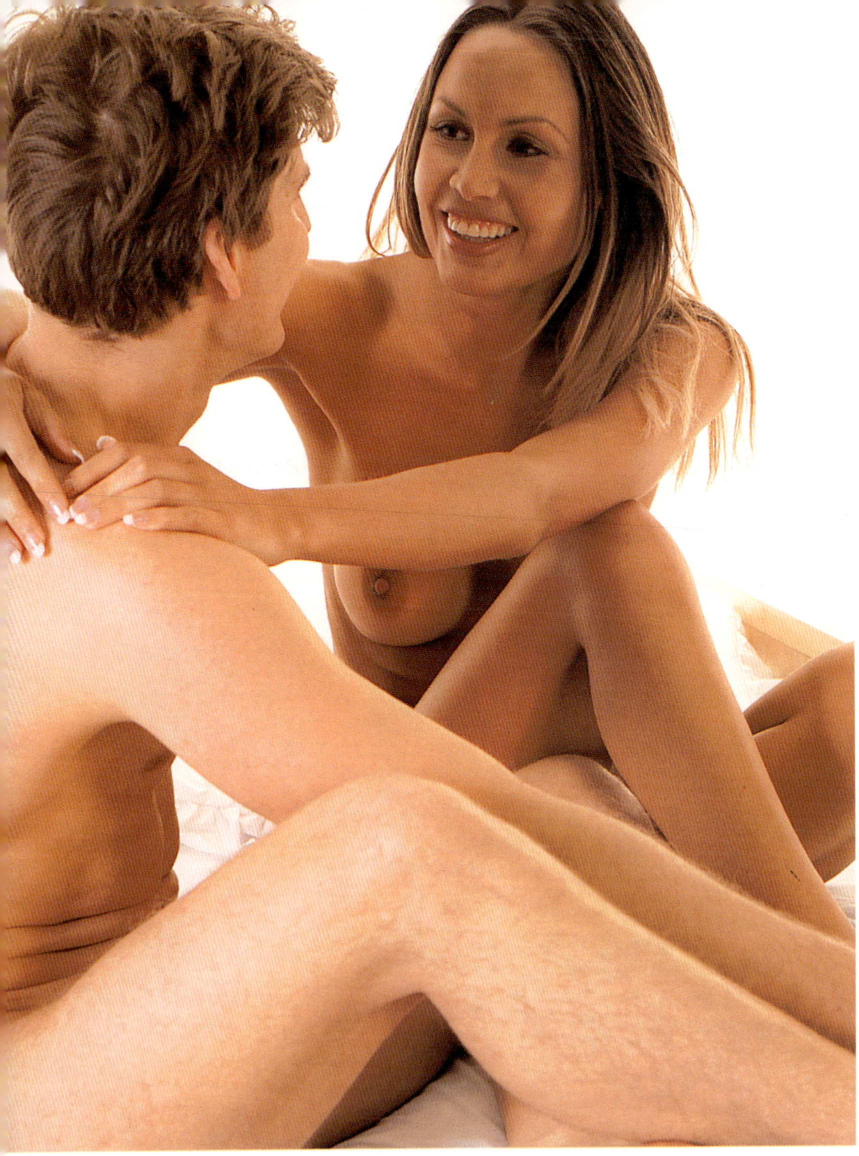

SAFETY FIRST

Kein vernünftiger Mann und keine verantwortungsbewusste Frau muss sich erst überzeugen oder überreden lassen, Safer Sex zu praktizieren.

de (an den anderen Tagen gibt es entweder gar keinen Ausfluss oder er ist trüb, klebrig und dicklich). Da in der fruchtbaren Zeit drei Tage lang hintereinander die morgendliche Körpertemperatur um 0,2 bis 0,4 °C erhöht ist, sind tägliche Messungen mit einem Spezialthermometer erforderlich. Manchmal treten zum Zeitpunkt des Eisprungs auch Schmerzen auf. Neuerdings gibt es auch „Fruchtbarkeits-Monitore", mit denen anhand von Urinproben der Anstieg der Hormone vor dem Eisprung ermittelt wird, dadurch steigt die Zuverlässigkeit.

- **Vorteile: Keinerlei gesundheitliche Risiken oder Nebenwirkungen. Ermöglicht der Frau, mit den natürlichen Zyklen ihres Körpers im Einklang zu bleiben. Keine Einnahme von Hormonen.**
- **Nachteile: Erfordert Übung und Disziplin. Bei nachlässiger Handhabung besteht ein hohes Versagensrisiko (es sei denn, es werden zusätzlich mechanische Verhütungsmethoden angewendet).**

Weitere Hinweise über Krankheiten

Ziehen Sie Ihren Arzt zu Rate, sobald Sie sich über Ihre eigene sexuelle Gesundheit (oder die Ihres Partners bzw. Ihrer Partnerin) im Unklaren sind, oder wenn auch nur das geringste Risiko besteht, dass Sie sich angesteckt haben könnten. Die folgenden Symptome könnten auf eine Geschlechtskrankheit hindeuten. Bei einigen Erkrankungen treten allerdings – insbesondere im Frühstadium – keine erkennbaren Symptome auf.

- **Übermäßiger Ausfluss aus Penis oder Scheide.**
- **Schmerzen, Wundgefühl, Hautrötung oder Jucken im Genital- oder Analbereich.**
- **Schmerzen während des Geschlechtsverkehrs oder beim Harnlassen.**
- **Schmerzen im Unterbauch.**
- **Schmerzende wunde Stellen oder Entzündungen um den Mund herum, an den Genitalien oder am After.**

An Kliniken für Dermatologie und Venerologie können Sie sich testen, behandeln und beraten lassen. Die Behandlung ist vertraulich; auf Wunsch können Sie auch anonym bleiben.

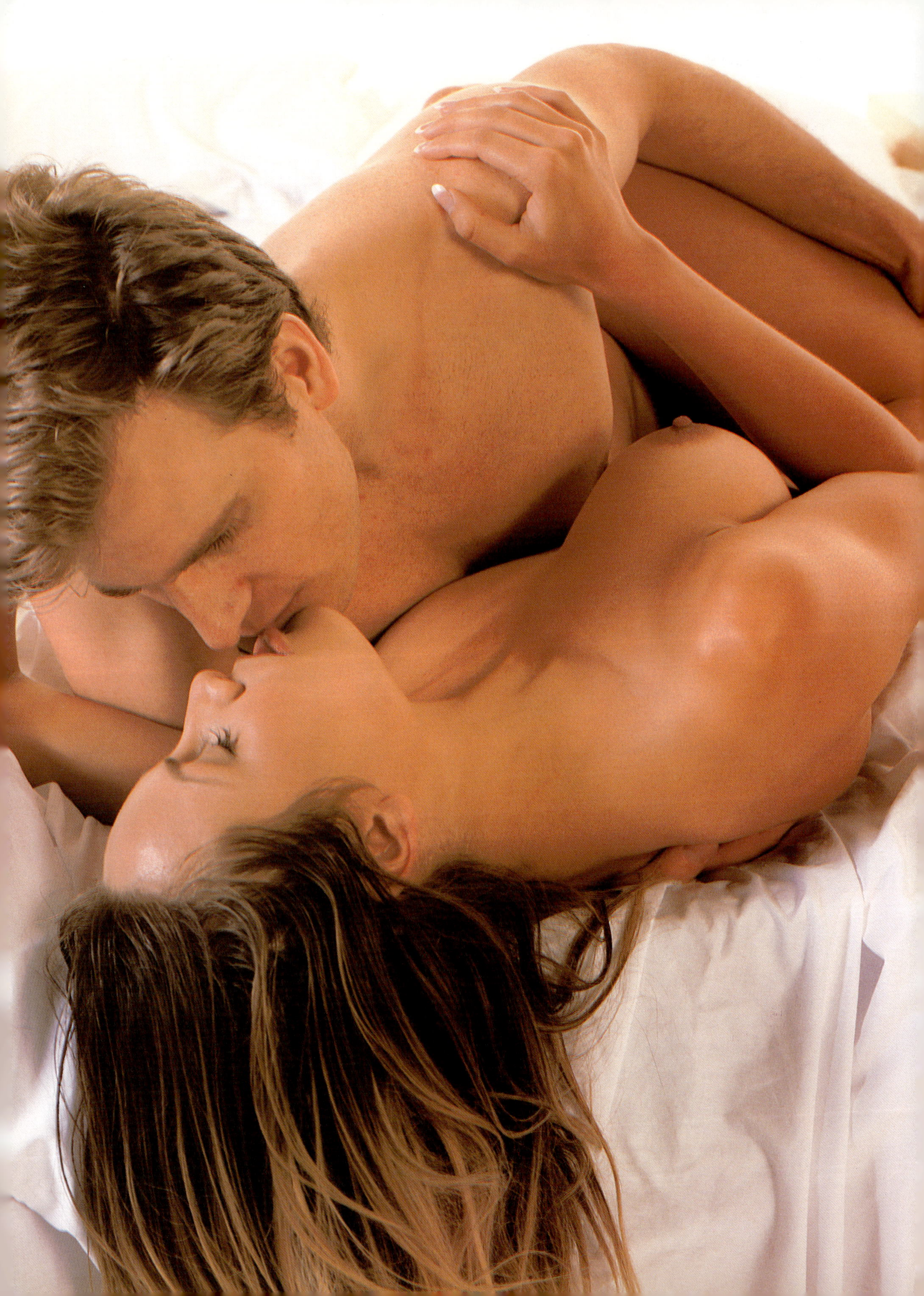

DIE „PILLE DANACH"

Derzeit gibt es zwei Methoden zur „Notfall-Verhütung". Die „Pille danach", auch „Morning-after-Pille" genannt, ist ein recht zuverlässiges hormonelles Verhütungsmittel und kann noch bis zu drei Tage nach ungeschütztem Geschlechtsverkehr eingenommen werden (idealerweise allerdings innerhalb von 12 Stunden). Hierbei werden im Abstand von 12 Stunden zwei Dosen eingenommen (1 bis 2 Pillen pro Dosis), die den Eisprung unterdrücken bzw. die Einnistung einer befruchteten Eizelle in die Gebärmutterschleimhaut verhindern. Als zweite Methode gibt es ein spezielles Intrauterinpessar, das noch zuverlässiger wirkt wie die „Pille danach" und innerhalb von fünf Tagen nach einem ungeschützten Geschlechtsverkehr (je früher, desto besser) bzw. innerhalb von fünf Tagen nach dem Eisprung eingesetzt werden kann.

- **Vorteile: Relativ sichere Reserve-Verhütungsmethode, wenn keine anderen Verhütungsmethoden angewendet wurden oder diese versagt haben.**
- **Nachteile: Die „Morning-after"-Pille weist leichte Nebenwirkungen auf wegen der sehr viel höheren Hormonkonzentration im Vergleich zur „normalen" Pille. Die Intrauterinpessare sind nicht für alle Frauen geeignet.**

SAFER SEX

Wer eine neue sexuelle Beziehung eingeht und die sexuelle Biographie des Partners noch nicht kennt, sollte zunächst Vorsicht walten lassen und sich so verhalten, dass er oder sie sich keine Geschlechtskrankheit zuziehen kann. Im Klartext: Der Austausch von Körperflüssigkeiten sollte vermieden werden. Eine Geschlechtskrankheit kann zu unangenehmen Beschwerden, Unfruchtbarkeit und im Extremfall sogar zum Tod führen.

Zu den häufigsten sexuell übertragbaren Krankheiten gehören Chlamydia-Infektionen *(Chlamydia trachomatis)*, Genitalwarzen *(Papilloma-Viren)*, Gonorrhö *(Neisseria gonorrhoeae)*, Hepatitis A, B und C, Herpes *(Herpes simplex I und II)*, Syphilis *(Treponema pallidum)*, Trichomoniase *(Trichomonas vaginalis)*, bakterielle Vaginitis Typ II *(Gardnerella vaginalis)* und AIDS (ausgelöst durch die Immunschwächeviren *HI-1* und *HI-2*).

Schutz

Man sieht es einem Menschen nicht an, ob er oder sie Träger einer Geschlechtskrankheit ist. Aber auch wenn sich keine Symptome zeigen, kann der Erreger übertragen werden. Das Infektionsrisiko kann herabgesetzt werden, indem auf die Penetration verzichtet wird und die Partner stattdessen

VÖLLIG GELASSEN

Im Wissen, gut geschützt zu sein, kann man sich während des Geschlechtsverkehrs total entspannen und das Liebesspiel ohne Hemmungen genießen.

gegenseitig masturbieren. Kondome bieten Schutz bei der Penetration, besonders in Verbindung mit einem Spermizid (das auch viele Erreger von Geschlechtskrankheiten abtötet). Verwenden Sie Kondome auch beim Oralverkehr und ggf. als Schutzhülle für Vibratoren.

MÄNNER UND KONDOME

Einige Männer haben eine Abneigung gegen Kondome, weil sie die Empfindsamkeit leicht herabsetzen können oder weil sie die Verhütung lieber der Partnerin überlassen. Falls sich ein Mann gegen die Benutzung eines Kondoms sträubt, kann die Frau vorschlagen, dass sie es ihm überstreift – und dies in das Vorspiel einbauen. Er wird es genießen, ihre Finger an seinem Penis zu spüren, und sie kann ihn dabei spielerisch berühren und liebkosen (siehe Kasten).

ANALVERKEHR

Die anale Penetration gilt als typische sexuelle Aktivität männlicher Homosexueller, wird aber auch von vielen heterosexuellen Paaren praktiziert. Damit verbunden ist allerdings ein erhöhtes Risiko, sich eine Geschlechtskrankheit zuzuziehen, da in der empfindlichen After- und Darmschleimhaut leicht winzige Hautverletzungen entstehen, durch die Viren ungehindert in den Körper gelangen können. Wenn die Frau zum Analverkehr bereit ist, sollte sie stets darauf achten, dass ihr Partner dabei ein Kondom trägt – selbst, wenn sie beide in einer monogamen Beziehung leben.

Sicherheit geht vor

Selbst wenn Ihnen der neue Mann in Ihrem Leben rundum perfekt erscheint – ergreifen Sie um Ihrer eigenen Sicherheit willen einige Vorsichtsmaßnahmen:

- **Wenn das Rendezvous nicht bei Ihnen zu Hause stattfindet, notieren Sie sich die Nummer der nächsten Taxifirma und nehmen Sie genügend Bargeld mit.**
- **Lassen Sie Ihr Glas nicht aus den Augen. Es ist sehr einfach, in einen Drink heimlich eine Droge oder einen starken Schnaps zu mischen.**
- **Trinken Sie nicht zu viel. Übermäßiger Alkoholgenuss kann zu riskantem Verhalten verleiten, das Sie später unter Umständen bitter bereuen.**
- **Nehmen Sie Kondome mit und bestehen Sie im Fall des Falles darauf, sie zu verwenden.**
- **Lassen Sie sich auf keine Sexualpraktiken ein, bei denen Sie hilflos oder verletzbar sind – zum Beispiel Fesselungen etc.**
- **Lassen Sie sich zu nichts überreden, wozu Sie innerlich noch nicht bereit sind. Jeder Mann, der etwas wert ist, wird Ihre Gefühle respektieren.**
- **Zögern Sie nicht, seine Wohnung zu verlassen, wenn sich eine unbehagliche Situation ergibt.**

Wie man ein Kondom benutzt

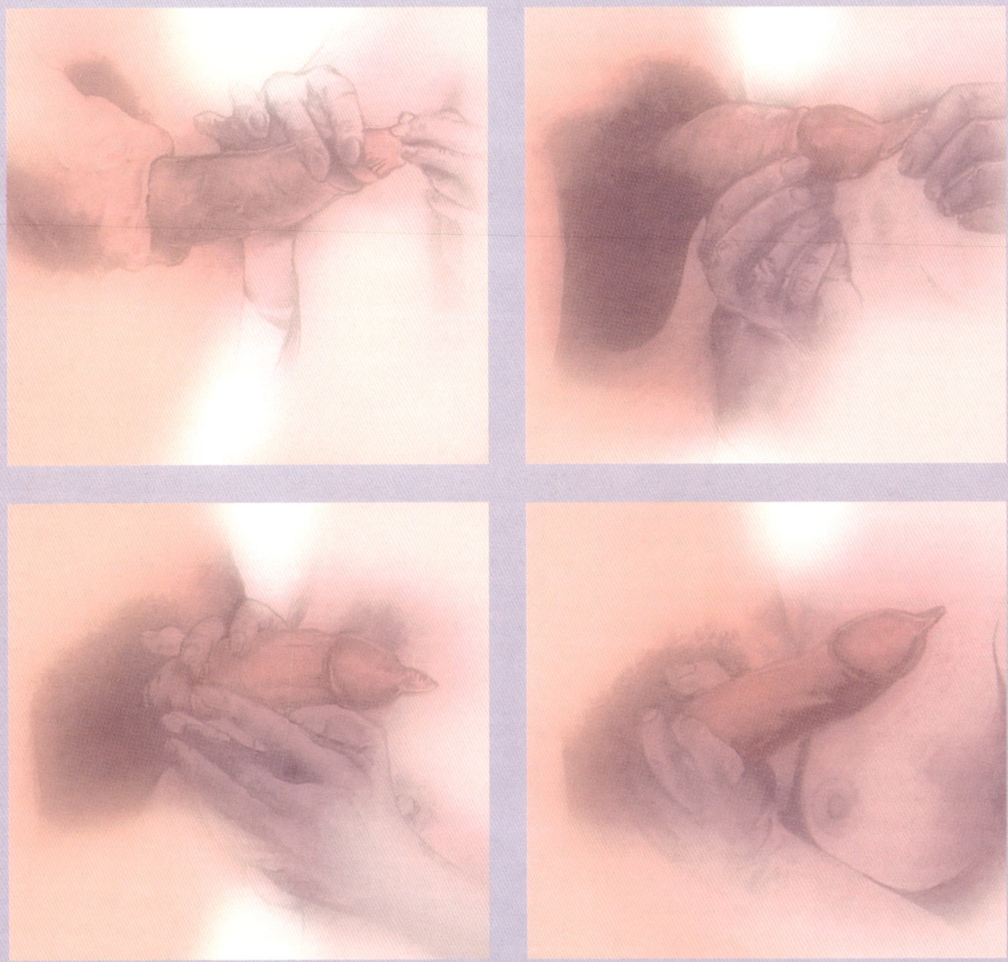

Wenn Sie das Kondom aus der Packung nehmen, achten Sie darauf, es nicht mit den Fingernägeln oder einem scharfkantigen Ring zu beschädigen. Sollte das dennoch passieren, verwenden Sie ein anderes. Benutzen Sie für jeden Sexualakt ein neues Kondom, kontrollieren Sie das Verfallsdatum.

- **Drücken Sie das kleine Reservoir oben an dem Kondom zusammen, damit die Luft entweichen kann und setzen Sie das Kondom auf die Eichel des erigierten Penis. Halten Sie das Kondom an der Spitze fest und entrollen Sie es. Nicht zu stramm ziehen und darauf achten, dass Sie es nicht mit den Nägeln beschädigen.**
- **Rollen Sie das Kondom bis zur Peniswurzel. Nach der Ejakulation halten Sie das Kondom beim Herausziehen aus der Scheide am unteren Rand fest, damit keine Samenflüssigkeit ausfließen kann.**

BERATUNGSSTELLEN

PRO FAMILIA
Landesverband
Sachsen-Anhalt
Richard-Wagner-Straße 29
06114 Halle/Saale
Telefon 0345/522 06 36
Fax 0345/522 06 37

PRO FAMILIA
Landesverband Sachsen
Weststraße 56
09112 Chemnitz
Telefon 0371/355 67 90
Fax 0371/354 20 19

PRO FAMILIA
Landesverband Berlin
Kalckreuthstraße 4
10777 Berlin
Telefon 030/213 90 20
Fax 030/21 47 64 24

PRO FAMILIA
Landesverband Brandenburg
Gartenstraße 42
14482 Potsdam
Telefon 0331/740 83 97
Fax 0331/740 83 99

PRO FAMILIA
Landesverband
Mecklenburg-Vorpommern
Barnstorfer Weg 50
18057 Rostock
Telefon 0381/490 40 95
0381/313 05
Fax 0381/313 05

PRO FAMILIA
Landesverband Hamburg
Kohlhöfen 21
20355 Hamburg
Telefon 040/34 33 44
Fax 040/34 33 63

Familienplanungszentrum
HH. e.V.
Bei der Johanniskirche 20
22767 Hamburg
Telefon 040/439 28 22
Fax 040/43 74 91

PRO FAMILIA
Landesverband
Schleswig-Holstein
Marienstraße 29–31
24937 Flensburg
Telefon 0461/909 26 20
Fax 0461/909 26 49

PRO FAMILIA
Landesverband Bremen
Hollerallee 24
28209 Bremen
Telefon 0421/340 60 60
Fax 0421/340 60 65

DEUTSCHE AIDS-HILFE

LaBAS
Dieter Telge
Kantstraße 152
10623 Berlin

Präventions Team Berlin e.V.
Peter Sauer
Kantstraße 50
10625 Berlin
Telefon 030/23 00 35 01
(von 15–21 Uhr)
Fax 030/23 00 35 02

Schwulenberatung & Kursiv e.V.
Mommsenstraße 45
10625 Berlin
Telefon 030/32 70 30 40
Fax 030/32 70 30 41

Berliner AIDS-Hilfe e.V.
Meinekestraße 12
10719 Berlin
Telefon 030/88 56 40-0
Fax 030/88 56 40-25

Deutsche AIDS-Hilfe e.V.
Dieffenbachstraße 33
10967 Berlin
Telefon 030/69 00 87-0
Fax 030/69 00 87-42

Hamburger
Landesarbeitsgemeinschaft AIDS
Kleiner Pulverteich 17
20099 Hamburg
Telefon 040/24 04 40
Fax 040/24 06 75

Landesverband der AIDS-Hilfen und
c/o Lübecker AIDS-Hilfe
Engelsgrube 16
23552 Lübeck
Telefon 0451/725 51
Fax 0451/707 02 18

Niedersächsische AIDS-Hilfe
Landesverband e.V.
Christoph Schmidtpeter
Schuhstraße 4
30159 Hannover
Telefon 0511/306 87 87
Fax 0511/306 87 88

Landes Arbeitskreis der reg.
AIDS-Hilfen
Sven Warminsky
Breiter Weg 213
39104 Magdeburg
Telefon 0391/53 57 69-11
Fax 0391/53 57 69-

AIDS-Hilfe Westmünsterland e.V.
Marktstraße 16
48683 Ahaus
Telefon 02561/97 17 36
Fax 02561/96 20 11

AIDS-Hilfe NRW e.V.
Dirk Meyer
Hohenzollernring 48
50672 Köln
Telefon 0221/92 59 96-16
Fax 0221/ 92 59 96-9

AIDS-Hilfe Aachen e.V.
Zollernstraße 1
52070 Aachen
Telefon 0241/53 35 58
Fax: 0241/90 22 32

AIDS-Hilfe Ahlen e.V.
Königstraße 9
59227 Ahlen
Telefon 02382/31 93
Fax 02382/811 79

AIDS-Hilfe Hessen – Landesverband
Georg Habs
Friedberger Anlage 24
60316 Frankfurt
Telefon 069/59 07 11
Fax 069/59 07 19

Augsburger AIDS-Hilfe e.V.
Morellstraße 24
86159 Augsburg
Telefon 0821/25 92 69-0
Fax 0821/ 25 92 69-5

AIDS-Hilfe Amberg-Sulzbach e.V.
Münzgäßchen 3
92224 Amberg
Telefon 09621/496 29

PRO FAMILIA
Landesverband
Niedersachsen
Steintorstraße 6
30159 Hannover
Telefon 0511/30 18 57 80
Fax 0511/30 18 57 87

PRO FAMILIA
Landesverband
Nordrhein-Westfalen
Postfach 13 09 01
42036 Wuppertal
Telefon 0202/245 65 10
Fax 0202/245 65 30

dgti e.V.
Deutsche Gesellschaft für
Transidentität und Intersexualität e.V.
Godorfer Hauptstraße 60
50997 Köln
Telefon/Fax 02236/ 83 90 18

PRO FAMILIA
Landesverband
Rheinland-Pfalz
Schießgartenstraße 7
55116 Mainz
Telefon 06131/23 63 50
Fax 06131/23 63 25

PRO FAMILIA
Landesverband Hessen
Schichaustraße 3–5
60314 Frankfurt am Main
Telefon 069/44 70 61
Fax 069/ 49 36 12

ONLINE-SHOPS

101 Nacht
www.101nacht.de

Der Gummiladen
www.gummiladen.de

Condomdiscount
www.condomdiscount.de

First Internet Sex Shop
www.first-internet-sex-shop.com

Fortuna Apotheke Dr. Weber
www.fortuna-apotheke.de

Kondom Diskret
www.kondom-diskret.de

Kondome 24
www.kondome24.de

Kondom-Versand
www.kondome.t-shops.de

Schlecker
www.schlecker.de

Pro Familia
Bundesverband
Deutsche Gesellschaft für
Familienplanung, Sexualpädagogik
und Sexualberatung e.V.
Stresemannallee 3
60596 Frankfurt/Main
Telefon 069/63 90 02
Fax 069/63 98 52

Bundeszentrale für
gesundheitliche Aufklärung
Postfach 910152
51071 Köln
Telefon 0221/39 92-0
Fax 0221/39 92-300

PRO FAMILIA
Landesverband Saarland
Mainzer Straße 106
66121 Saarbrücken
Telefon 0681/645 67
Fax 0681/63 83 29

PRO FAMILIA
Landesverband
Baden-Württemberg
Haußmannstraße 6
70188 Stuttgart
Telefon 0711/259 93 53
Fax 0711/259 93 55

Selbsthilfegruppe
Erektile Dysfunktion
(Impotenz)
Bayerstraße 77a
80335 München
Telefon 08142/59 70 99

PRO FAMILIA
Landesverband Bayern
Türkenstraße 103/I
80799 München
Telefon 089/33 00 84-0
Fax 089/33 00 84-16

PRO FAMILIA
Landesverband Thüringen
Bahnhofstraße 27/28
99084 Erfurt
Telefon 0361/643 85 14
Fax 0361/643 85 15

ÖSTERREICH:

Österreichische Gesellschaft
für Familienplanung
Semmelweis-Frauenklinik
Bastiengasse 36–38
1180 Wien
Telefon 01/478 52 42

Stop Aids
Rapoldgasse 24
8010 Graz
Telefon 0316/36 66 00

SCHWEIZ:

Pro Familia Schweiz
Laupenstraße 45
3008 Bern
Telefon 031/381 90 30

Schwanger, ratlos –
wir helfen
Funkstraße 92
Postfach 189
3046 Wabern
Telefon 031/961 27 27

VERSANDHANDEL

Sexmesse
Günter Fleischer
Engelsgrube 54
23552 Lübeck
Telefon 0451/798 25 43
Fax 0451/70 51 73

Versandhaus
Beate Uhse GmbH
Am Pferdewasser 10
24937 Flensburg
Telefon 0461/99 66 244
Fax 0461/99 66 377

1a-dessous.de-Ihr Sexshop
Plytrend Versand
Claudia Fortkamp
Tiefer Weg 10
48727 Billerbeck
Telefon 02543/21 95 86
02543/21 95 89
Fax 02543/21 95 87

ÖSTERREICH:

Venus-Versand
Fischerndorf 150
8992 Altaussee
Telefon 03622/709 09
Fax 0362/ 723 92

BILDNACHWEIS

Alle Fotos von Peter Pugh-Cook
mit Ausnahme von:
Carlton Books Ltd./Ken Niven: 12, 21, 53or;
C Harvey & T Belshaw: 10, 66, 68ol, 68ul, 107r;
Alan Randall: 40, 41, 42, 43, 44, 48, 53, 84, 106/7;
Susannah Price: 45;
Alistair Hughes: 15, 51, 52, 66, 85t, 86b, 87t, 91, 93t, 105.

REGISTER

DANKSAGUNGEN

Der Autor möchte William H. Masters, der im Erscheinungsjahr der Originalausgabe dieses Buches verstarb, seine besondere Hochachtung erweisen. Als einer der großen Pioniere auf dem Gebiet der Sexualforschung hat er gemeinsam mit seiner Frau, Virginia E. Johnson, unendlich viel dazu beigetragen, diesen überaus vernachlässigten Bereich der menschlichen Erfahrung näher zu untersuchen und zu erhellen. Mein besonderer Dank gilt auch dem Fotografen Peter Pugh-Cook, den Models Ricky Dearman und Janie Dickens für ihr Engagement, Katrina Dallamore und Bobby Birchall von DW Design für die ansprechenden Layouts und meiner Herausgeberin Jane Donovan für ihre großartige Unterstützung und Ermutigung.